マンガで読む

禁煙セラピー®

アレン・カー
Allen Carr

監修・訳 小野 綾
マンガ 桐ケ谷ユウジ

Allen Carr's
Easy Way to Stop
Smoking

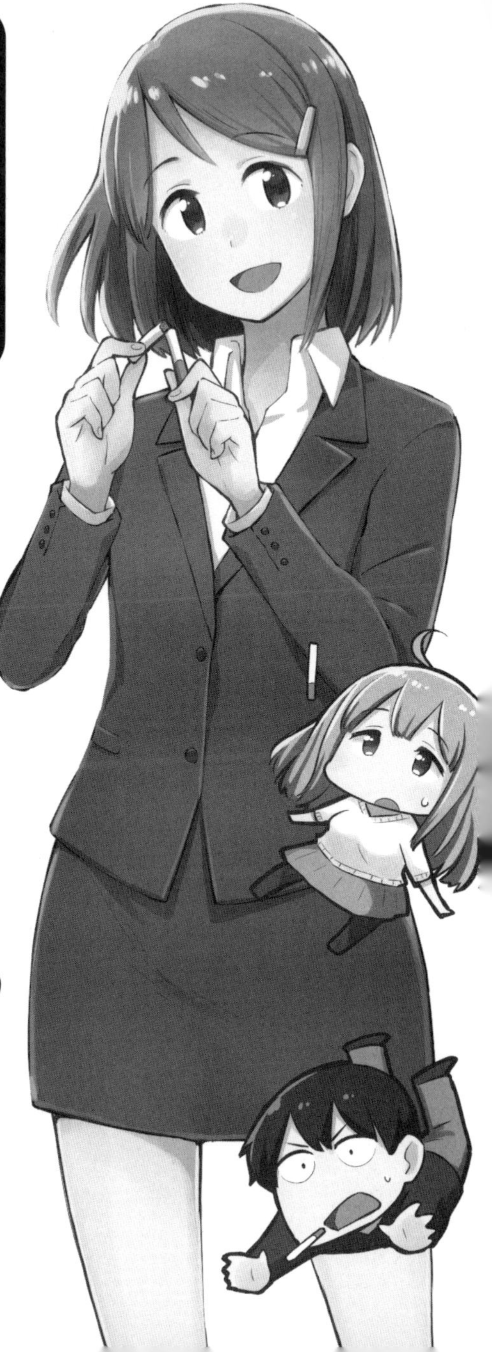

ぶんか社

本書は、Allen Carr著『Allen Carr's Easy Way to Stop Smoking』を原書とし、著作権者であるAllen Carr's Easyway International Limitedから正式に許可を得て発行しております。また、内容につきましては、禁煙セラピー®公認セラピストである監修者のアドバイスを元に構成し、要点をまとめて紹介しています。なお、マンガ作品は物語を展開する上でフィクションを交えて構成しています。

デザイン　芳賀沼なおこ
編集協力　砧書房
編集担当　永野由加里（ぶんか社）

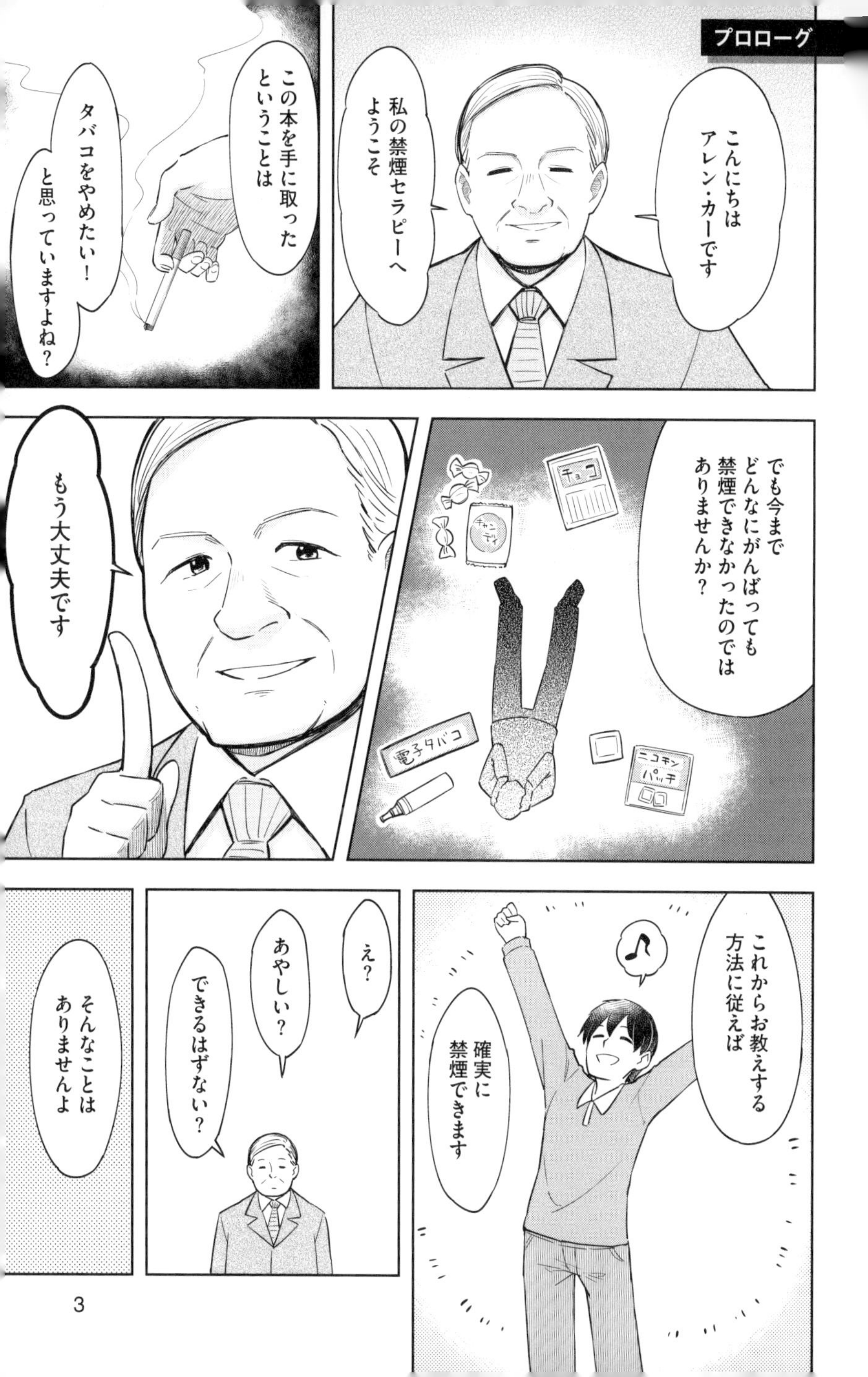
こんにちは
アレン・カーです
私の禁煙セラピーへ
ようこそ
この本を手に取った
ということは
タバコをやめたい！
と思っていますよね？
でも今まで
どんなにがんばっても
禁煙できなかったのでは
ありませんか？
チョコ
キャンディ
電子タバコ
ニコチンパッチ
もう大丈夫です
これからお教えする
方法に従えば
確実に
禁煙できます
え？
あやしい？
できるはずない？
そんなことは
ありませんよ

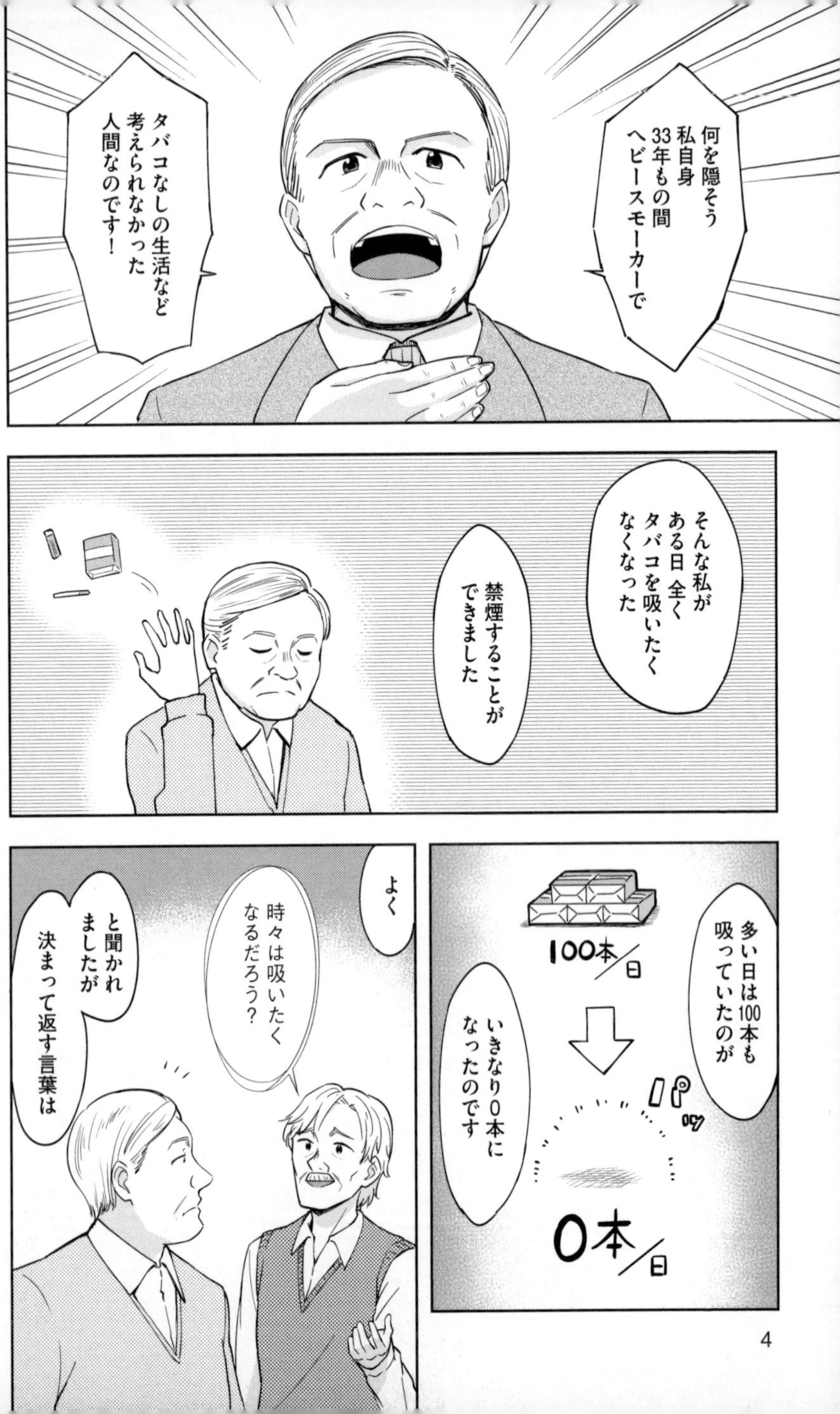
何を隠そう 私自身 33年もの間 ヘビースモーカーで
タバコなしの生活など 考えられなかった 人間なのです！
そんな私が ある日 全く タバコを吸いたく なくなった
禁煙することが できました
多い日は100本も 吸っていたのが
100本/日
いきなり0本に なったのです
0本/日
よく
時々は吸いたく なるだろう？
と聞かれ ましたが
決まって返す言葉は

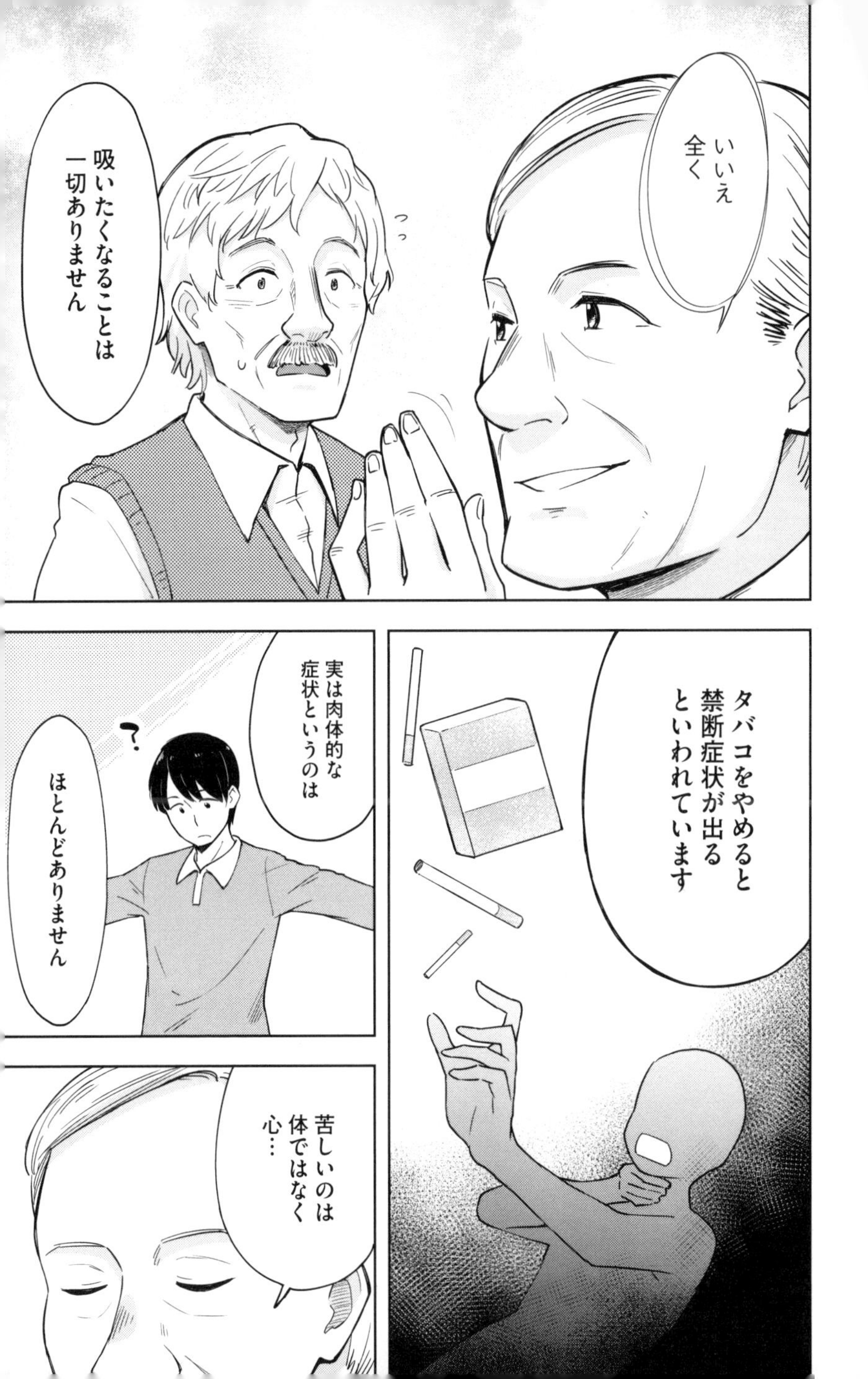
いいえ
全く
吸いたくなることは
一切ありません
つっ
タバコをやめると
禁断症状が出る
といわれています
実は肉体的な
症状というのは
ほとんどありません
?
苦しいのは
体ではなく
心…

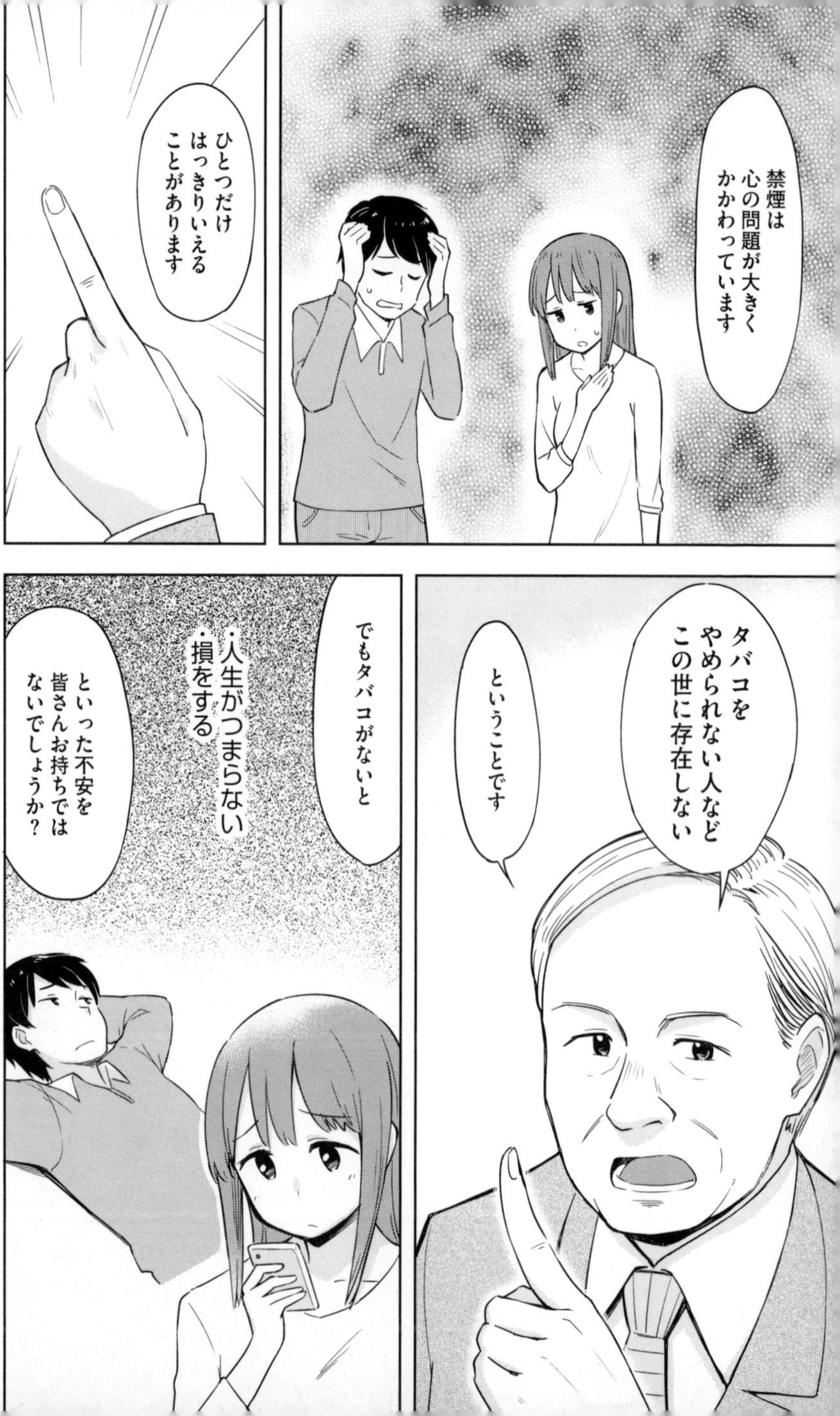
禁煙は
心の問題が大きく
かかわっています
ひとつだけ
はっきりいえる
ことがあります
タバコを
やめられない人など
この世に存在しない
ということです
でもタバコがないと
・人生がつまらない
・損をする
といった不安を
皆さんお持ちでは
ないでしょうか?

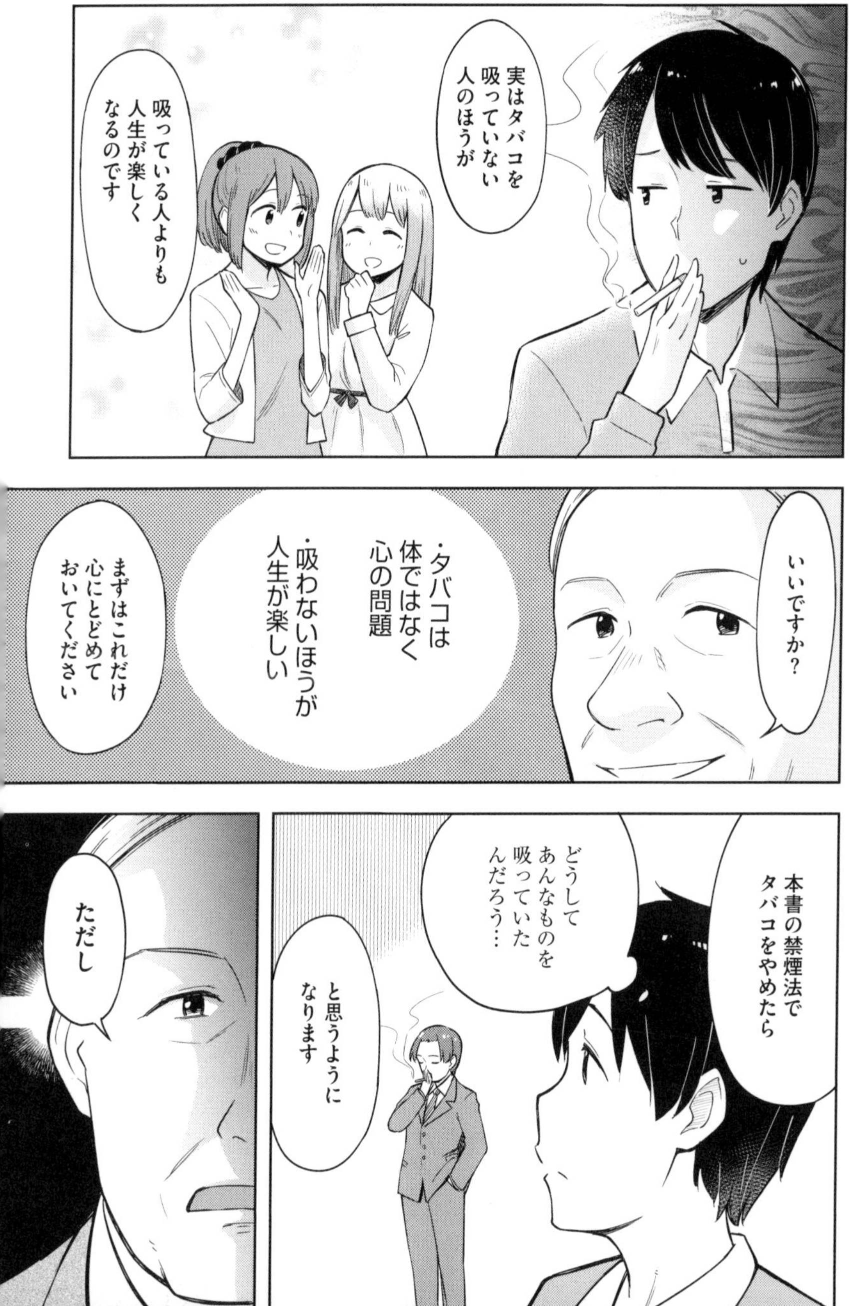
実はタバコを吸っていない人のほうが
吸っている人よりも人生が楽しくなるのです
いいですか？
・タバコは体ではなく心の問題
・吸わないほうが人生が楽しい
まずはこれだけ心にとどめておいてください
本書の禁煙法でタバコをやめたら
どうしてあんなものを吸っていたんだろう…
と思うようになります
ただし

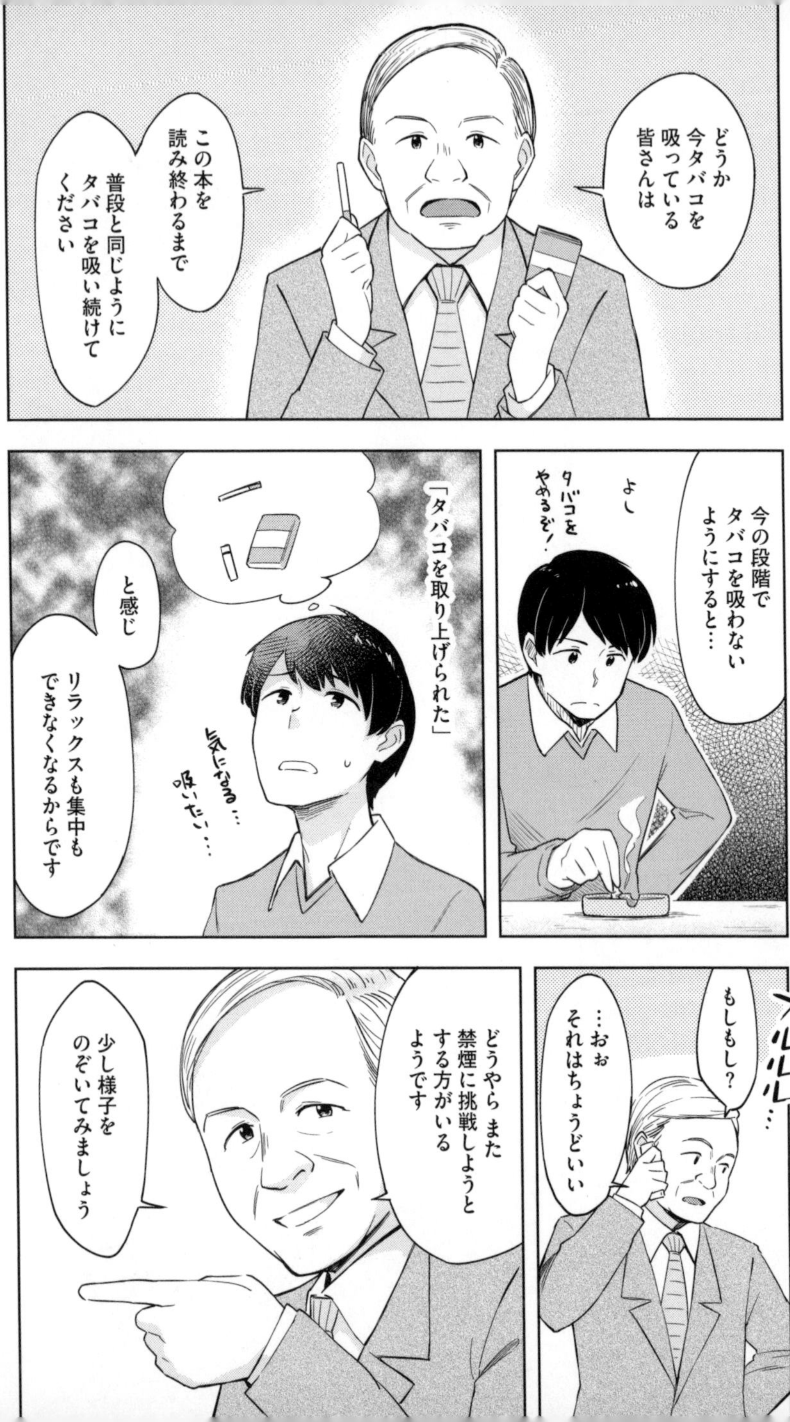
どうか今タバコを吸っている皆さんは
この本を読み終わるまで普段と同じようにタバコを吸い続けてください
今の段階でタバコを吸わないようにすると…
よし タバコをやめるぞ！
「タバコを取り上げられた」
と感じ
リラックスも集中もできなくなるからです
気になる…
吸いたい…
プルルル…
もしもし？
…おぉ それはちょうどいい
どうやらまた禁煙に挑戦しようとする方がいるようです
少し様子をのぞいてみましょう

Contents

目次

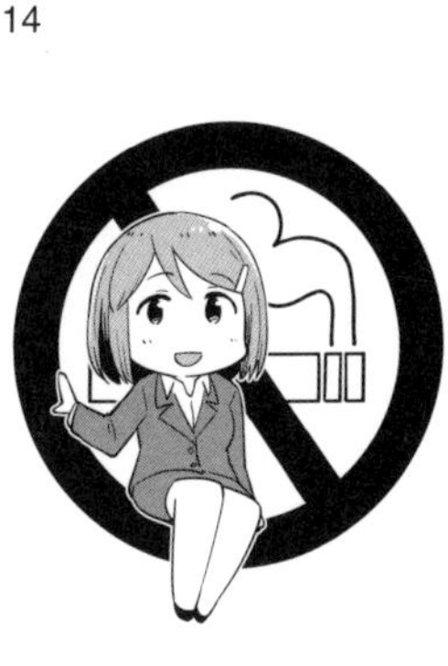

Step 2

「タバコの正体」をしっかりと理解する

Step 3

正しい方法で行えば禁煙はラクチン

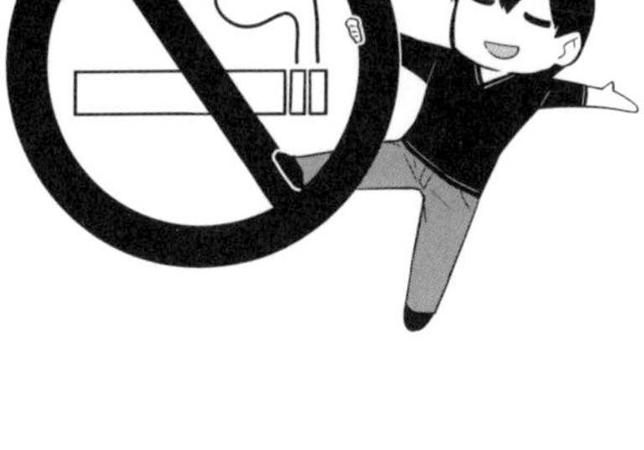

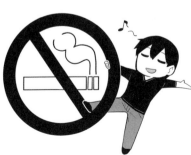

Step 4
おめでとう！ノンスモーカーの世界にようこそ

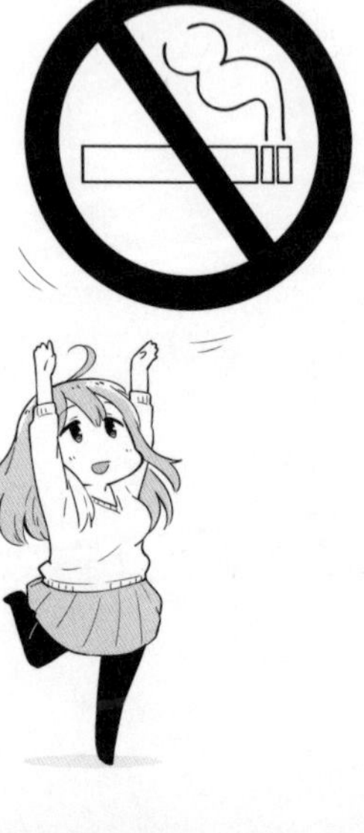

Step 1

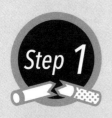

禁煙セラピー®にようこそ

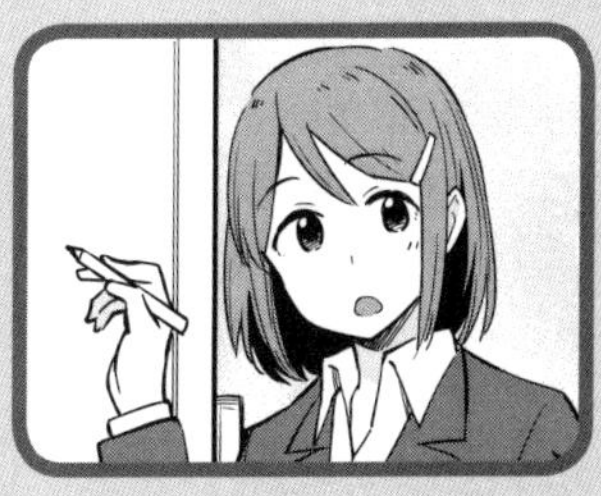

Therapy 1

ガマンの禁煙法だから、やめられない

Therapy 2

どうしてタバコを吸うのか、とことん考えてみる

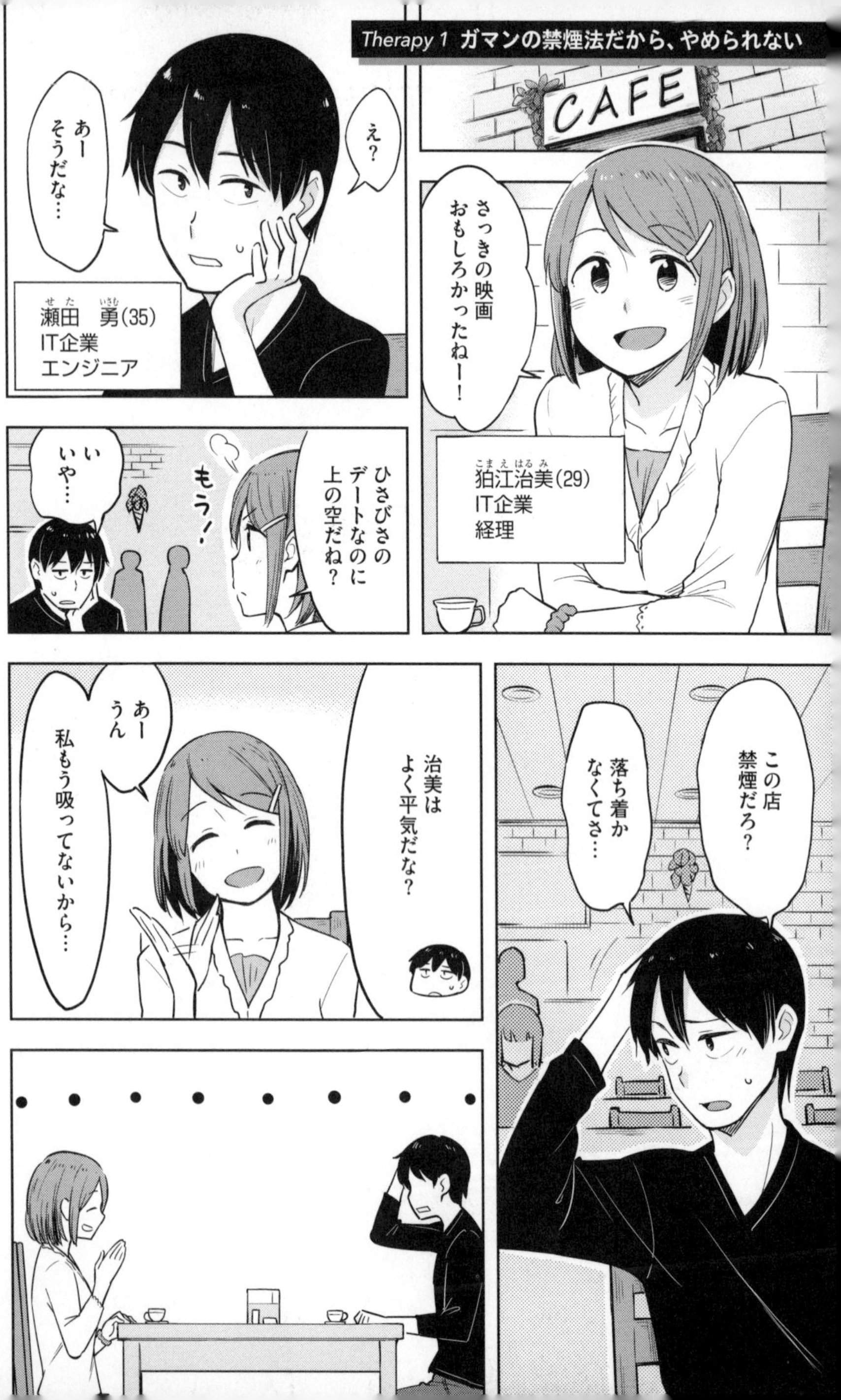
CAFE
さっきの映画おもしろかったねー!
狛江治美《こまえはるみ》(29)
IT企業
経理
え?
あー そうだな…
瀬田《せた》 勇《いさむ》(35)
IT企業
エンジニア
ひさびさのデートなのに上の空だね?
もう!
い いや…
この店禁煙だろ?
落ち着かなくてさ…
治美はよく平気だな?
あー うん
私もう吸ってないから…
・・・・・・・・

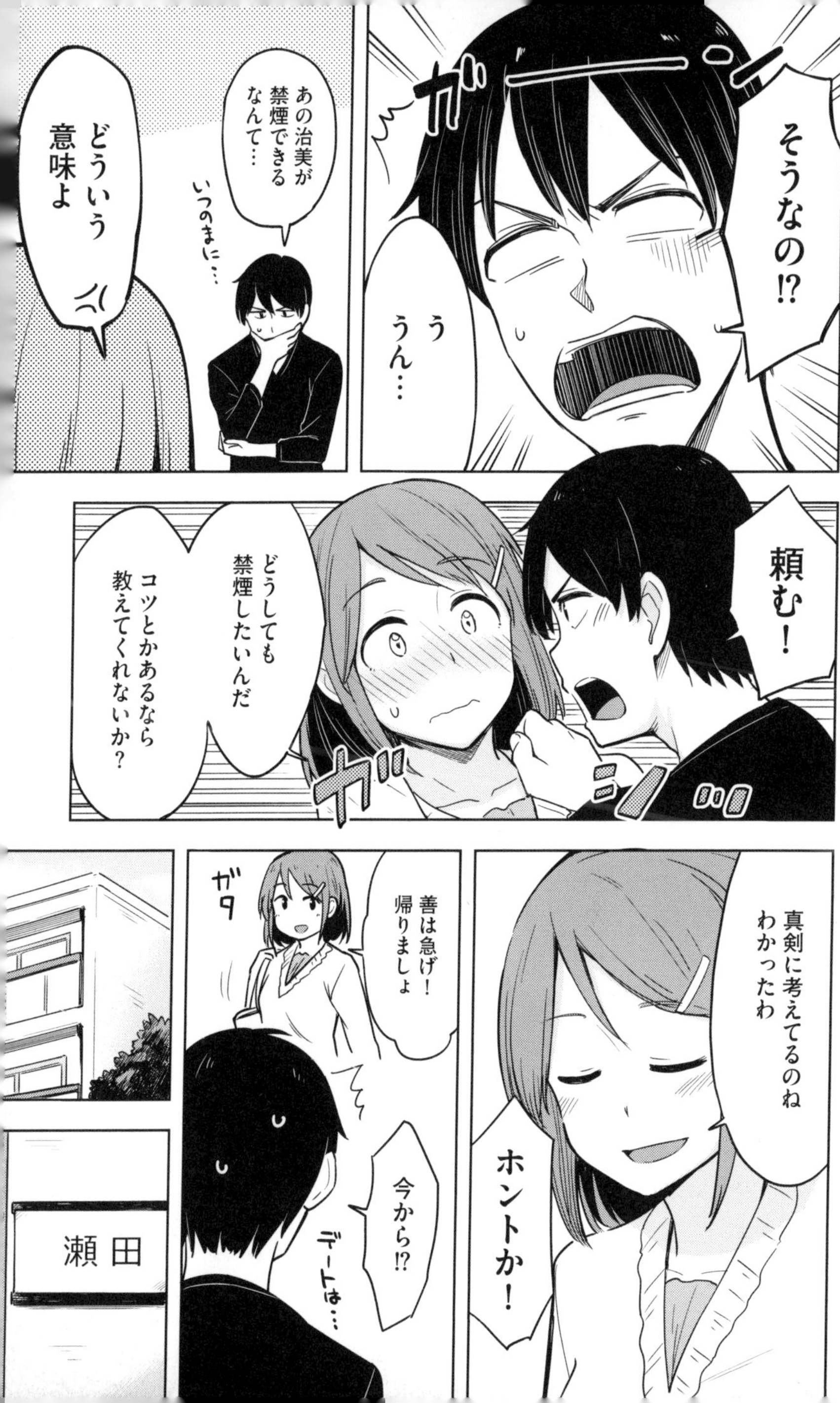
ガーーン
そうなの!?
う
うん…
あの治美が禁煙できるなんて…
いつのまに…
どういう意味よ
頼む!
どうしても禁煙したいんだ
コツとかあるなら教えてくれないか?
ガシッ
真剣に考えてるのね
わかったわ
ホントか!
善は急げ!
帰りましょ
ガタ
今から!?
デートは…
瀬田

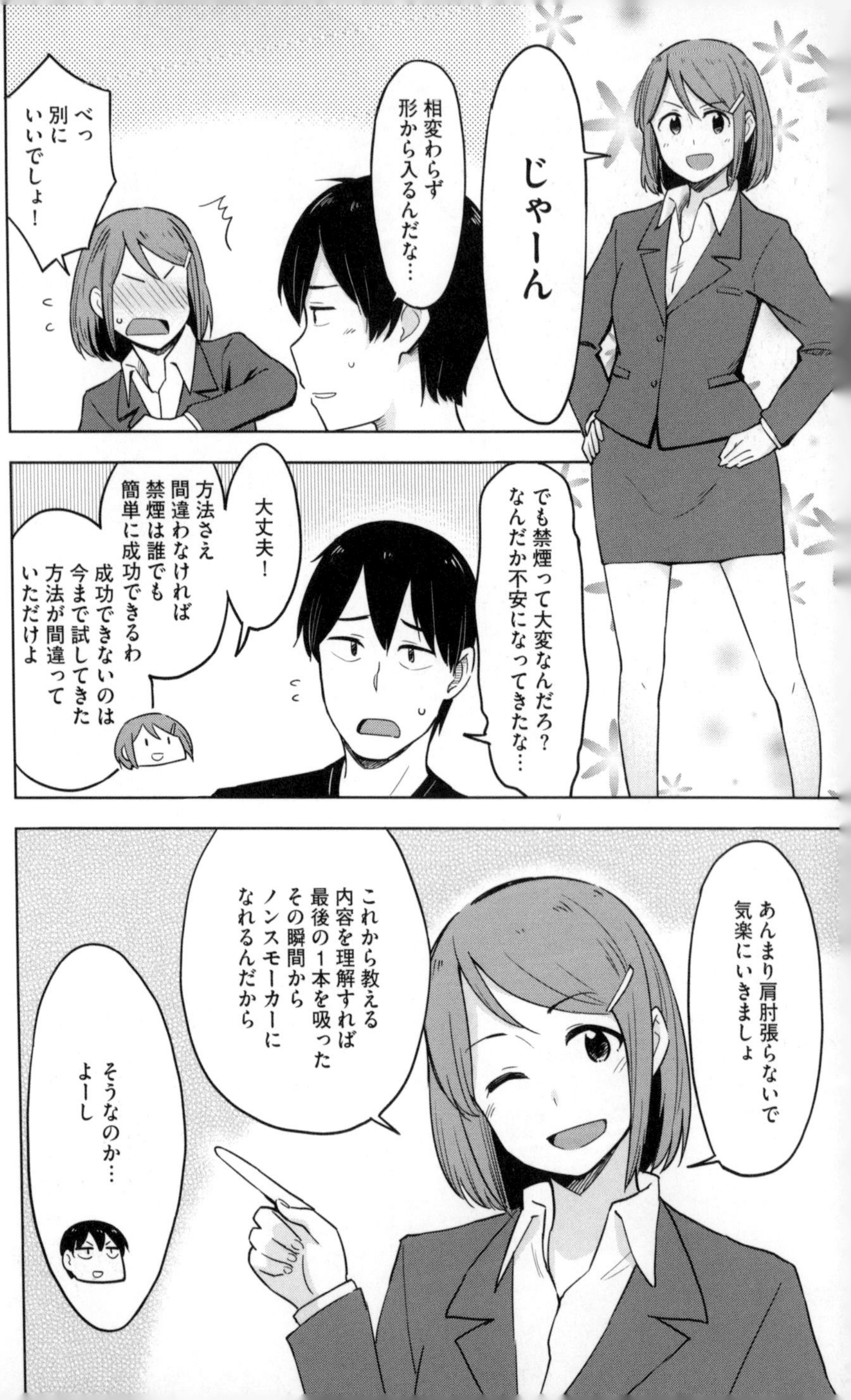
じゃーん
相変わらず形から入るんだな…
べっ別にいいでしょ!
でも禁煙って大変なんだろ?なんだか不安になってきたな…
大丈夫!
方法さえ間違わなければ禁煙は誰でも簡単に成功できるわ
成功できないのは今まで試してきた方法が間違っていただけよ
あんまり肩肘張らないで気楽にいきましょ
これから教える内容を理解すれば最後の1本を吸ったその瞬間からノンスモーカーになれるんだから
そうなのか…よーし

ガマンの禁煙法

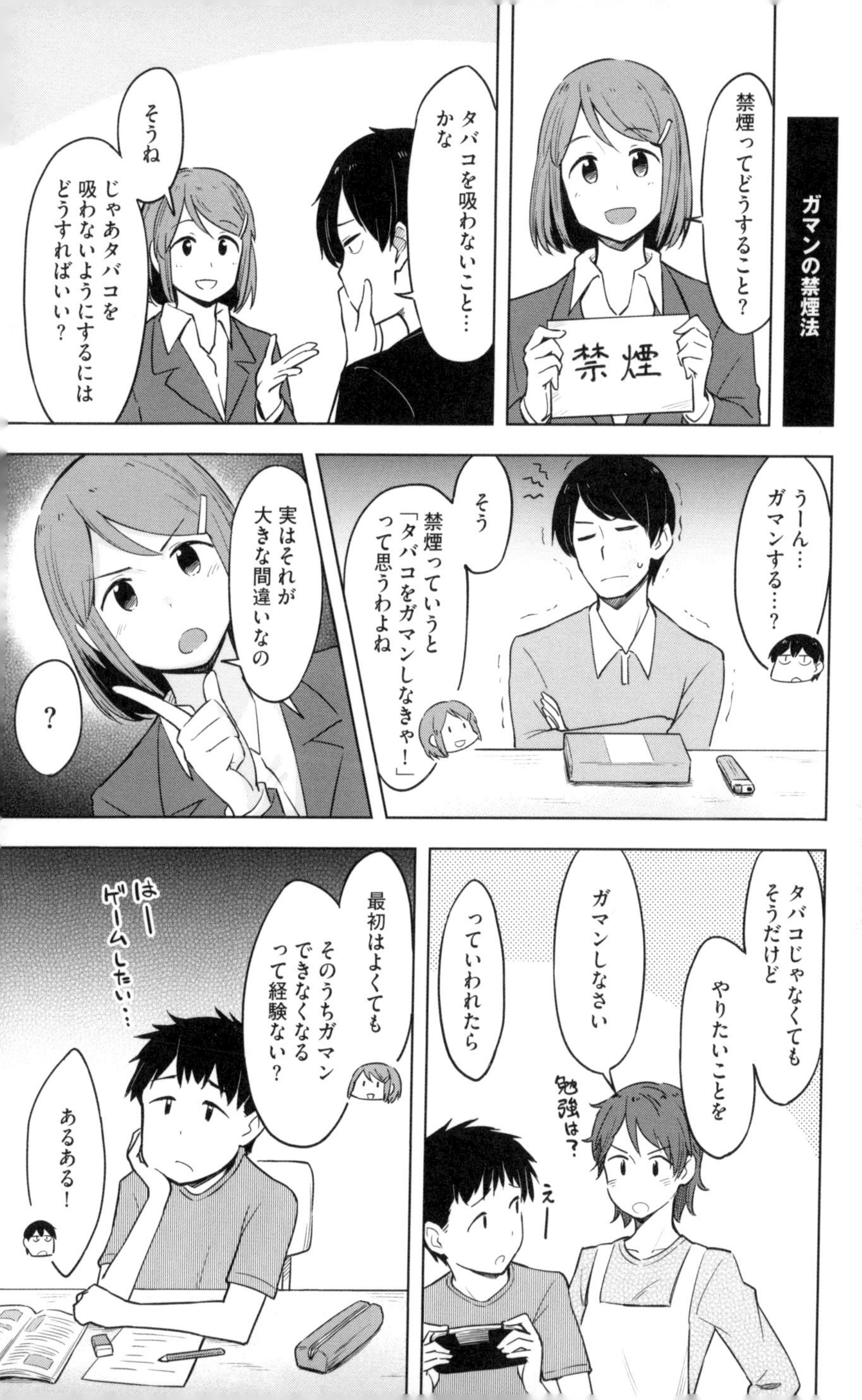

禁煙ってどうすること？
禁煙
タバコを吸わないこと…かな
そうね
じゃあタバコを吸わないようにするにはどうすればいい？
うーん…ガマンする…？
そう
禁煙っていうと「タバコをガマンしなきゃ！」って思うわよね
実はそれが大きな間違いなの
？
タバコじゃなくてもそうだけど
やりたいことを
ガマンしなさい
っていわれたら
勉強は？
えー
最初はよくてもそのうちガマンできなくなるって経験ない？
はーゲームしたい…
あるある！

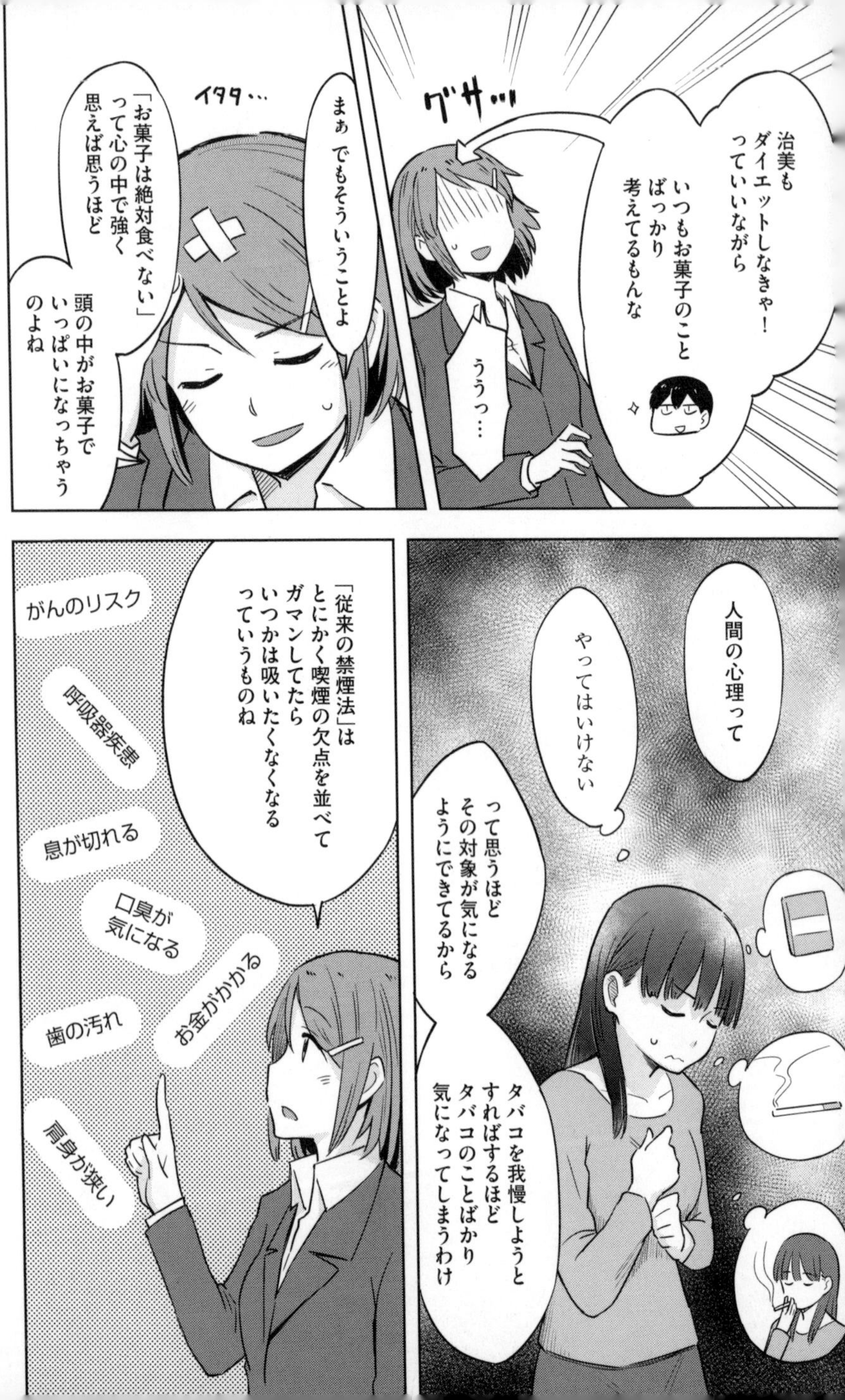

治美も
ダイエットしなきゃ！
っていいながら
いつもお菓子のこと
ばっかり
考えてるもんな
グサッ
ううっ…
まぁ でもそういうことよ
イタタ…
「お菓子は絶対食べない」
って心の中で強く
思えば思うほど
頭の中がお菓子で
いっぱいになっちゃう
のよね
人間の心理って
やってはいけない
って思うほど
その対象が気になる
ようにできてるから
タバコを我慢しようと
すればするほど
タバコのことばかり
気になってしまうわけ
「従来の禁煙法」は
とにかく喫煙の欠点を並べて
ガマンしてたら
いつかは吸いたくなくなる
っていうものね
がんのリスク
呼吸器疾患
息が切れる
口臭が
気になる
お金がかかる
歯の汚れ
肩身が狭い

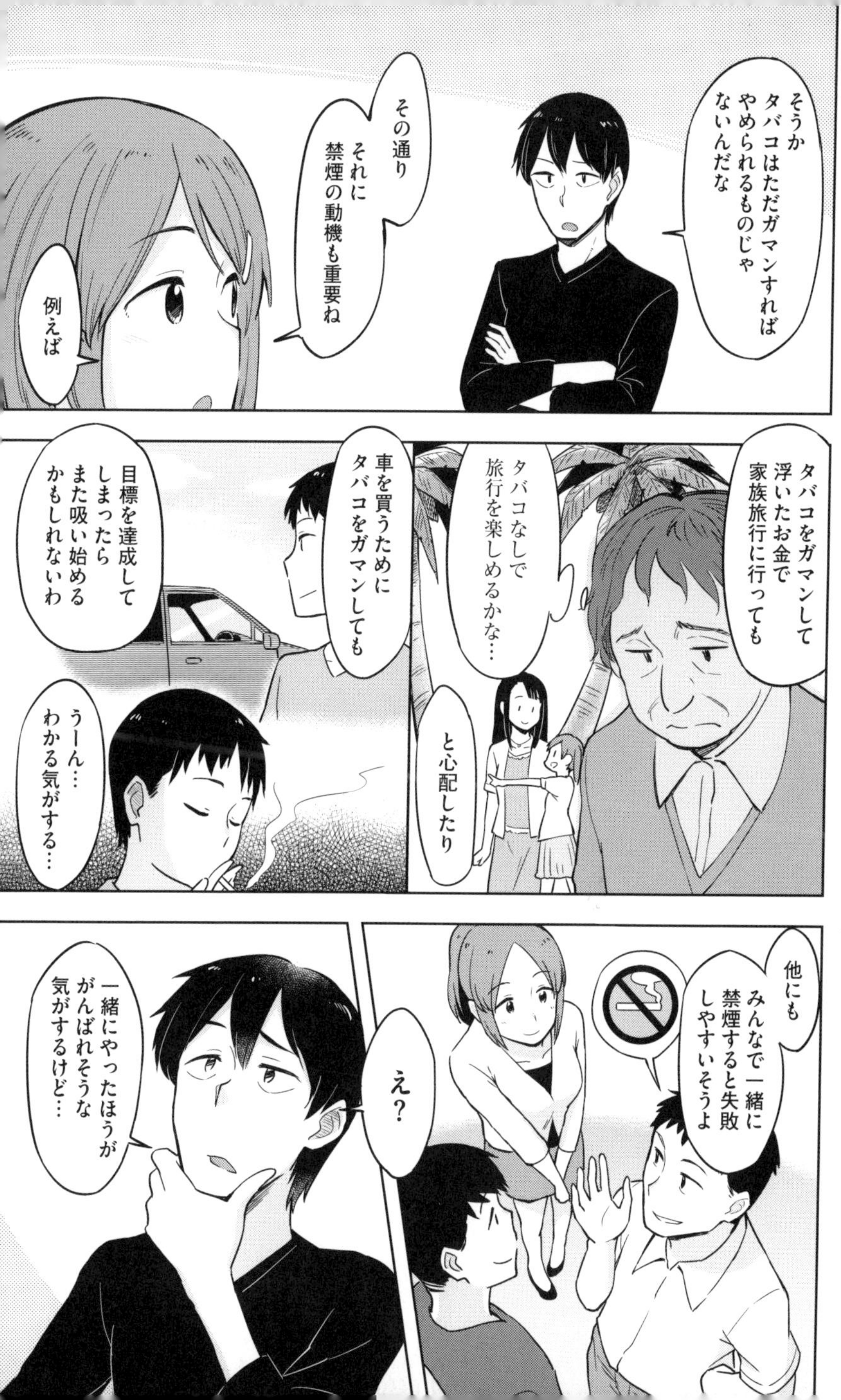
そうか
タバコはただガマンすれば
やめられるものじゃ
ないんだな
その通り
それに
禁煙の動機も重要ね
例えば
タバコをガマンして
浮いたお金で
家族旅行に行っても
タバコなしで
旅行を楽しめるかな…
と心配したり
車を買うために
タバコをガマンしても
目標を達成して
しまったら
また吸い始める
かもしれないわ
うーん…
わかる気がする…
他にも
みんなで一緒に
禁煙すると失敗
しやすいそうよ
え?
一緒にやったほうが
がんばれそうな
気がするけど…

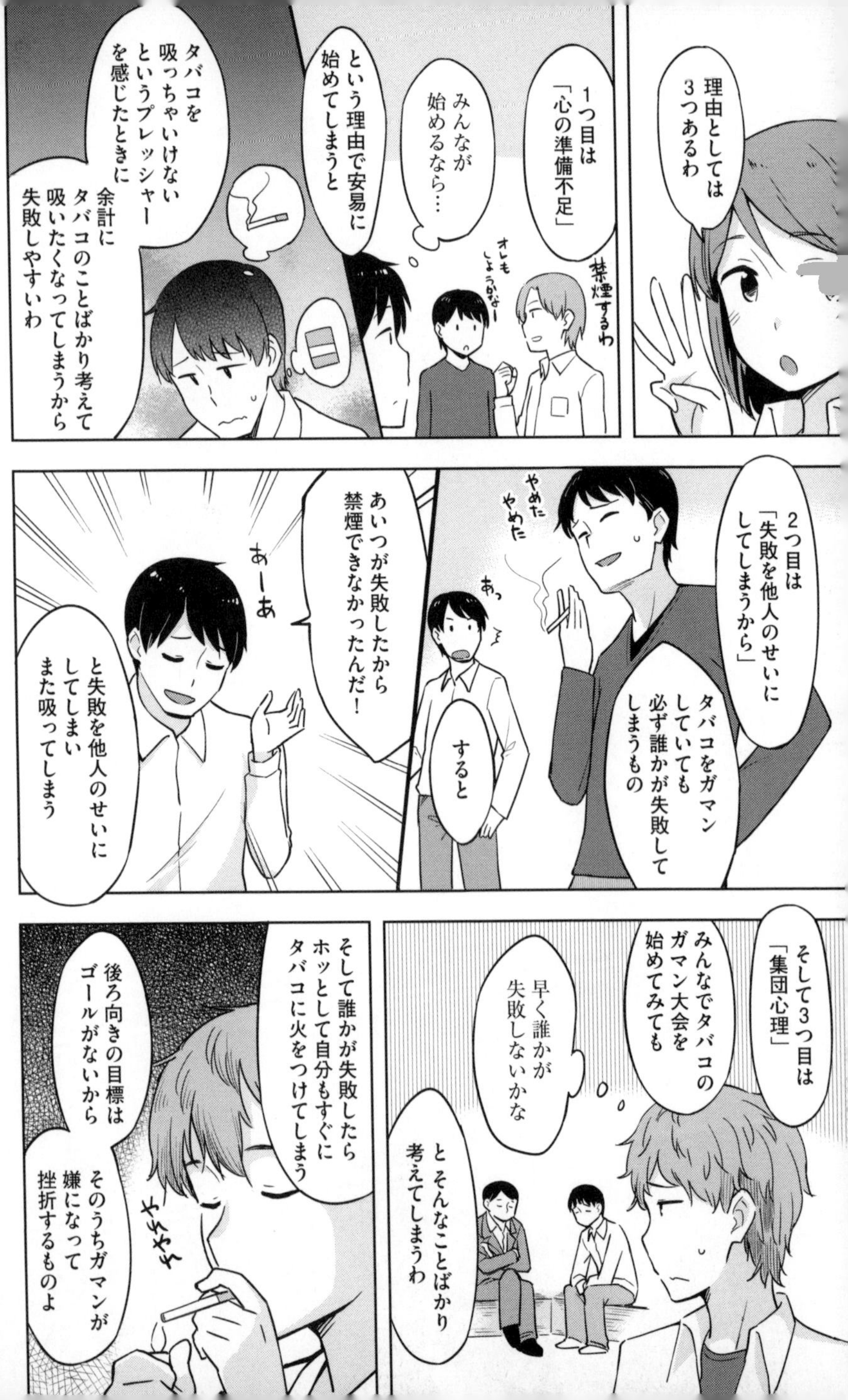
理由としては3つあるわ
1つ目は「心の準備不足」
禁煙するわ
オレもしようかなー
みんなが始めるなら…
という理由で安易に始めてしまうと
タバコを吸っちゃいけないというプレッシャーを感じたときに
余計にタバコのことばかり考えて吸いたくなってしまうから失敗しやすいわ
2つ目は「失敗を他人のせいにしてしまうから」
やめたやめた
あっ
タバコをガマンしていても必ず誰かが失敗してしまうもの
すると
あいつが失敗したから禁煙できなかったんだ！
あーあ
と失敗を他人のせいにしてしまいまた吸ってしまう
そして3つ目は「集団心理」
みんなでタバコのガマン大会を始めてみても
早く誰かが失敗しないかな
とそんなことばかり考えてしまうわ
そして誰かが失敗したらホッとして自分もすぐにタバコに火をつけてしまう
やれやれ
後ろ向きの目標はゴールがないから
そのうちガマンが嫌になって挫折するものよ

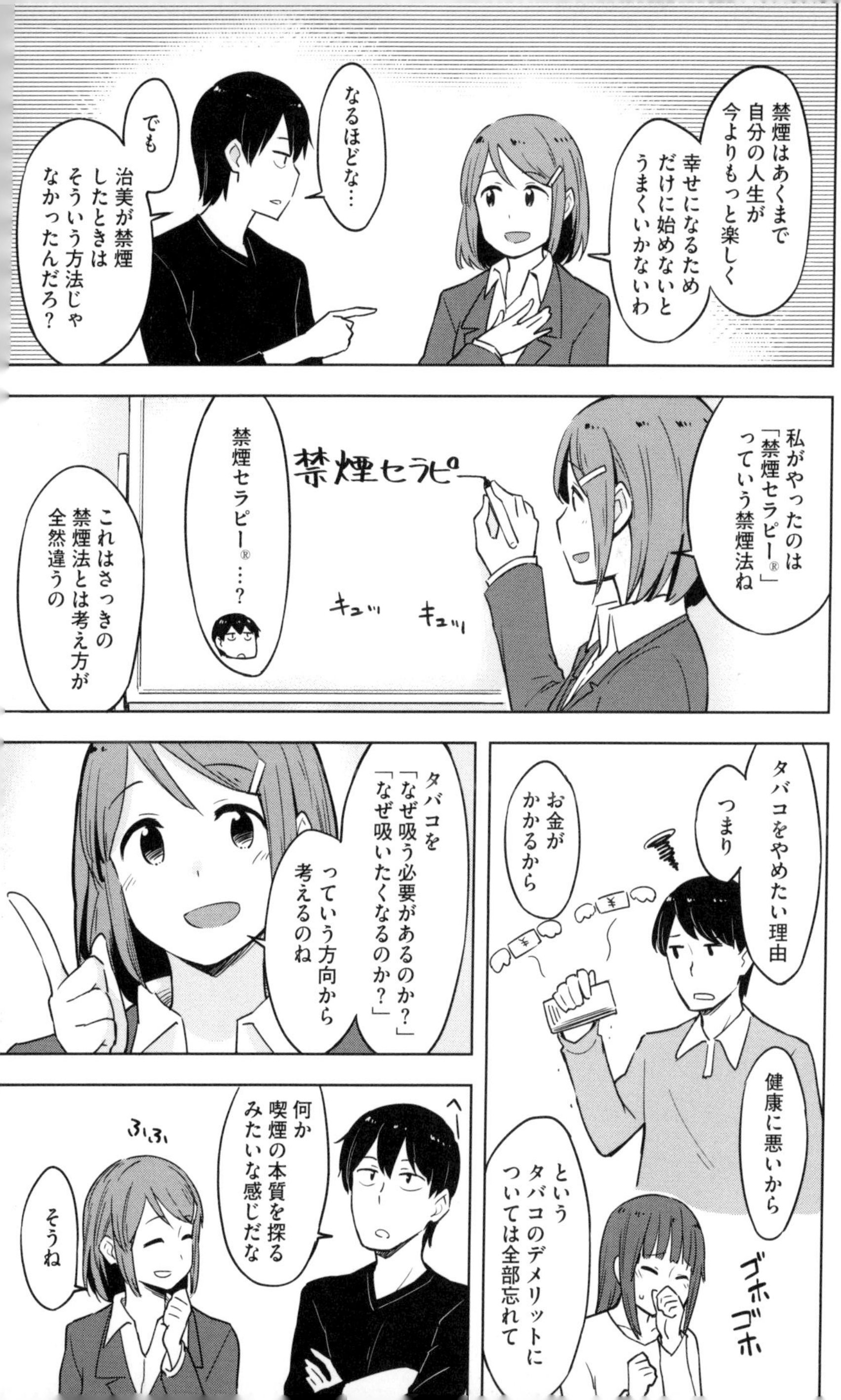

禁煙はあくまで自分の人生が今よりもっと楽しく
幸せになるためだけに始めないとうまくいかないわ
なるほどな…
でも
治美が禁煙したときはそういう方法じゃなかったんだろ？
私がやったのは「禁煙セラピー®」っていう禁煙法ね
禁煙セラピー
キュッ
キュッ
禁煙セラピー®…？
これはさっきの禁煙法とは考え方が全然違うの
タバコをやめたい理由
つまり
お金がかかるから
健康に悪いから
というタバコのデメリットについては全部忘れて
ゴホゴホ
タバコを「なぜ吸う必要があるのか？」「なぜ吸いたくなるのか？」
っていう方向から考えるのね
へー
何か喫煙の本質を探るみたいな感じだな
ふふ
そうね

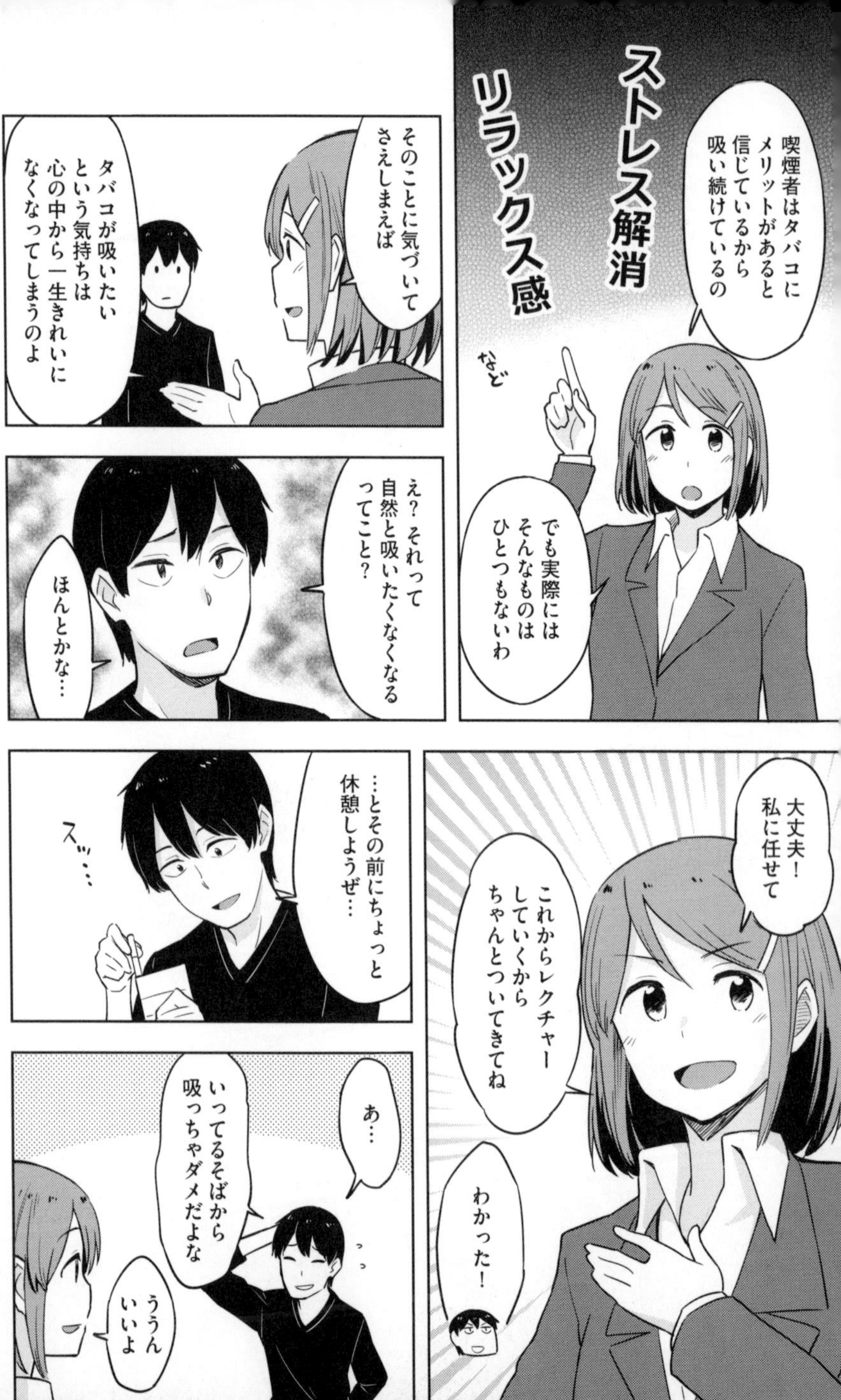
喫煙者はタバコにメリットがあると信じているから吸い続けているの
ストレス解消
リラックス感
など
でも実際にはそんなものはひとつもないわ
そのことに気づいてさえしまえば
タバコが吸いたいという気持ちは心の中から一生きれいになくなってしまうのよ
え？ それって自然と吸いたくなくなるってこと？
ほんとかな…
大丈夫！ 私に任せて
これからレクチャーしていくからちゃんとついてきてね
わかった！
…とその前にちょっと休憩しようぜ…
スッ…
あ…
いってるそばから吸っちゃダメだよな
ううん いいよ

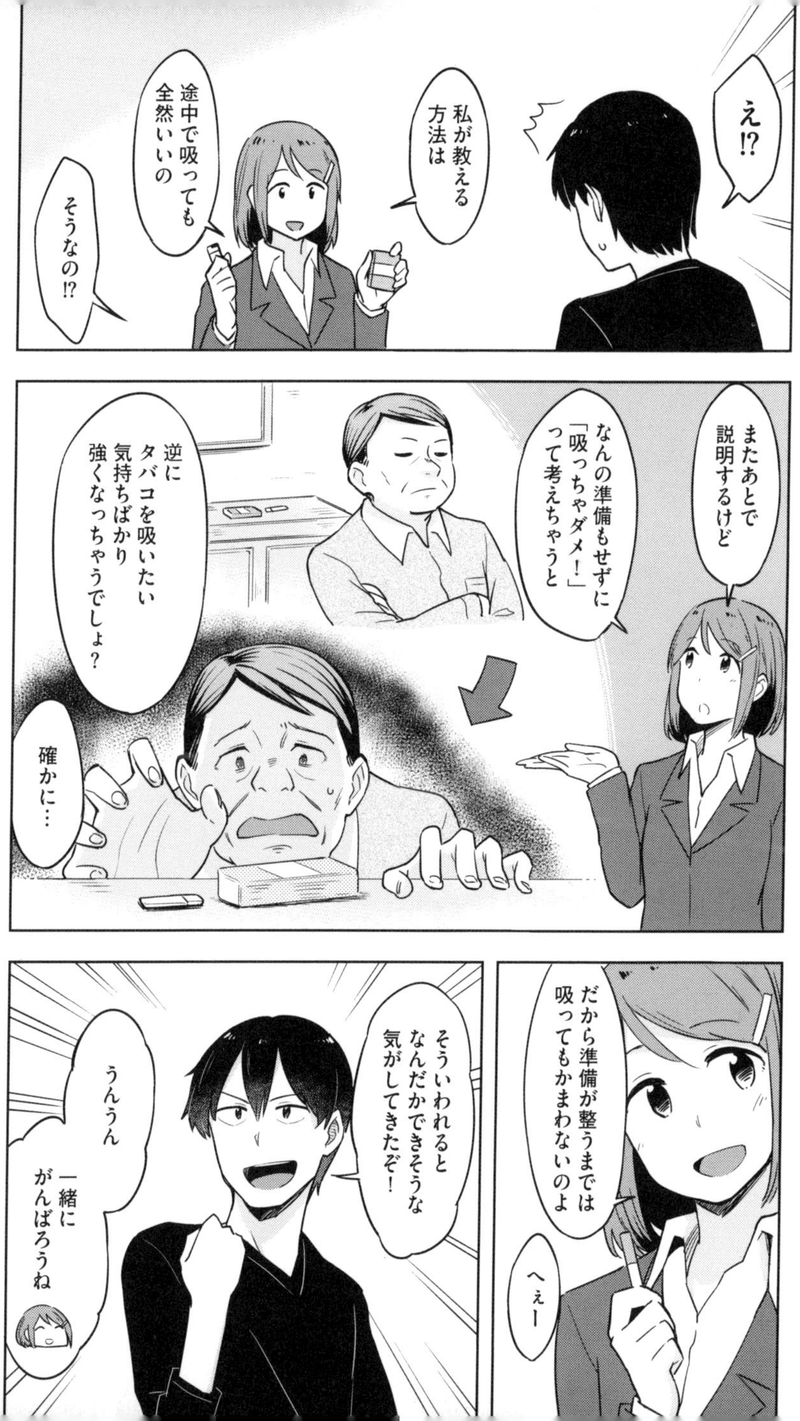
え!?
私が教える方法は
途中で吸っても全然いいの
そうなの!?
またあとで説明するけど
なんの準備もせずに「吸っちゃダメ!」って考えちゃうと
逆にタバコを吸いたい気持ちばかり強くなっちゃうでしょ?
確かに…
だから準備が整うまでは吸ってもかまわないのよ
へぇー
そういわれるとなんだかできそうな気がしてきたぞ!
うんうん
一緒にがんばろうね

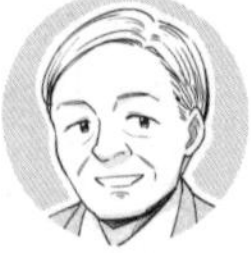

どうして禁煙は難しいのか

タバコは簡単にやめられる

はじめに、キッパリといっておきます。

「タバコはやめられます。しかも、簡単に！　もちろんあなたもです」

私は、今でこそ禁煙コンサルタントという職業に就いていますが、かつて33年もの間は、どうしようもないヘビースモーカーでした。少ない日でも60本、多い日には１００本も吸っていたのです。さすがにそれではマズいと思い、禁煙に何度も挑みました。あるときは、最長で６カ月間禁煙できたことがあります。ただしそのときは、タバコが吸いたいイライラと必死に戦う毎日でした。タバコを吸っている人のそばに行って煙を吸ったり、出かけた先ではわざわざ喫煙席を選んだりもしました。しかし、とうとうガマンの限界に達し、「タバコを吸わずに生きるくらいなら、タバコで健康を害して死んだほうがマシだ」と開き直ってヘビースモーカーに逆戻りしました。

そんな私が「禁煙に成功した」と聞けば、おそらく誰もが「相当苦労したに違いない」と思うことでしょう。ところが、いとも簡単にタバコをやめられました。そう、禁煙は簡単にできます。あなたはただ本書を読み、私の指示を正しく理解し、従うだけでよいのです。

○ガマンは長く続かない

世間ではよく「タバコをやめようとするとひどい禁断症状に悩まされる」というようなことを耳にします。そして、多くの人がそれを信じ込んでいます。そのため、心の片隅では禁煙したいと思っていても不安が先に立って、なかなか行動に移せないのです。何を隠そう、私自身がそうでした。禁煙の禁断症状を乗り越えるには、ガマンが必要で、ガマンし続けるためには強い精神力で挑むのが王道だと思い込んでいたのです。事実、私が失敗したいくつかの禁煙法は、スタート時にはまるでエベレストにでも登るかのような決意を持たねばなりませんでした。「今度こそ必ずやめる」と強い意志で禁煙を始めたにもかかわらず、2~3週間もすると無性にタバコが吸いたくなり、失敗に終わるというパターンを繰り返していました。

そんな私ですが、今ではタバコを全然恋しいと思いません。全く吸いたくならないのです。かつては自他共に認めるほどのヘビースモーカーだった私ですが、様々な禁煙法を試みた末に「禁煙がどうして難しいのか」を理解することで、肉体的苦痛を味わうことなく簡単にタバコと無縁の人生を手に入れることができました。本書でその具体的な方法を伝授します。私の指示に従えば、あなたも同じように一生タバコとお別れできるはずです。しかもこの方法（禁煙セラピー®）には、エベレストに登るかのような決断力もガマンを継続する屈強な精神力も必要ありません。

○禁煙セラピー®は、ガマンの必要がない

従来の禁煙法は、健康面や金銭面に与える喫煙のマイナス要因をあれこれと並べ立てておいてから、「一定期間タバコを吸わずにガマンすれば喫煙の欲求は消え去る」と説くものが一般的でした。この方法は、一見論理的ではありますが、そうそう容易に実践できるものではありません。それもそのはずです。人間の心理は、何かを禁じられれば禁じられるほど、その対象について強く考えてしまうようにできています。気合と根性でガマンを貫く禁煙法が長続きしないのはそのためです。

また、ガマンを強いる禁煙法は、実践中も常にタバコの影におびえて過ごすことになります。例えばあなたが、禁煙して浮いたタバコ代でどこかに旅行に出かけるとします。ところが本来楽しいはずの旅行が、あなたのガマンの上に成り立っているため、なんとなくもやもやした気持ちがつきまといます。場合によっては、「タバコをガマンしながら旅行しなくちゃいけないのか」と考えてしまう人もいるでしょう。また、「旅先で、ついついタバコに火をつけてしまわないだろうか。果たしてガマンが続くだろうか」「禁煙のイライラで同行者に不快感を与えないだろうか」という不安を抱くかもしれません。しかも失敗すれば、「自分は意志が弱いから禁煙なんてやっぱり無理だったんだ」という新たな悩みを増やします。

一方、〝禁煙セラピー®〟では、本書を読むだけでタバコを吸うことにメリットを感じなくなるため、「タバコが吸いたい」「タバコなしでは生きられない」という気持ちが心の中から消え去ります。ガマンせずとも、自らタバコと縁を切ることができるのです。しかも、本書を読み終えるまでは、タバコをやめる必要はありません。なんの準備もせずに禁煙を始めると、かえって喫煙の欲求が強くなってしまうからです。

まずは、あなたが今まで喫煙や禁煙に対して抱いていた余計な思い込みを捨てましょう。心を開いて本書を読んでください。

喫煙のメリット

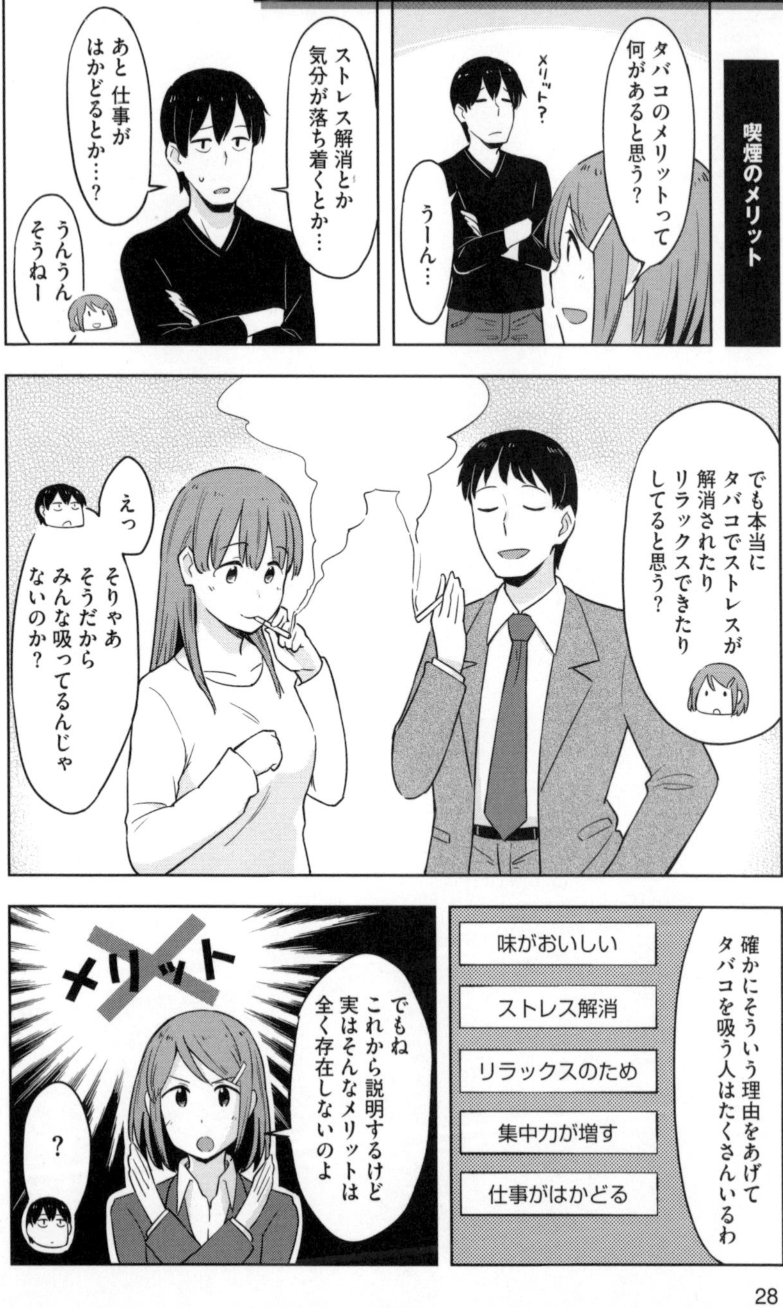
タバコのメリットって何があると思う？
メリット？
うーん…
ストレス解消とか気分が落ち着くとか…
あと 仕事がはかどるとか…？
うんうん そうねー
でも本当にタバコでストレスが解消されたりリラックスできたりしてると思う？
えっ
そりゃあそうだからみんな吸ってるんじゃないのか？
確かにそういう理由をあげてタバコを吸う人はたくさんいるわ
味がおいしい
ストレス解消
リラックスのため
集中力が増す
仕事がはかどる
メリット
でもね これから説明するけど実はそんなメリットは全く存在しないのよ
？

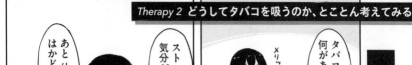

タバコを吸わないメリット

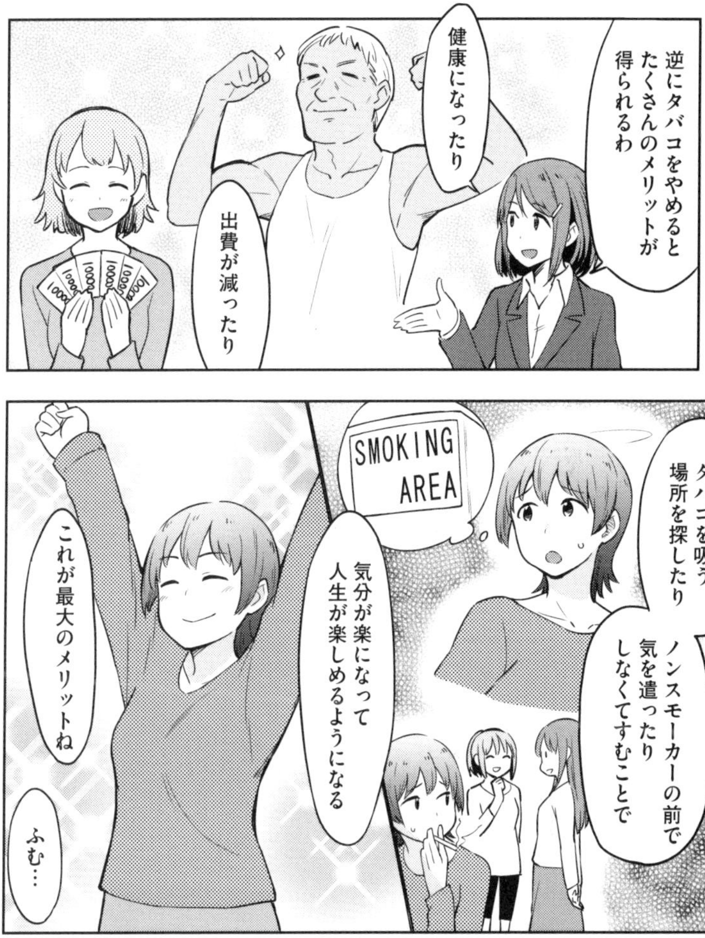
逆にタバコをやめると
たくさんのメリットが
得られるわ
健康になったり
出費が減ったり
何より
タバコを吸う
場所を探したり
SMOKING AREA
ノンスモーカーの前で
気を遣ったり
しなくてすむことで
気分が楽になって
人生が楽しめるようになる
これが最大のメリットね
ふむ…

なぜタバコを吸うの?

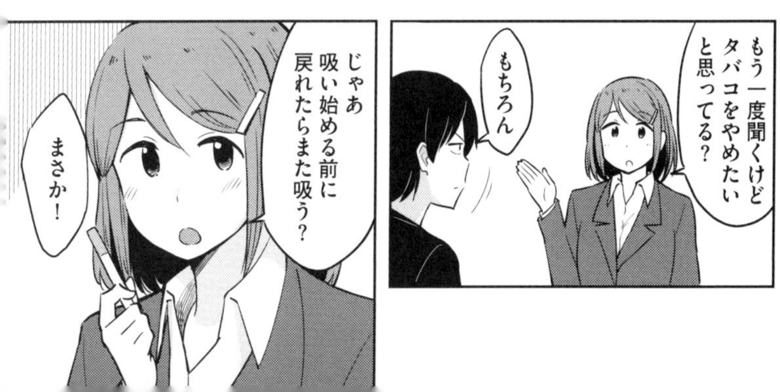
もう一度聞くけど
タバコをやめたい
と思ってる?
もちろん
じゃあ
吸い始める前に
戻れたらまた吸う?
まさか!

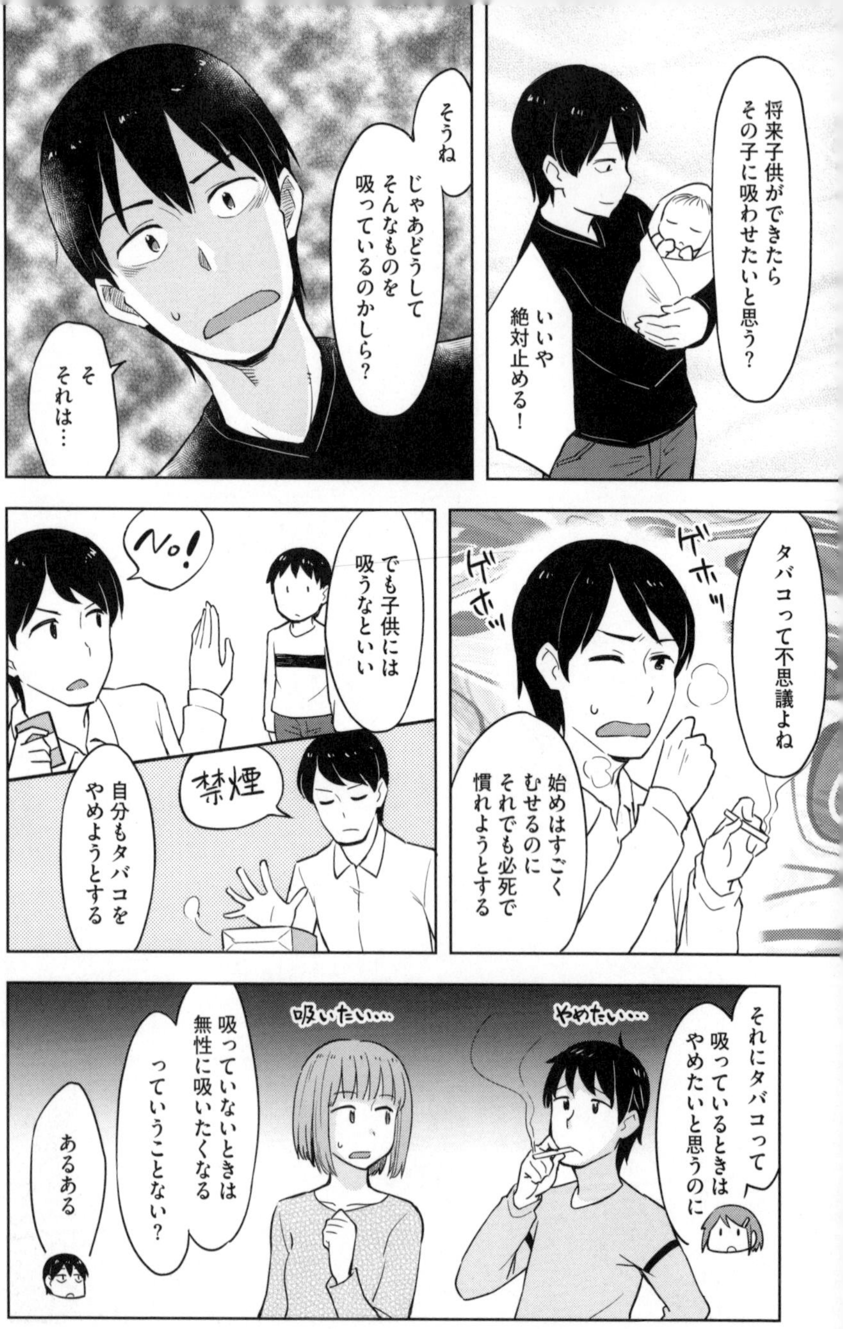

将来子供ができたら
その子に吸わせたいと思う？
いいや
絶対止める！
そうね
じゃあどうして
そんなものを
吸っているのかしら？
そ
それは…
タバコって不思議よね
ゲホッ
ゲホッ
始めはすごく
むせるのに
それでも必死で
慣れようとする
でも子供には
吸うなといい
No!
禁煙
自分もタバコを
やめようとする
それにタバコって
吸っているときは
やめたいと思うのに
やめたい…
吸いたい…
吸っていないときは
無性に吸いたくなる
っていうことない？
あるある

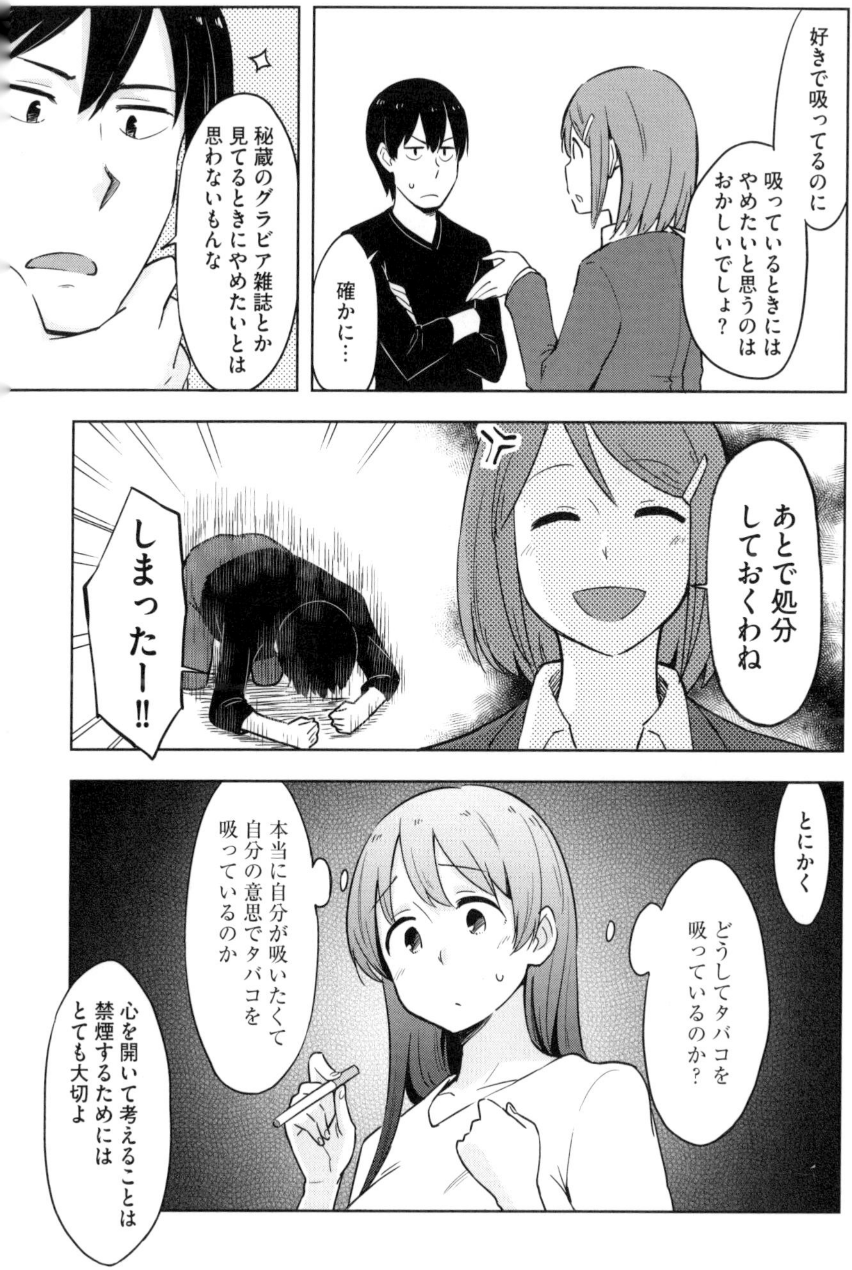
好きで吸ってるのに
吸っているときには
やめたいと思うのは
おかしいでしょ？
確かに…
秘蔵のグラビア雑誌とか
見てるときにやめたいとは
思わないもんな
あとで処分
しておくわね
しまったー!!
とにかく
どうして夕バコを
吸っているのか？
本当に自分が吸いたくて
自分の意思でタバコを
吸っているのか
心を開いて考えることは
禁煙するためには
とても大切よ

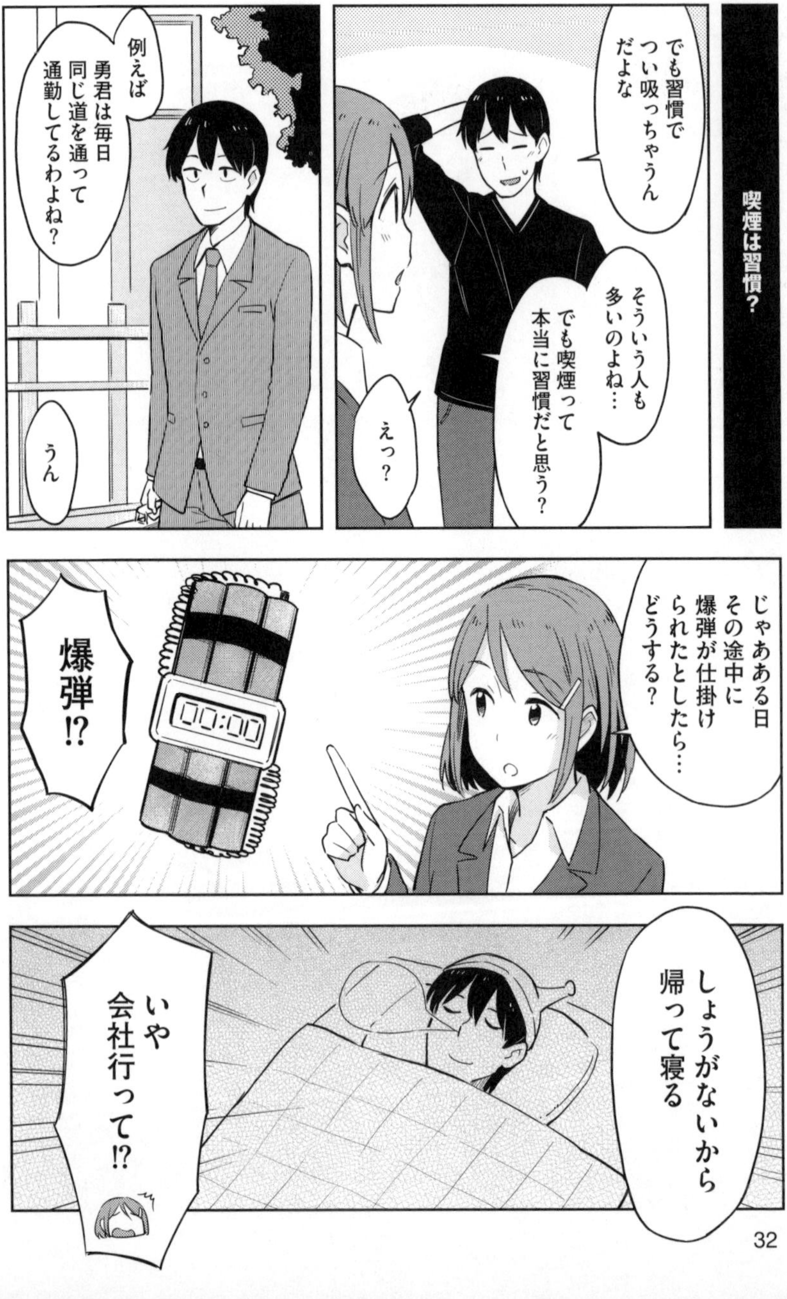
喫煙は習慣？
でも習慣でつい吸っちゃうんだよな
そういう人も多いのよね…
でも喫煙って本当に習慣だと思う？
えっ？
例えば勇君は毎日同じ道を通って通勤してるわよね？
うん
じゃあある日その途中に爆弾が仕掛けられたとしたら…どうする？
爆弾!?
しょうがないから帰って寝る
いや会社行って!?

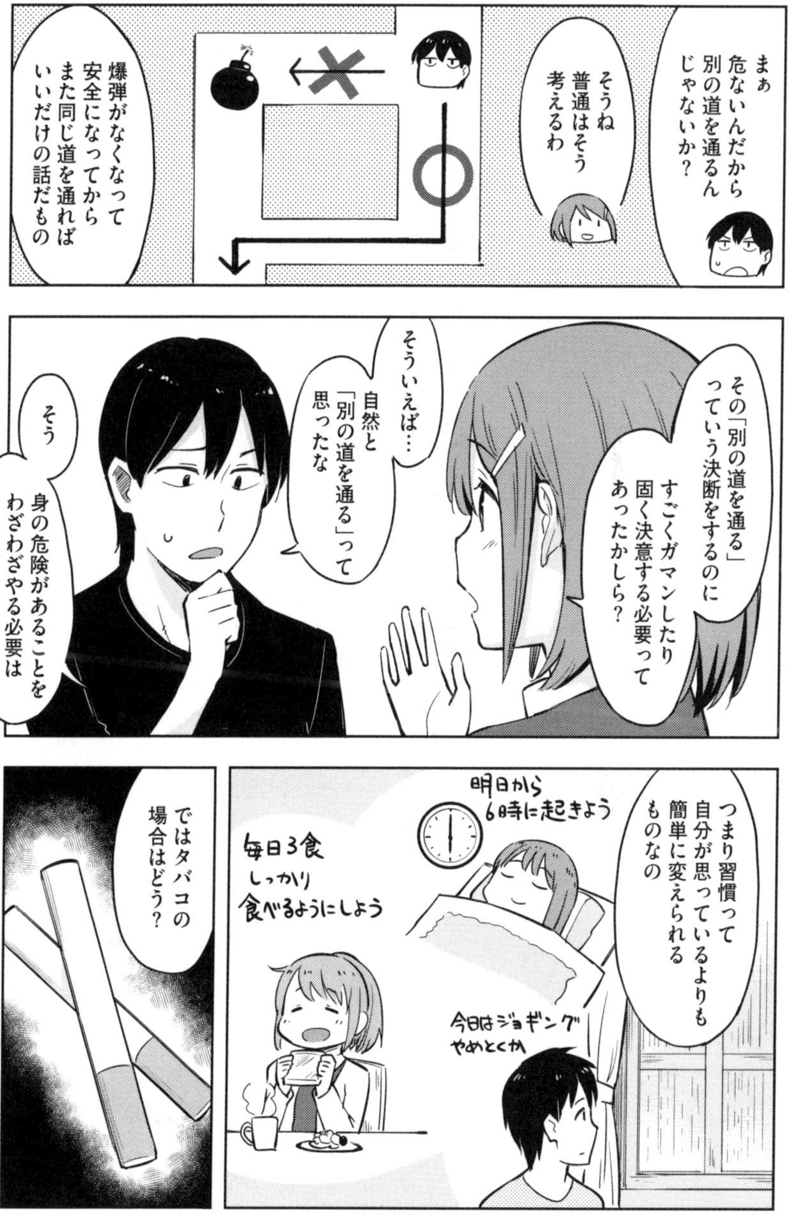
まぁ危ないんだから別の道を通るんじゃないか?
そうね普通はそう考えるわ
爆弾がなくなって安全になってからまた同じ道を通ればいいだけの話だもの
その「別の道を通る」っていう決断をするのに
すごくガマンしたり固く決意する必要ってあったかしら?
そういえば…
自然と「別の道を通る」って思ったな
そう
身の危険があることをわざわざやる必要はないはずよ
つまり習慣って自分が思っているよりも簡単に変えられるものなの
明日から6時に起きよう
毎日3食しっかり食べるようにしよう
今日はジョギングやめとくか
ではタバコの場合はどう?

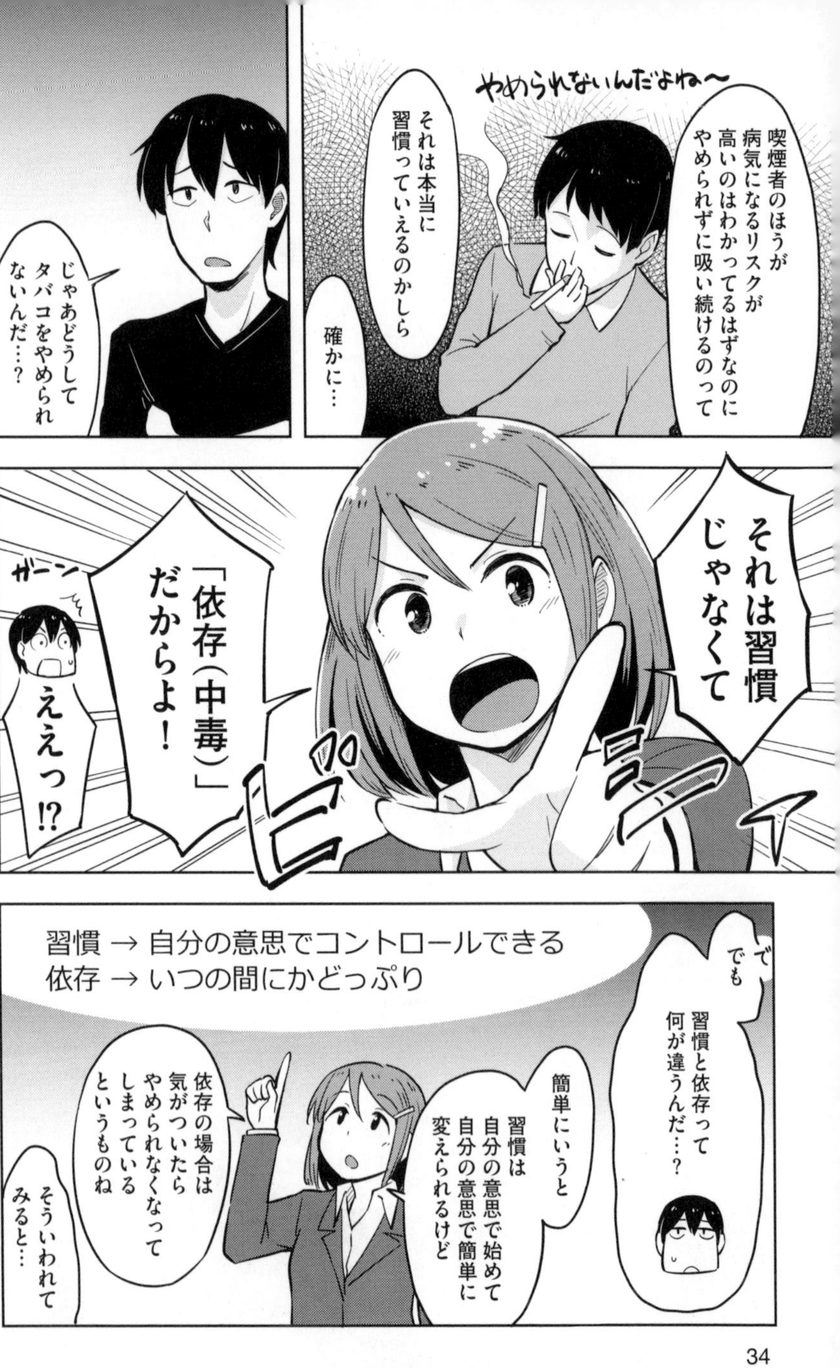
やめられないんだよね～
喫煙者のほうが病気になるリスクが高いのはわかってるはずなのにやめられずに吸い続けるのって
それは本当に習慣っていえるのかしら
確かに…
じゃあどうしてタバコをやめられないんだ…？
それは習慣じゃなくて
「依存（中毒）」だからよ！
ガーン
ええっ⁉
で　でも
習慣と依存って何が違うんだ…？
習慣 → 自分の意思でコントロールできる
依存 → いつの間にかどっぷり
簡単にいうと
習慣は自分の意思で始めて自分の意思で簡単に変えられるけど
依存の場合は気がついたらやめられなくなってしまっているというものね
そういわれてみると…

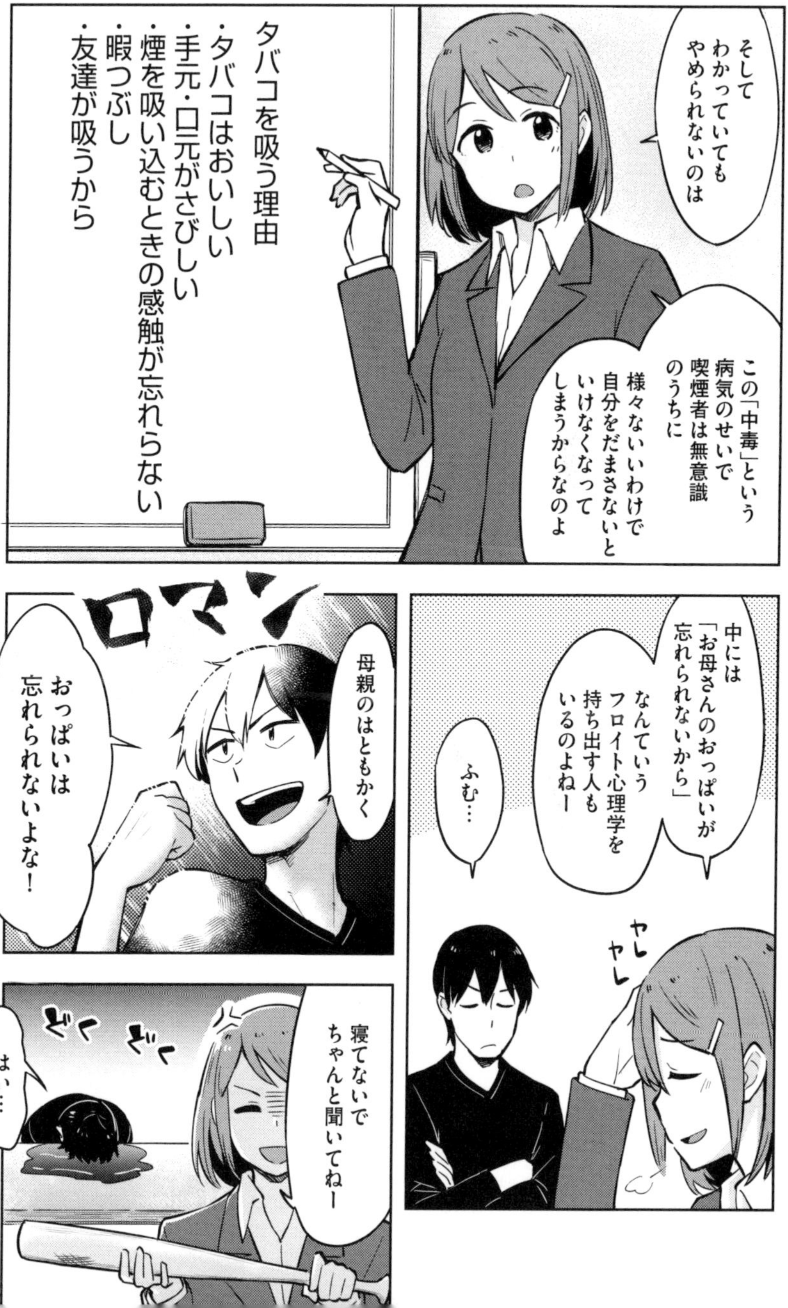
そして
わかっていても
やめられないのは
この「中毒」という
病気のせいで
喫煙者は無意識
のうちに
様々ないいわけで
自分をだまさないと
いけなくなって
しまうからなのよ
タバコを吸う理由
・タバコはおいしい
・手元・口元がさびしい
・煙を吸い込むときの感触が忘れらない
・暇つぶし
・友達が吸うから
中には
「お母さんのおっぱいが
忘れられないから」
なんていう
フロイト心理学を
持ち出す人も
いるのよねー
ふむ…
ロマン
母親のはともかく
おっぱいは
忘れられないよな!
ヤレ
ヤレ
寝てないで
ちゃんと聞いててねー
ぞく ぞく
はい…

タバコはよくできた罠

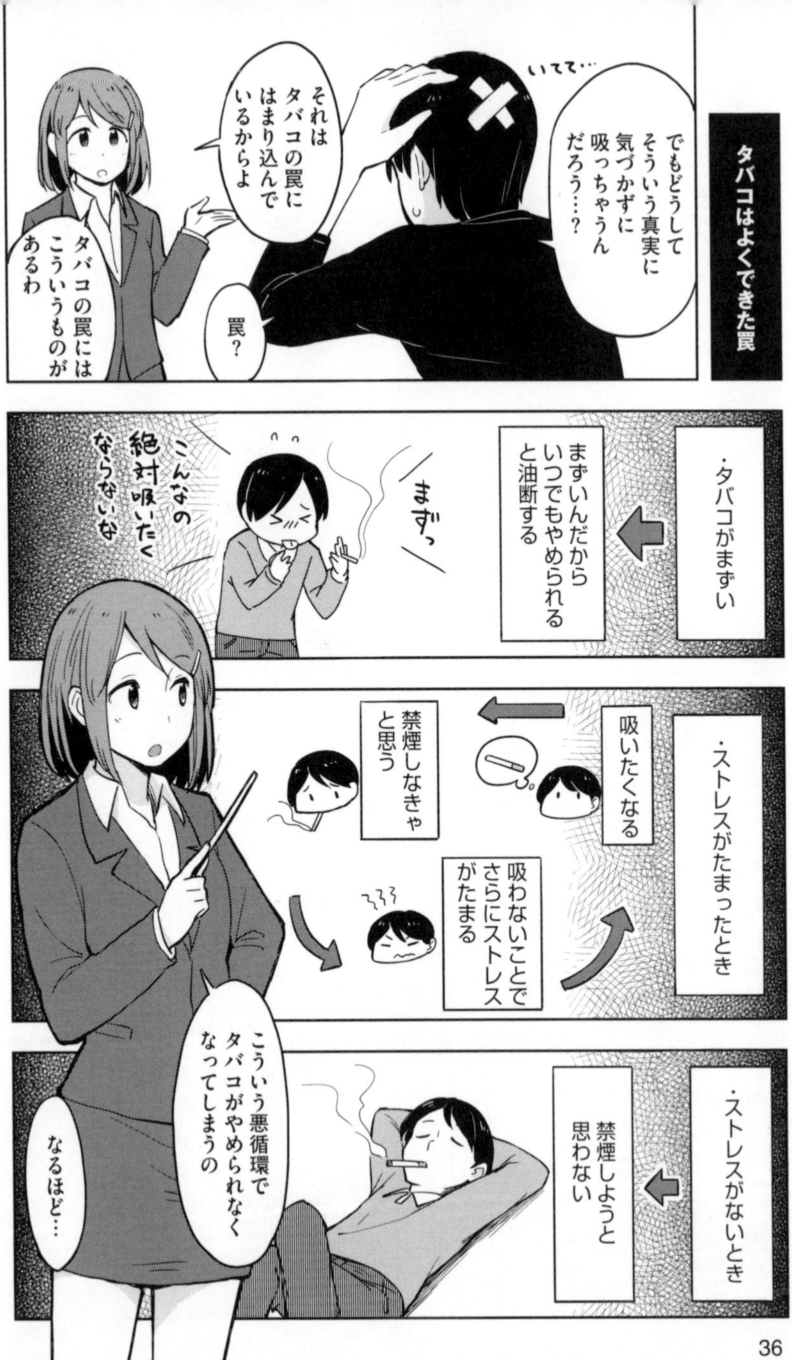

いてて…
でもどうして そういう真実に 気づかずに 吸っちゃうんだろう…？
それは タバコの罠に はまり込んで いるからよ
罠？
タバコの罠には こういうものが あるわ
・タバコがまずい
まずいんだから いつでもやめられる と油断する
まずっ
こんなの 絶対吸いたく ならないな
・ストレスがたまったとき
吸いたくなる
禁煙しなきゃ と思う
吸わないことで さらにストレス がたまる
・ストレスがないとき
禁煙しようと 思わない
こういう悪循環で タバコがやめられなく なってしまうの
なるほど…

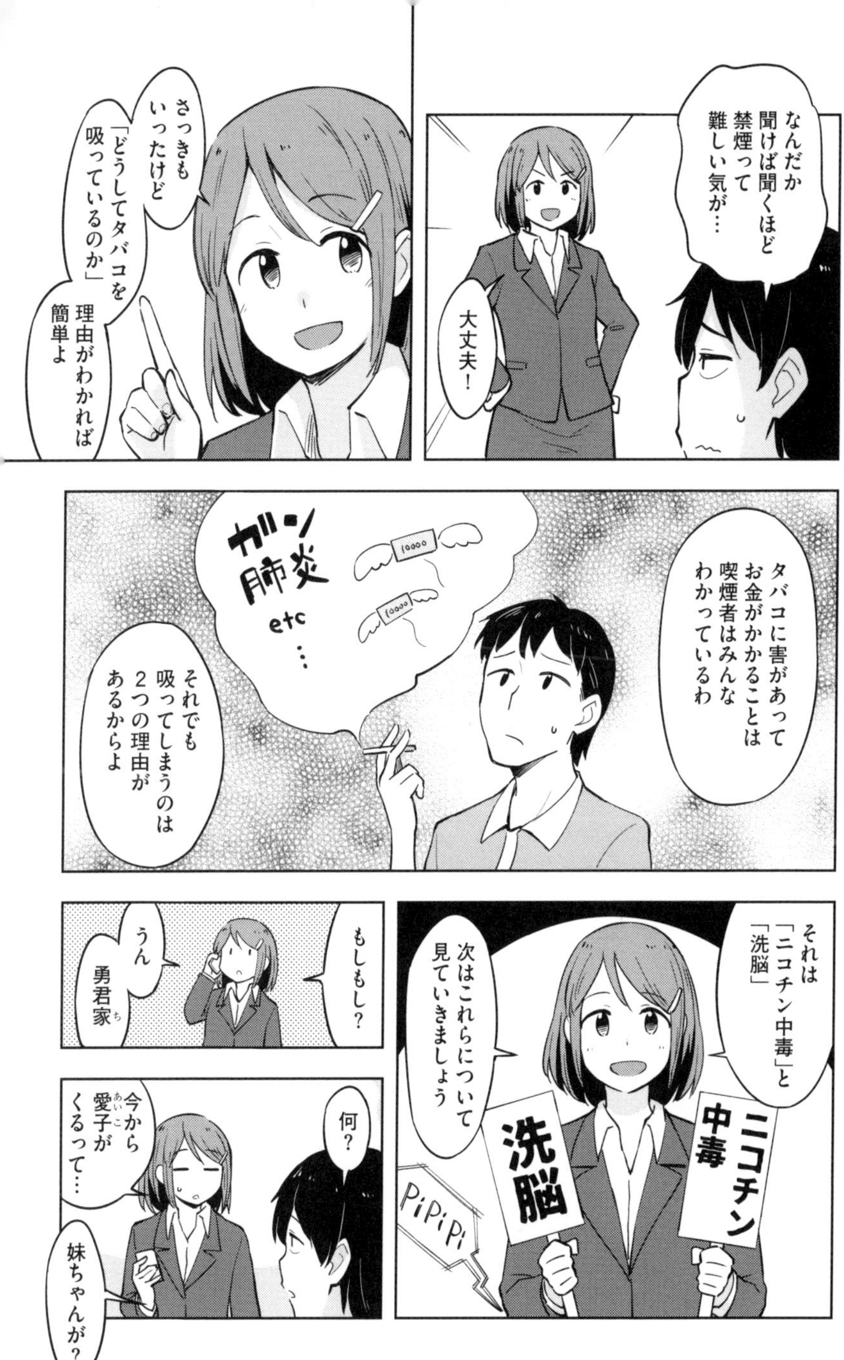
なんだか聞けば聞くほど禁煙って難しい気が…
大丈夫！
さっきもいったけど「どうしてタバコを吸っているのか」理由がわかれば簡単よ
タバコに害があってお金がかかることは喫煙者はみんなわかっているわ
ガン
肺炎
etc…
それでも吸ってしまうのは2つの理由があるからよ
それは「ニコチン中毒」と「洗脳」
次はこれらについて見ていきましょう
ニコチン中毒
洗脳
PiPiPi
もしもし？
うん 勇君家《ち》
何？
今から愛子《あいこ》がくるって…
妹ちゃんが？

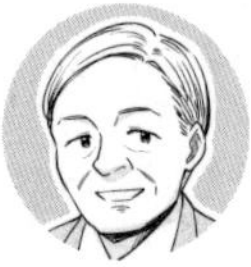

タバコにメリットはない

〝禁煙セラピー®〟のメソッド

〝禁煙セラピー®〟は、次のようなステップで、あなたを簡単に禁煙成功に導きます。詳しいことはこれから徐々に解説していきますので、ここではあまり難しく考えずにウォーミングアップのつもりで読んでください。

①まずは、あなたがタバコをやめたい理由を全て忘れてください

タバコをやめたほうがいい理由は、自分でも嫌というほどわかっているはずです。けれどもやめられないから困っているのではありませんか？　だったら、そんな理由を探すのはやめてしまいましょう。それよりも、自分自身にしっかりと向き合い、「どうしてタバコを吸いたくなるのか？」「本当にタバコを吸う必要があるのか？」について考えることが大切です。

②3つの問いを自分に投げかけよう

Q１）タバコはなんのためになるのか？
Q２）本当に喫煙を楽しんでいるのか？
Q３）大金を払ってまでタバコを口にして、体を痛めつける必要があるのか？

喫煙者の多くは、自分でも気づかないうちにタバコを吸うことになんらかの正当性を与えようとして、様々ないいわけを述べますが、それらは全て幻想です。本人も勘づいてはいるのですが、それを認めたくないのです。本書を読み進めていけば次第にその幻想から解放され、「タバコをやめたら人生がつまらなくなる」という思い込みが消えます。それどころか、「禁煙で失うものは何もない」「タバコを吸わないほうが、もっと楽により人生を楽しめる」ことを実感し、残りの人生をタバコに煩わされることなく過ごせます。

○吸いながら「やめたい」と思う不思議

よくよく考えると喫煙とは、実に不思議な行為です。喫煙経験者のほとんどが、タバコを吸いながら、「タバコをやめたい」と考えています。つまり、心のどこかで喫煙を続けることは、自分にとって決してプラスにはならないことをちゃんと自覚しているのです。でも、やめられない。喫煙を心から楽しんでいるわけではないのに、またタバコに火をつけてしまうのですからおかしな話です。

そこで私から質問します。「もしもあなたがタバコを吸い始める前に戻ることができるとしたら、またタバコを吸いますか?」これには、迷わず「ノー」と答えるはずです。これから、禁煙しようと思っている人なら当然のことです。では、「あなたは子供に喫煙を勧めますか?」とたずねたら? もちろんこれには、「まさかそんなことをするわけがない」と答えるでしょう。それなのにあなたは、どうしてそんなものを吸っているのでしょうか?

ガマンの喫煙法は失敗を招く

あなたがタバコを吸い続けている理由。それは、ニコチン依存(中毒)だからです。例えば、タバコを吸い終わってそれほど時間がたっていないのに、「どういうわけだか、やたらとタバコが吸いたくなる」「タバコが吸えない場所にいるときほど、タバコのことばかり考えてしまう」という経験はありませんか？

これに対して「ある」と答えた人に、「どうしてだと思いますか？」とさらに質問すると、かなりの割合で「喫煙が習慣になっているから」と答えます。でも、喫煙が単なる習慣だったら、その人はとっくに禁煙できているはずです。なぜなら、習慣は時と場合に応じて、比較的簡単に変えられるからです。「でも、習慣って簡単に変えられないでしょう？」と反論したくなるかもしれませんが、よく考えてみてください。通い慣れた道がたまたま工事中だったとき、「ここを通るのが習慣だから変えられない」と思うでしょうか？ そうではないはずです。寝る前の読書が習慣になっている人でも、旅先で歩き回ってクタクタなときには、本を読まずに眠りに就くのでは？

タバコを吸っているときは「やめたい」と思い、吸っていないときは「吸いたい」と思ってしまう。このように自分の意志ではどうにもコントロールできない状態は、単なる習慣ではありません。吸っているときも吸っていないときもタバコから逃れられないのは、まぎれもなくニコチン依存（中毒）であることを受け入れましょう。それが禁煙成功への第一歩になります。これが理解できれば、禁煙に精神力で立ち向かうことが無謀だと気づくはずです。また、「禁煙できないのは、自分の意志が弱いからだ」「タバコに依存する自分はダメなヤツだ」などと悩む必要もなくなります。

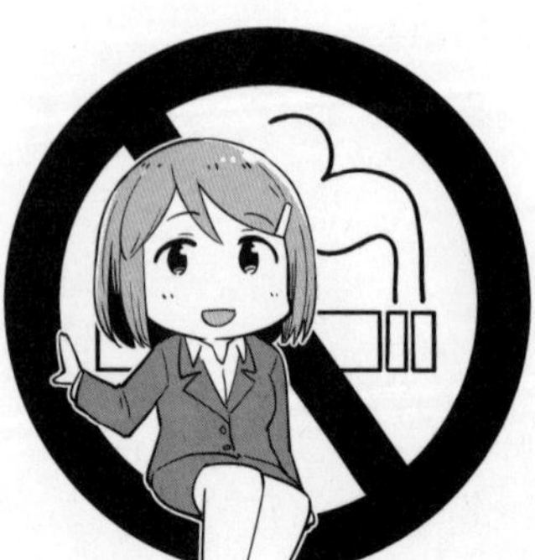

Allen Carr's
Easy Way to Stop
Smoking

Step 2

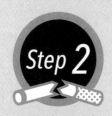

「タバコの正体」をしっかりと理解する

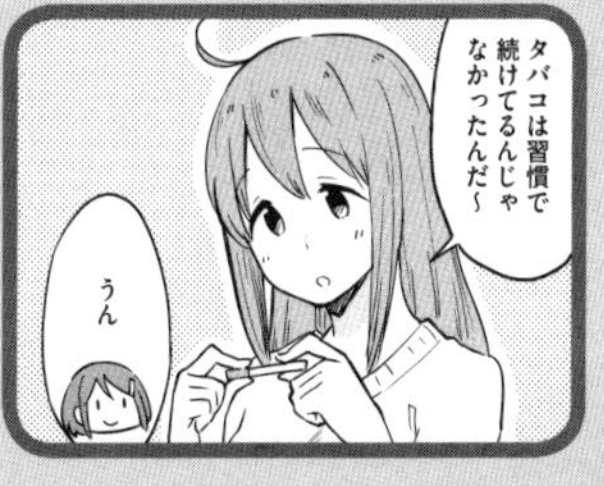
タバコは習慣で続けてるんじゃなかったんだ〜
うん

Therapy 3
ニコチンは依存性が極めて高い危険薬物！

Therapy 4
ニコチンの洗脳による幻想

Therapy 5
喫煙にかかわるお金と健康問題

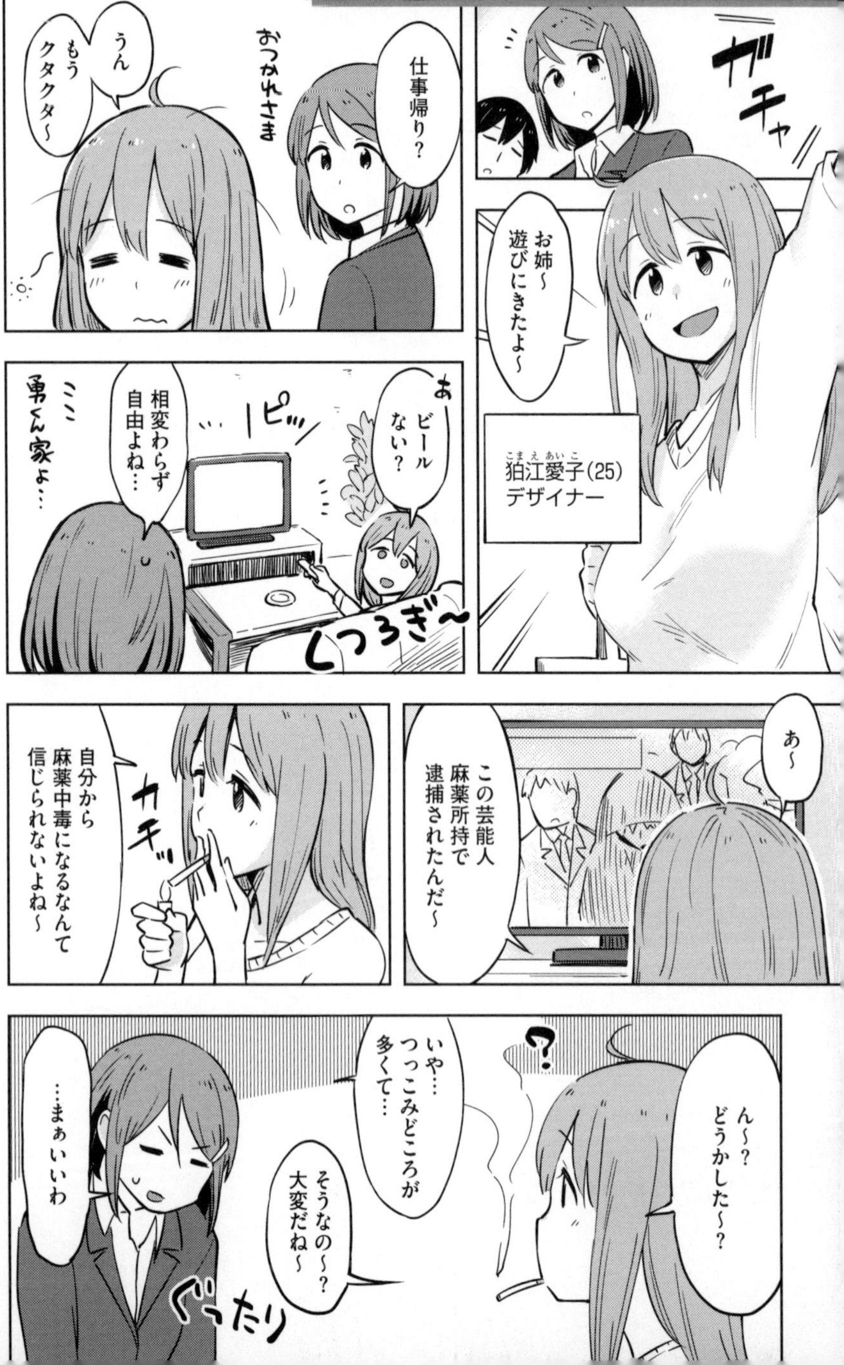
ガチャ
お姉～ 遊びにきたよ～
狛江愛子《こまえあいこ》(25) デザイナー
仕事帰り？
おつかれさま
うん もうクタクタ～
あ ビール ない？
ピッ
相変わらず自由よね…
ここ弟くん家よ…
くつろぎ～
あ～
この芸能人 麻薬所持で 逮捕されたんだ～
カチッ
自分から 麻薬中毒になるなんて 信じられないよね～
ん～？ どうかした～？
？
いや… つっこみどころが 多くて…
そうなの～？ 大変だね～
…まぁいいわ
ぐったり

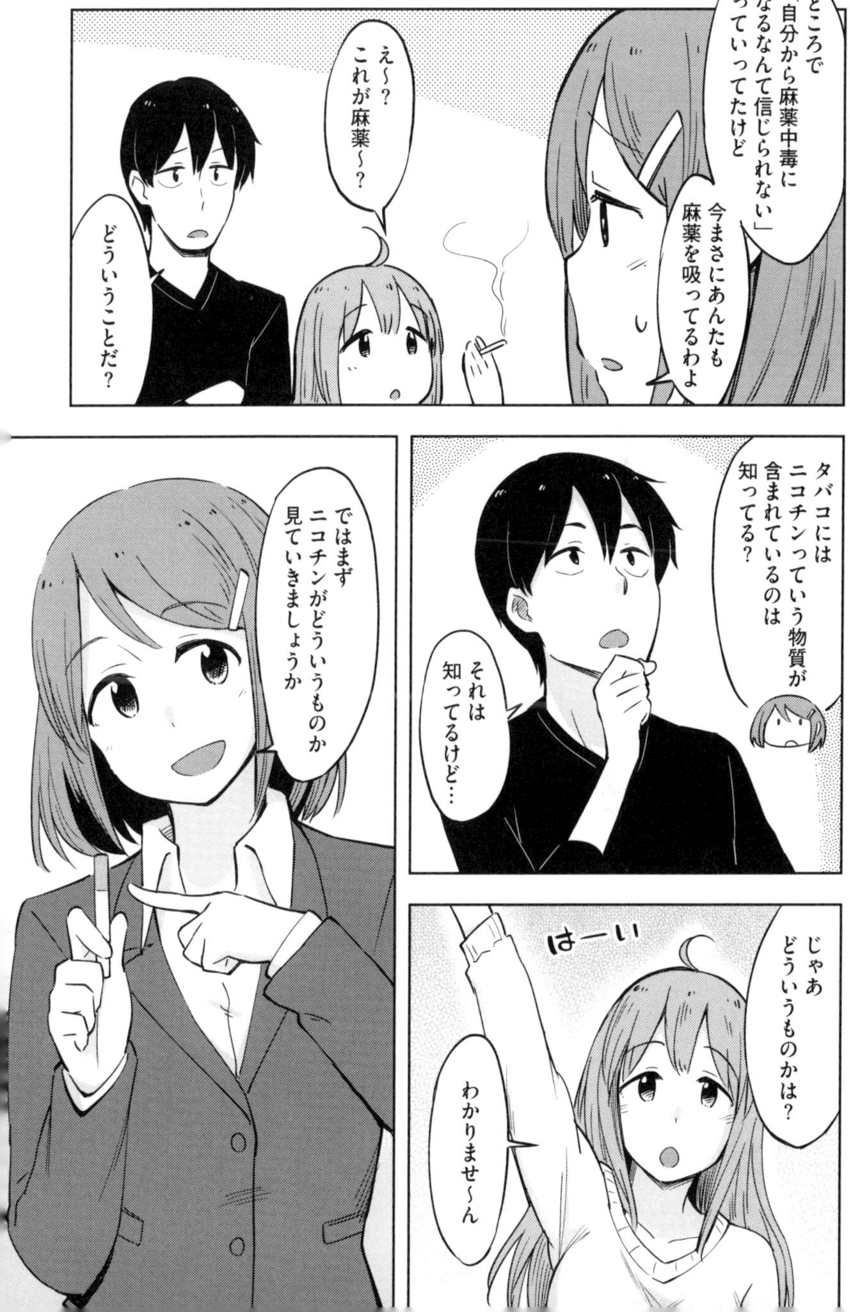
ところで「自分から麻薬中毒になるなんて信じられない」っていってたけど
今まさにあんたも麻薬を吸ってるわよ
え～？これが麻薬～？
どういうことだ？
タバコにはニコチンっていう物質が含まれているのは知ってる？
それは知ってるけど…
ではまずニコチンがどういうものか見ていきましょうか
じゃあどういうものかは？
はーい
わかりませ～ん

ニコチンってどんなもの?

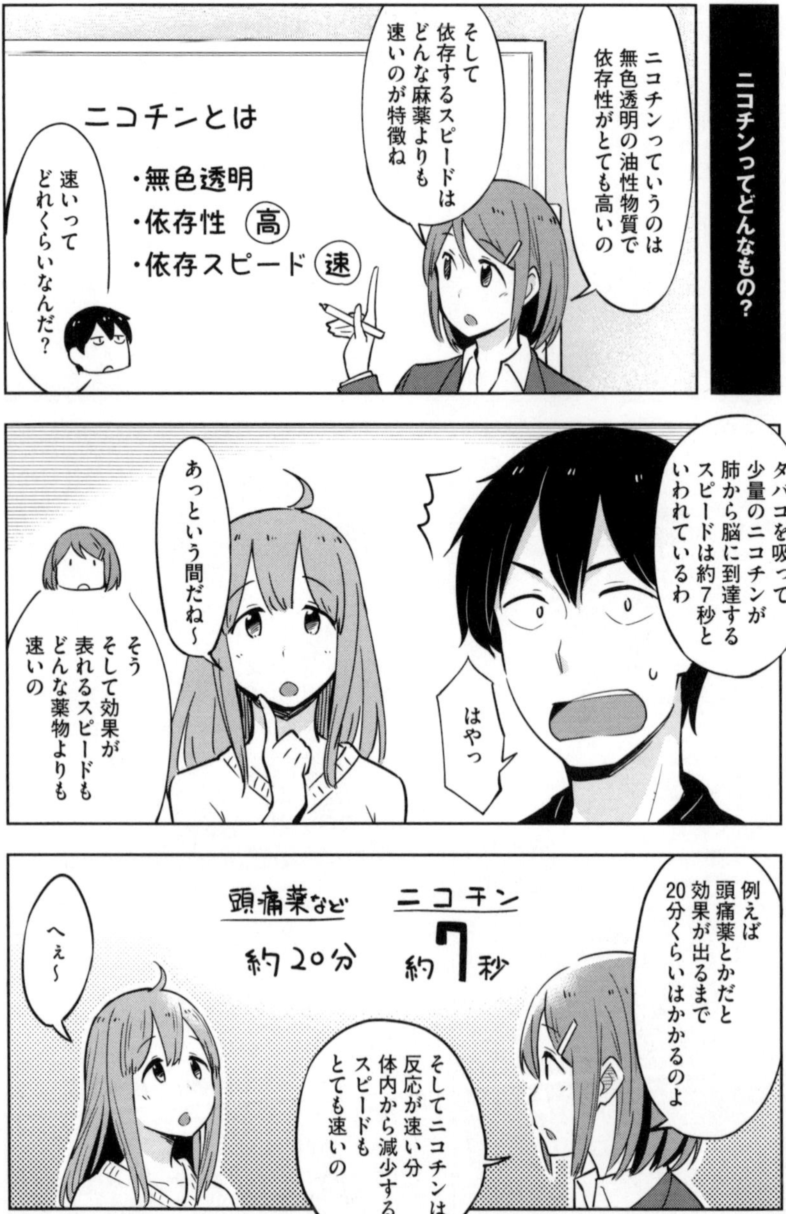
ニコチンっていうのは無色透明の油性物質で依存性がとても高いの
そして依存するスピードはどんな麻薬よりも速いのが特徴ね
ニコチンとは
・無色透明
・依存性 高
・依存スピード 速
速いってどれくらいなんだ?
タバコを吸って少量のニコチンが肺から脳に到達するスピードは約7秒といわれているわ
はやっ
あっという間だね〜
そうそして効果が表れるスピードもどんな薬物よりも速いの
例えば頭痛薬とかだと効果が出るまで20分くらいはかかるのよ
頭痛薬など
約20分
ニコチン
約7秒
そしてニコチンは反応が速い分体内から減少するスピードもとても速いの
へぇ〜

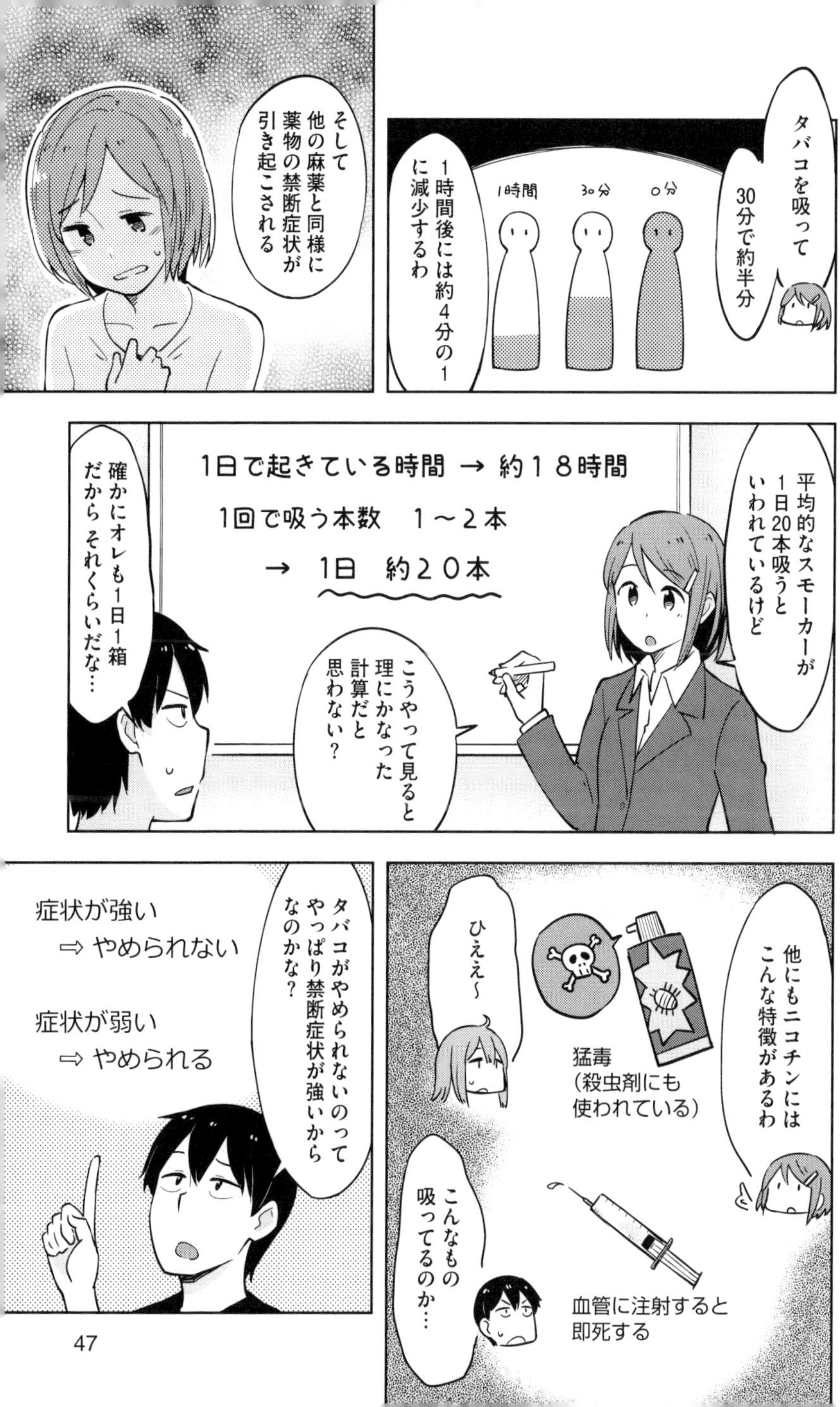
タバコを吸って 30分で約半分
0分
30分
1時間
1時間後には約4分の1に減少するわ
そして他の麻薬と同様に薬物の禁断症状が引き起こされる
平均的なスモーカーが1日20本吸うといわれているけど
1日で起きている時間 → 約18時間
1回で吸う本数　1～2本
→ 1日　約20本
こうやって見ると理にかなった計算だと思わない？
確かにオレも1日1箱だから それくらいだな…
他にもニコチンにはこんな特徴があるわ
猛毒
(殺虫剤にも使われている)
ひええ～
血管に注射すると即死する
こんなもの吸ってるのか…
タバコがやめられないのってやっぱり禁断症状が強いからなのかな？
症状が強い
⇨ やめられない
症状が弱い
⇨ やめられる

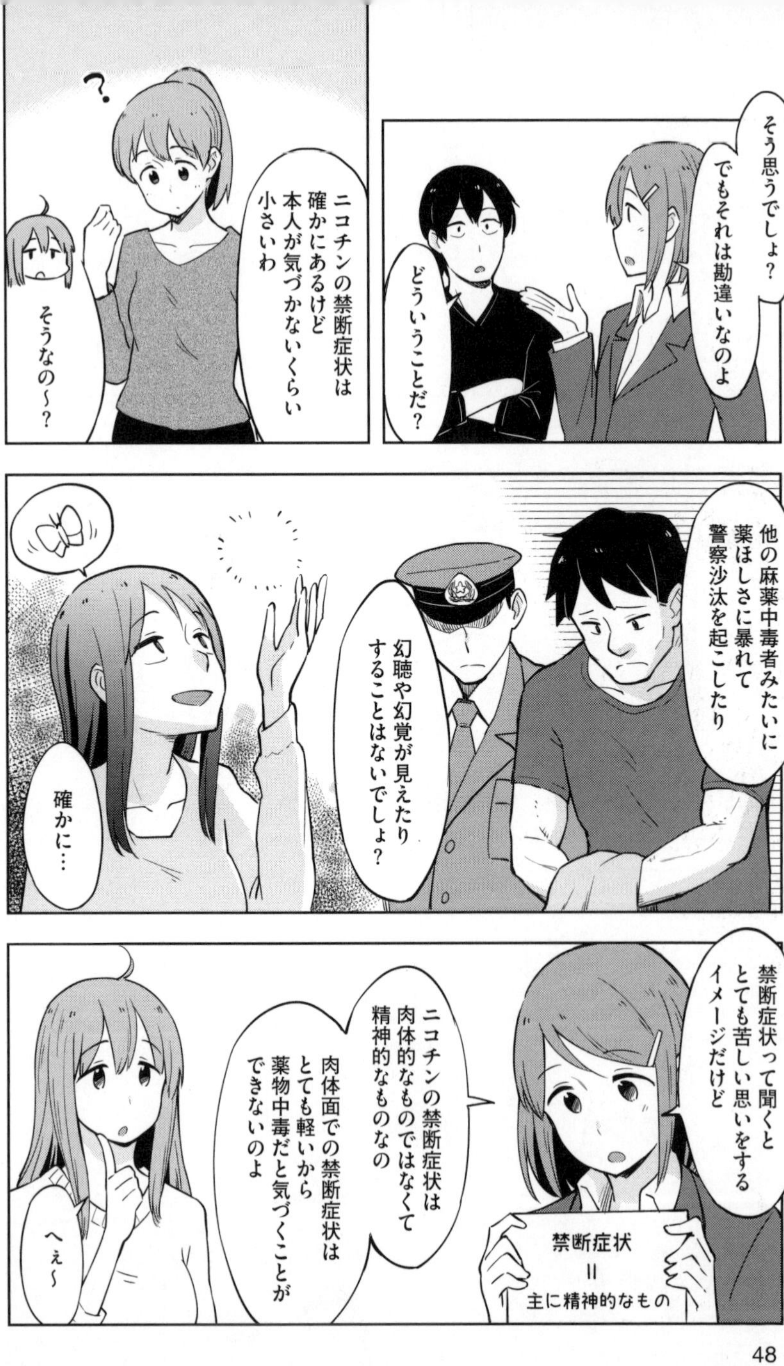
そう思うでしょ？
でもそれは勘違いなのよ
どういうことだ？
ニコチンの禁断症状は確かにあるけど本人が気づかないくらい小さいわ
？
そうなの～？
他の麻薬中毒者みたいに薬ほしさに暴れて警察沙汰を起こしたり
幻聴や幻覚が見えたりすることはないでしょ？
確かに…
禁断症状って聞くととても苦しい思いをするイメージだけど
ニコチンの禁断症状は肉体的なものではなくて精神的なものなの
禁断症状
＝
主に精神的なもの
肉体面での禁断症状はとても軽いから薬物中毒だと気づくことができないのよ
へぇ～

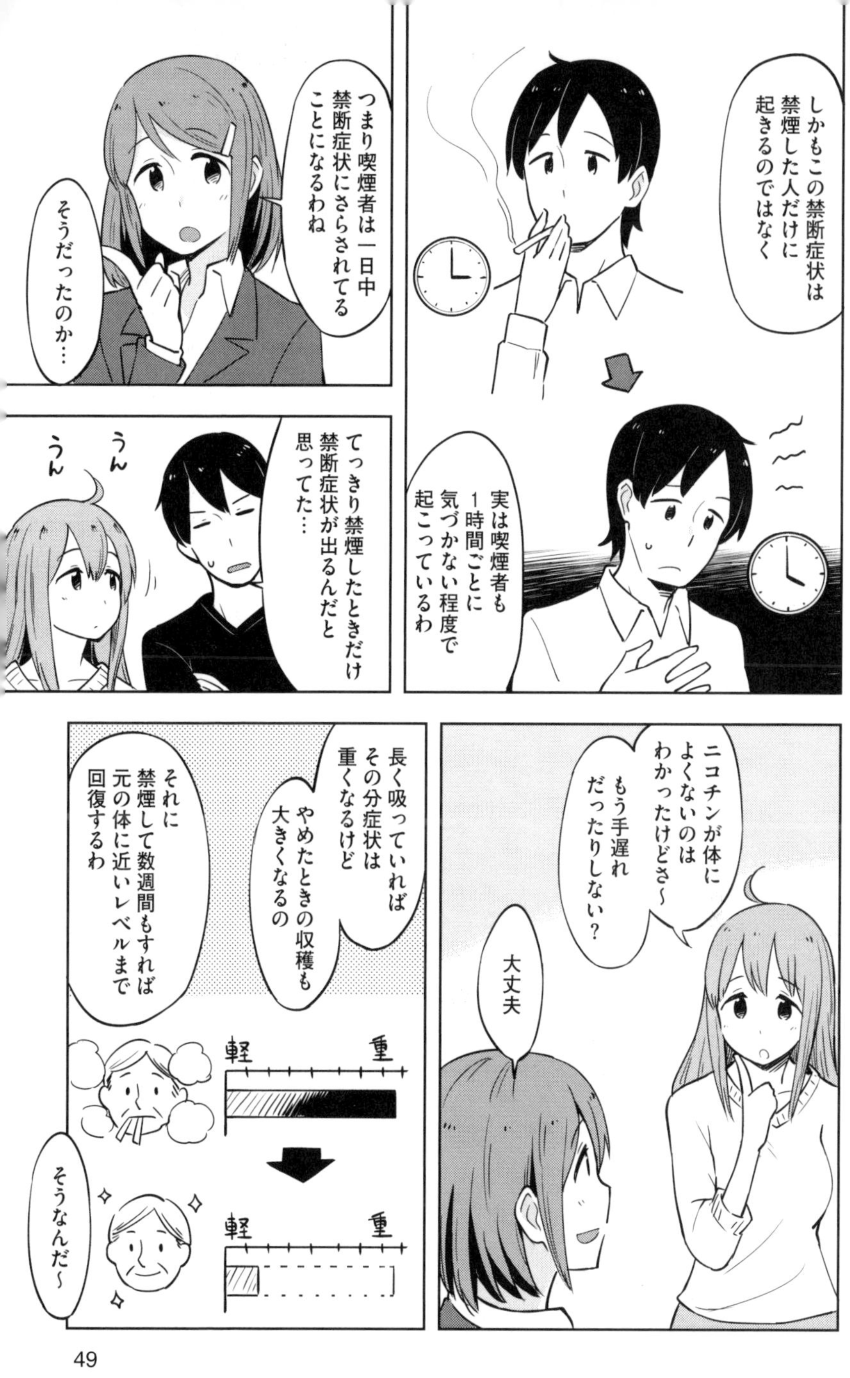
しかもこの禁断症状は禁煙した人だけに起きるのではなく
実は喫煙者も1時間ごとに気づかない程度で起こっているわ
つまり喫煙者は一日中禁断症状にさらされてることになるわね
そうだったのか…
てっきり禁煙したときだけ禁断症状が出るんだと思ってた…
うん うん
ニコチンが体によくないのはわかったけどさ～
もう手遅れだったりしない？
大丈夫
長く吸っていればその分症状は重くなるけど
やめたときの収穫も大きくなるの
それに禁煙して数週間もすれば元の体に近いレベルまで回復するわ
軽 重
軽 重
そうなんだ～

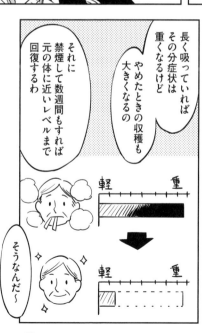

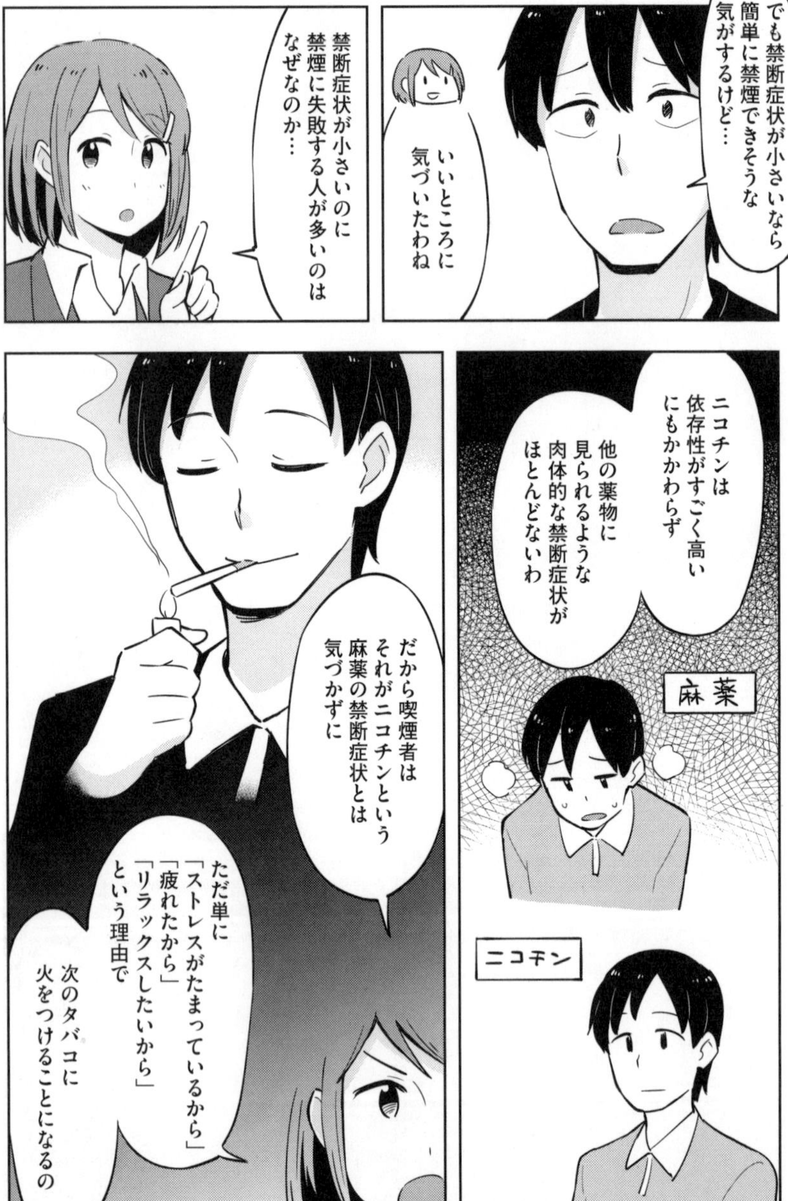
でも禁断症状が小さいなら簡単に禁煙できそうな気がするけど…
いいところに気づいたわね
禁断症状が小さいのに禁煙に失敗する人が多いのはなぜなのか…
ニコチンは依存性がすごく高いにもかかわらず
他の薬物に見られるような肉体的な禁断症状がほとんどないわ
麻薬
ニコチン
だから喫煙者はそれがニコチンという麻薬の禁断症状とは気づかずに
ただ単に「ストレスがたまっているから」「疲れたから」「リラックスしたいから」という理由で
次のタバコに火をつけることになるの

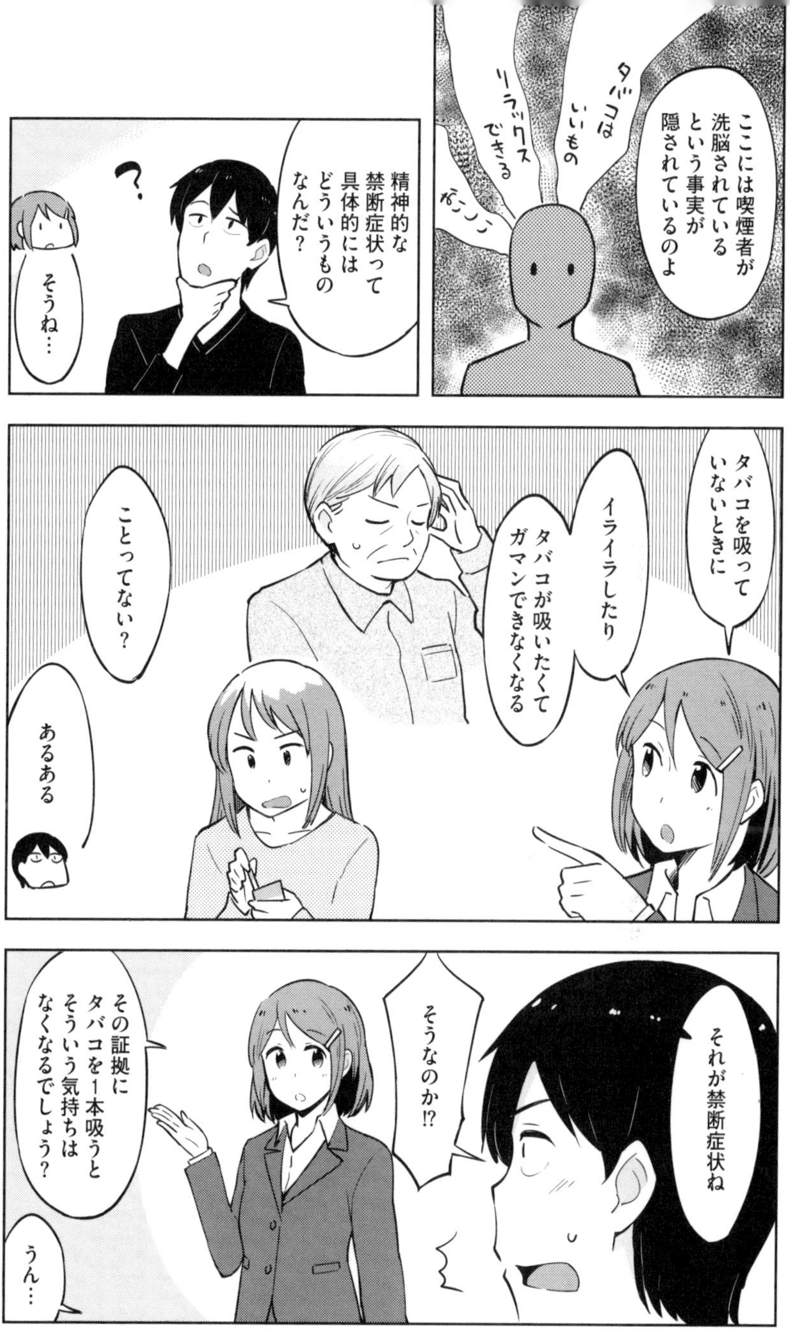
ここには喫煙者が洗脳されているという事実が隠されているのよ
タバコはいいもの
リラックスできる
精神的な禁断症状って具体的にはどういうものなんだ？
？
そうね…
タバコを吸っていないときに
イライラしたり
タバコが吸いたくてガマンできなくなる
ことってない？
あるある
それが禁断症状ね
そうなのか⁉
その証拠にタバコを1本吸うとそういう気持ちはなくなるでしょう？
うん…

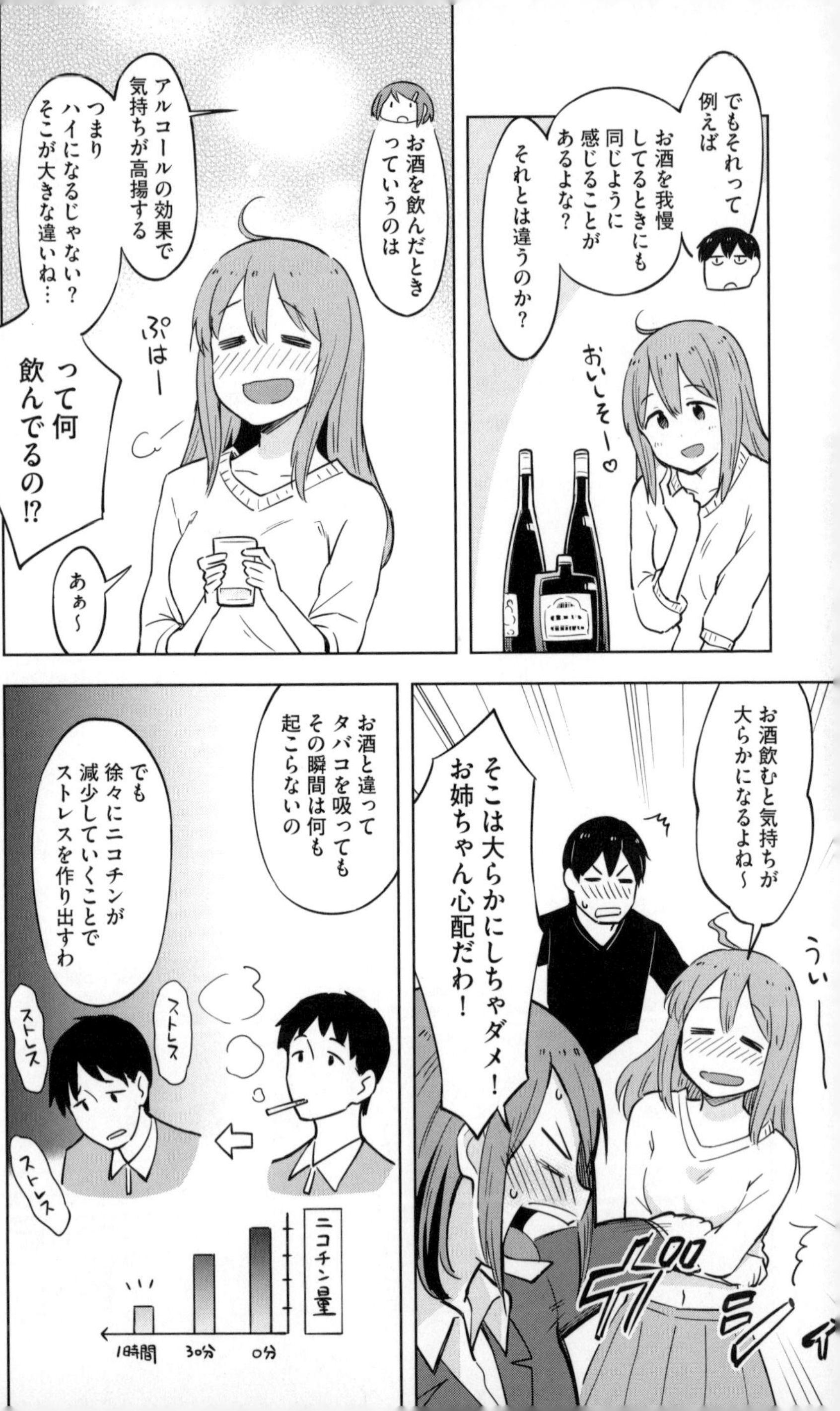
でもそれって例えば
お酒を我慢してるときにも同じように感じることがあるよな？
それとは違うのか？
おいしそー♡
お酒を飲んだときっていうのは
ぷはー
アルコールの効果で気持ちが高揚する
つまりハイになるじゃない？そこが大きな違いね…
って何飲んでるの!?
あぁ～
お酒飲むと気持ちが大らかになるよね～
うぃー
そこは大らかにしちゃダメ！お姉ちゃん心配だわ！
ギュッ
ミシッ
お酒と違ってタバコを吸ってもその瞬間は何も起こらないの
でも徐々にニコチンが減少していくことでストレスを作り出すわ
ストレス
ストレス
ストレス
ニコチン量
1時間
30分
0分

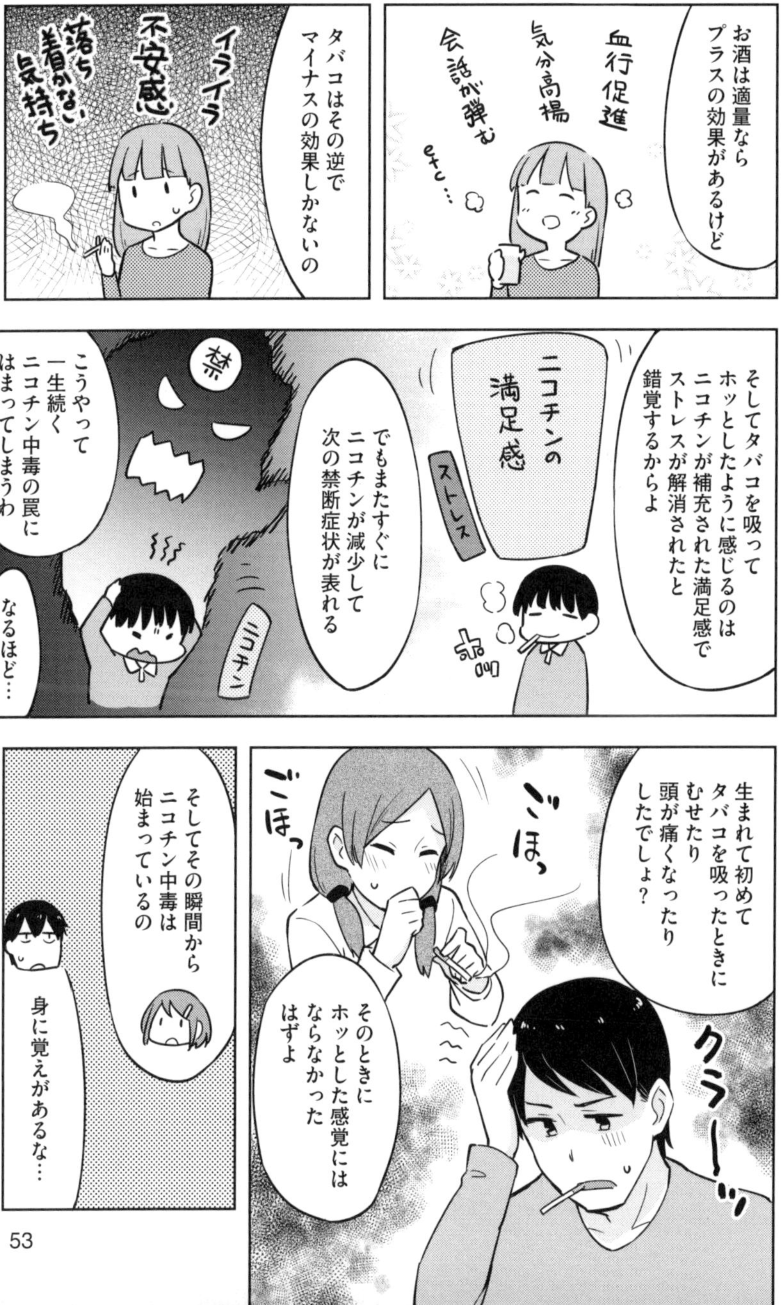
お酒は適量なら
プラスの効果があるけど
血行促進
気分高揚
会話が弾む
etc…
タバコはその逆で
マイナスの効果しかないの
イライラ
不安感
落ち着かない気持ち
そしてタバコを吸って
ホッとしたように感じるのは
ニコチンが補充された満足感で
ストレスが解消されたと
錯覚するからよ
ニコチンの満足感
ストレス
ホッ
でもまたすぐに
ニコチンが減少して
次の禁断症状が表れる
ニコチン
禁
こうやって
一生続く
ニコチン中毒の罠に
はまってしまうわ
なるほど…
生まれて初めて
タバコを吸ったときに
むせたり
頭が痛くなったり
したでしょ?
ごほっ
ごほっ
クラ～ッ
そのときに
ホッとした感覚には
ならなかった
はずよ
そしてその瞬間から
ニコチン中毒は
始まっているの
身に覚えがあるな…

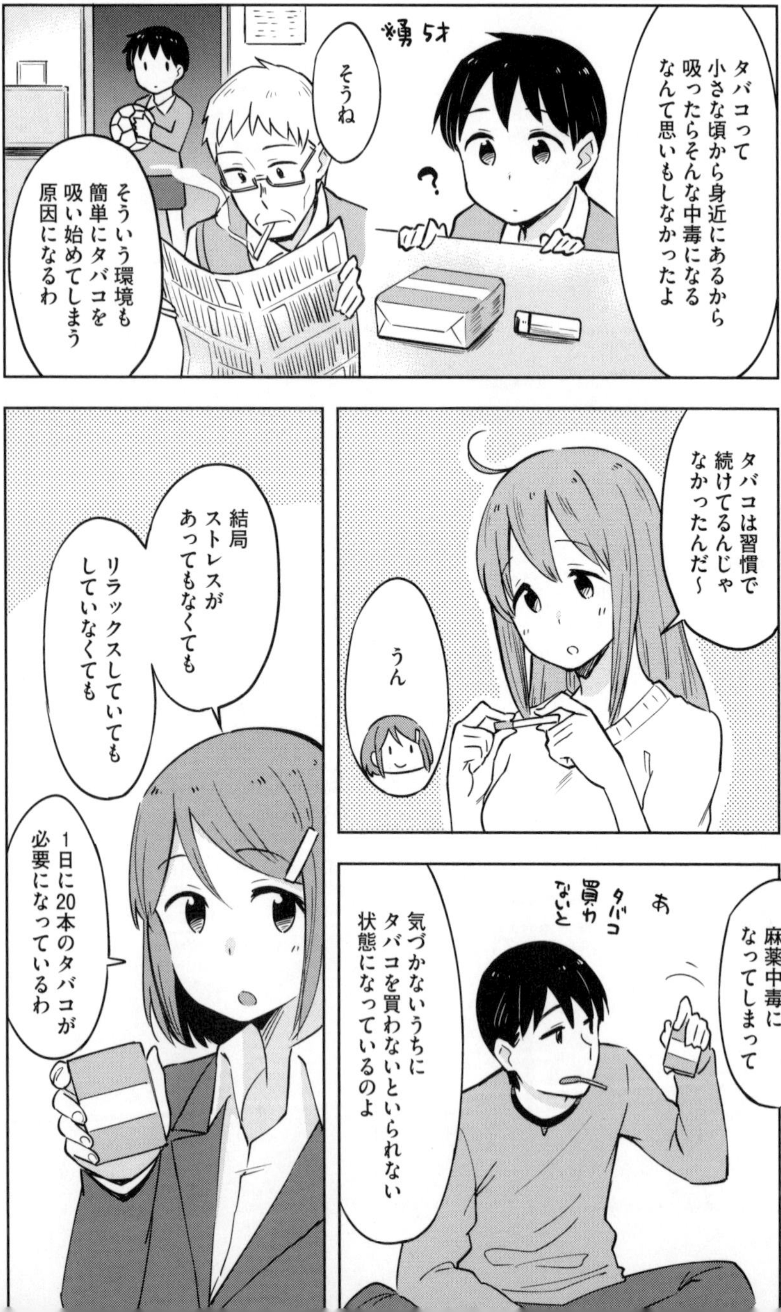
タバコって小さな頃から身近にあるから吸ったらそんな中毒になるなんて思いもしなかったよ
※勇 5才
そうね
そういう環境も簡単にタバコを吸い始めてしまう原因になるわ
タバコは習慣で続けてるんじゃなかったんだ～
うん
結局ストレスがあってもなくてもリラックスしていてもしていなくても
1日に20本のタバコが必要になっているわ
いつの間にか麻薬中毒になってしまって
あ
タバコ買わないと
気づかないうちにタバコを買わないといられない状態になっているのよ

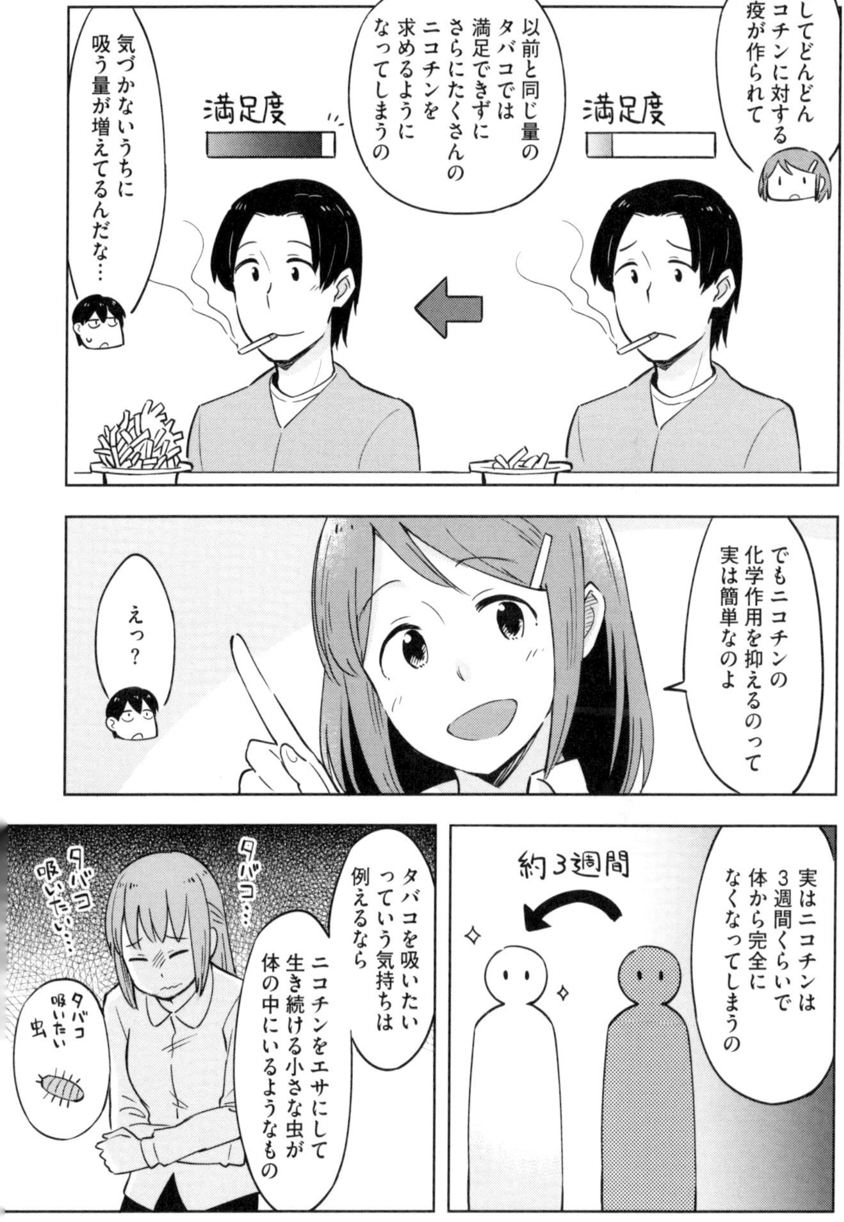
そしてどんどんニコチンに対する免疫が作られて
満足度
以前と同じ量のタバコでは満足できずにさらにたくさんのニコチンを求めるようになってしまうの
満足度
気づかないうちに吸う量が増えてるんだな…
でもニコチンの化学作用を抑えるのって実は簡単なのよ
えっ？
実はニコチンは3週間くらいで体から完全になくなってしまうの
約3週間
タバコを吸いたいっていう気持ちは例えるなら
ニコチンをエサにして生き続ける小さな虫が体の中にいるようなもの
タバコ…
タバコ吸いたい…
タバコ吸いたい虫

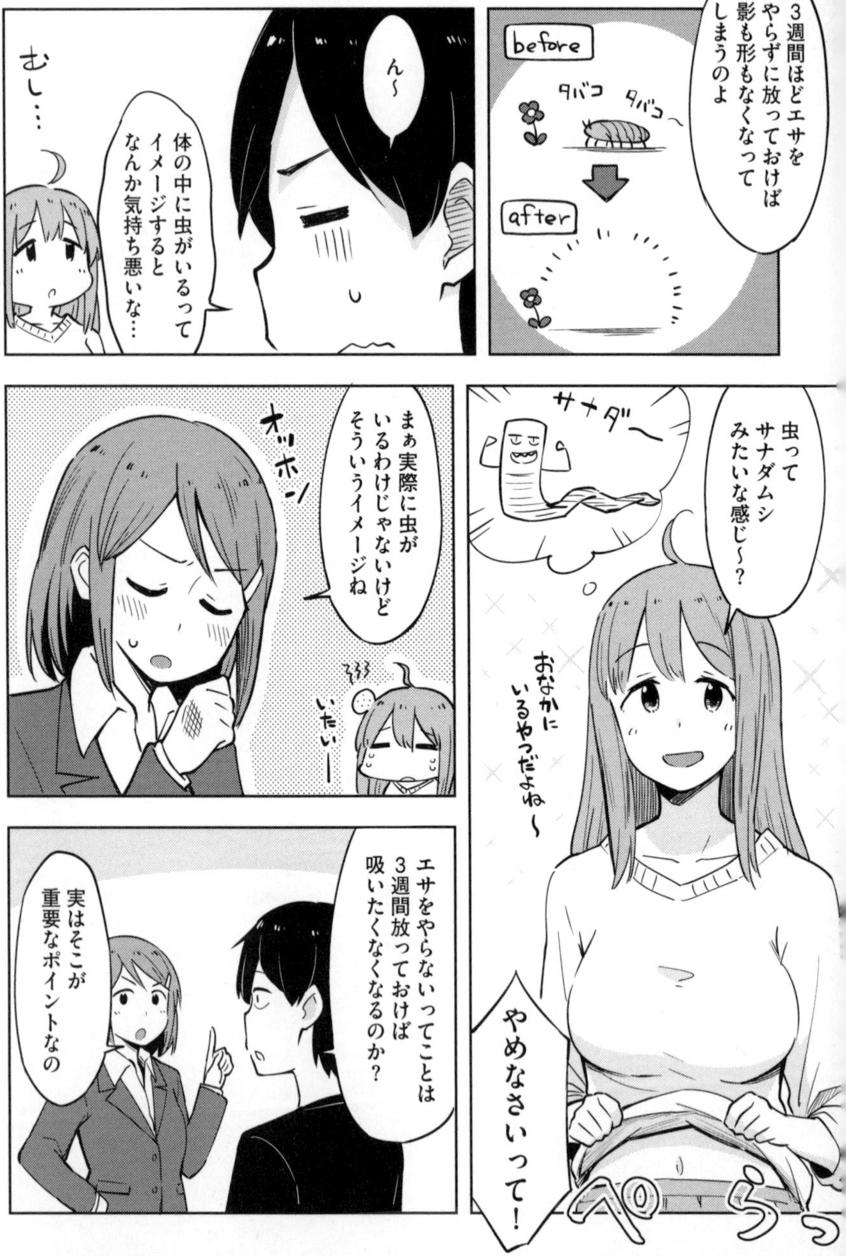

3週間ほどエサをやらずに放っておけば影も形もなくなってしまうのよ
before
タバコ
タバコ～
after
ん～
体の中に虫がいるってイメージするとなんか気持ち悪いな…
むし…
虫ってサナダムシみたいな感じ～？
サナダ～
おなかにいるやつだよね～
まぁ実際に虫がいるわけじゃないけどそういうイメージね
オッホン
いたい～
やめなさいって！
ぺらっ
エサをやらないってことは3週間放っておけば吸いたくなくなるのか？
実はそこが重要なポイントなの

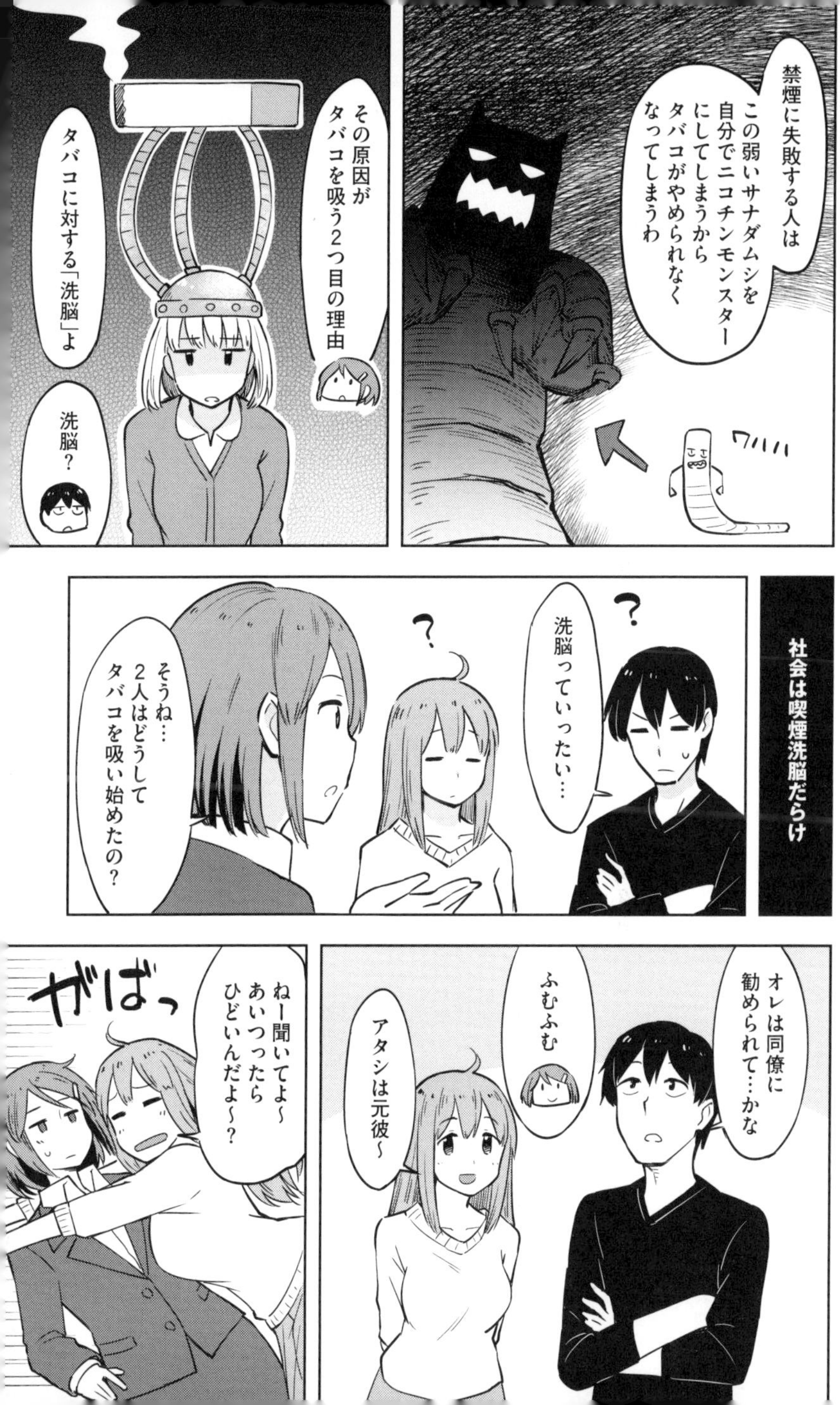

禁煙に失敗する人は
この弱いサナダムシを自分でニコチンモンスターにしてしまうからタバコがやめられなくなってしまうわ
ワハハ
その原因がタバコを吸う2つ目の理由
タバコに対する「洗脳」よ
洗脳？
社会は喫煙洗脳だらけ
洗脳っていったい…
そうね…2人はどうしてタバコを吸い始めたの？
オレは同僚に勧められて…かな
ふむふむ
アタシは元彼～
ねー聞いてよ～あいつったらひどいんだよ～？
がばっ

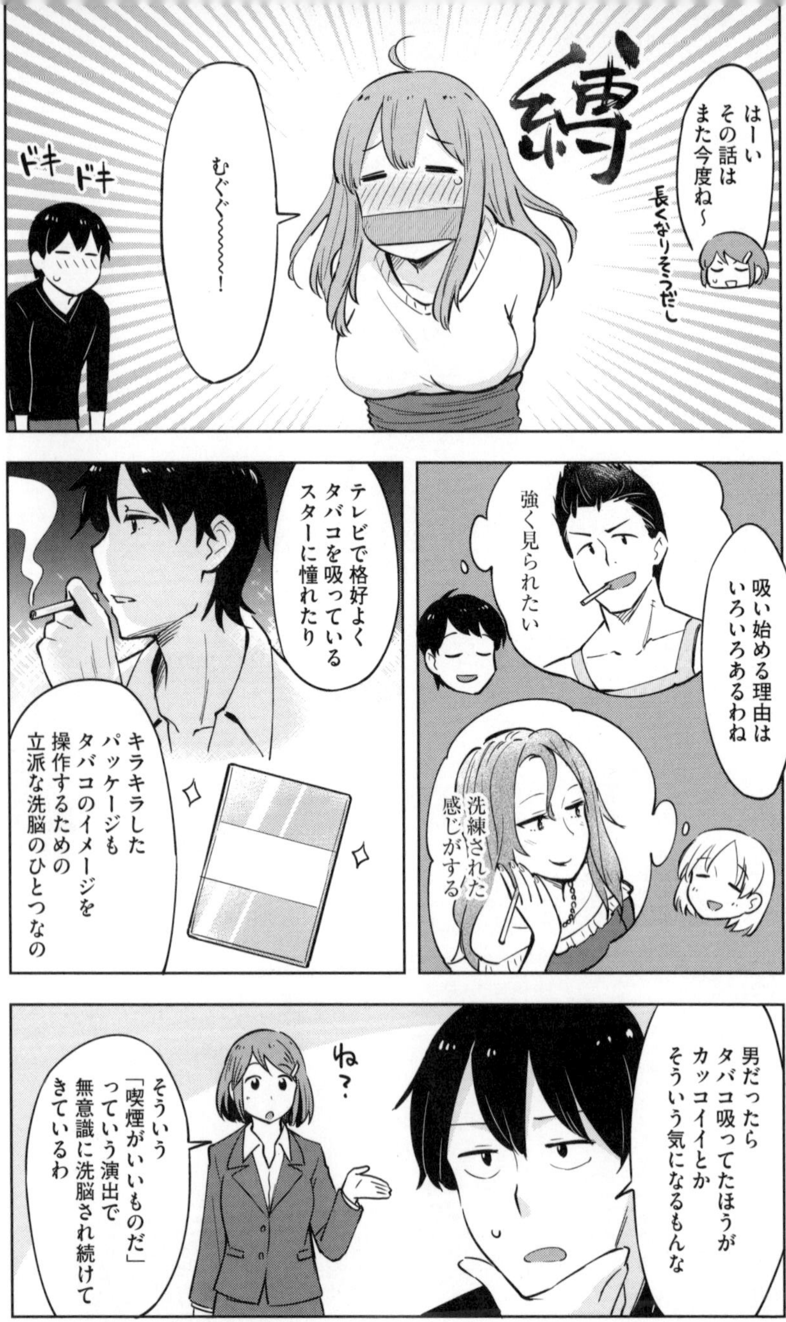

縛
はーい
その話は
また今度ね～
長くなりそうだし
むぐぐ～～～～！
ドキ ドキ
吸い始める理由は
いろいろあるわね
強く見られたい
洗練された
感じがする
テレビで格好よく
タバコを吸っている
スターに憧れたり
キラキラした
パッケージも
タバコのイメージを
操作するための
立派な洗脳のひとつなの
男だったら
タバコ吸ってたほうが
カッコイイとか
そういう気になるもんな
ね？
そういう
「喫煙がいいものだ」
っていう演出で
無意識に洗脳され続けて
きているわ

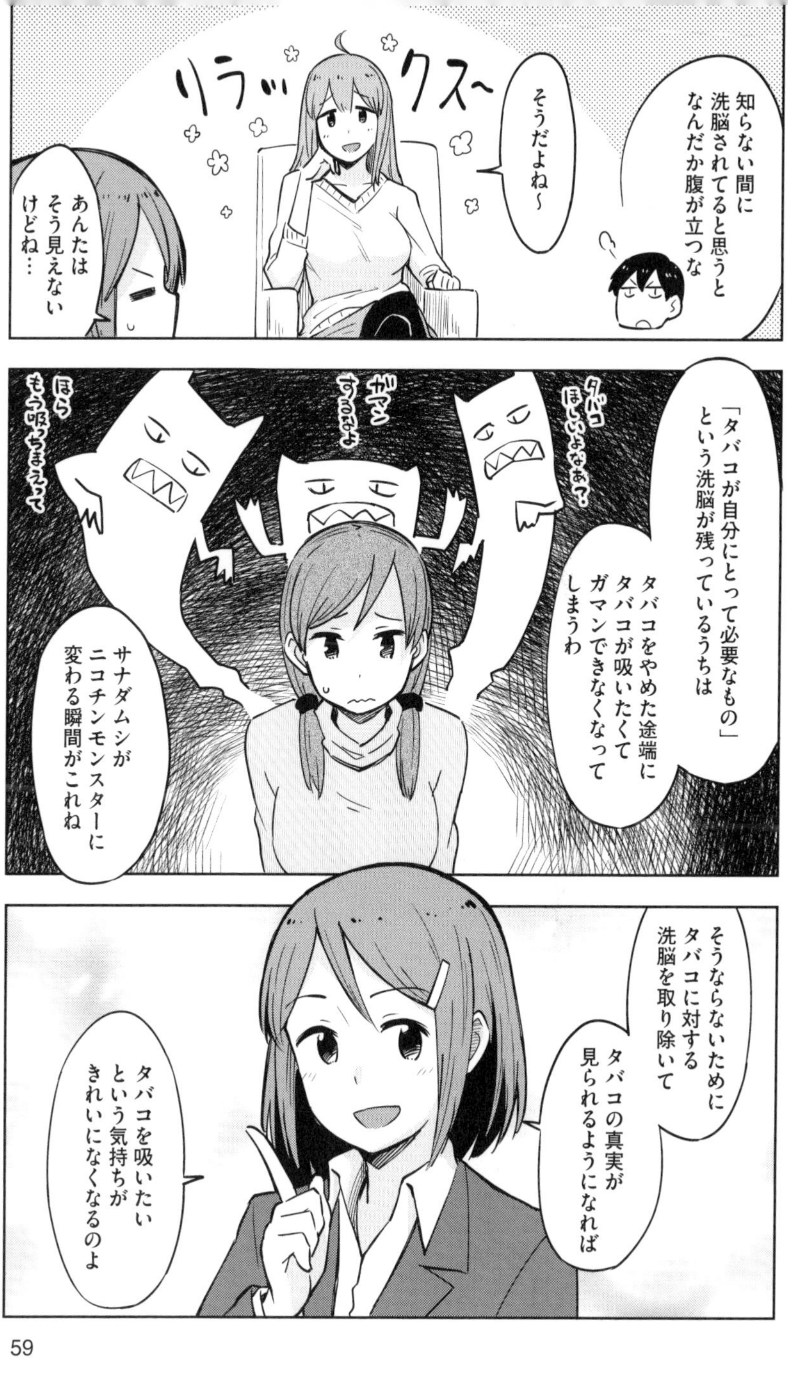
知らない間に洗脳されてると思うとなんだか腹が立つな
そうだよね～
リラックス～
あんたはそう見えないけどね…
「タバコが自分にとって必要なもの」という洗脳が残っているうちは
タバコをやめた途端にタバコが吸いたくてガマンできなくなってしまうわ
タバコほしいよなあ？
ガマンするなよ
ほらもう吸っちまえって
サナダムシがニコチンモンスターに変わる瞬間がこれね
そうならないためにタバコに対する洗脳を取り除いて
タバコの真実が見られるようになれば
タバコを吸いたいという気持ちがきれいになくなるのよ

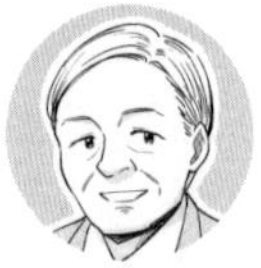

あなたがはまったタバコの罠

タバコの罠

「あなたはどうしてタバコを吸っているのですか？」これは、私のセラピーでも必ずする質問です。この問いかけに対して、「タバコを吸うとリラックスできるから」「ストレス解消のため」などと答える人は少なくありません。けれどもそれは大きな間違いです。喫煙者は知らず知らずのうちに、タバコの罠にはまっているのです。その罠は、あなたがいつまでもタバコを吸い続けるように仕向けます。あなたは、タバコと縁を切らない限りその罠から抜け出すことはできません。

　これらの罠から抜け出すには、あなたが囚われてしまった罠に隠されたからくりをしっかりと見極めることが重要です。では、少しずつそのからくりを解き明かしていきましょう。

○ニコチンの特徴

禁煙を妨げる諸悪の根源は、ニコチンです。タバコにはニコチンが含まれていることは周知の事実で、このニコチンには依存性があることも多くの人が知っているはずです。しかし、その依存性がどれほどのものかについては、「実はよく知らない」という人もいるのではないでしょうか。あるいは、ニコチンの正体を知ってしまったがゆえに、「自分はすでにニコチン中毒だから、禁煙は無理」と思っている人もいるかもしれません。

けれども、あきらめる必要はありません。その思い込みをいったん捨てて、もう一度おさらいしてみましょう。ニコチンの正体を知れば、自分がどうしてタバコをやめられないのか、またそれとは逆にどうすればタバコをやめられるのかが理解できるはずです。

・ニコチンの依存性

ニコチンは依存性が極めて高く、たった1本のタバコでも中毒になるほどです。薬物は、体内に投与されてからその効果が表れるまでの時間が短ければ短いほど、依存性も高いということがわかっています。あなたがタバコの煙を一服吸い込むたびにニコチンが肺から脳に少しずつ運ばれます。そのスピードは約7秒と速く、それはなんと、血管に注入されたヘロインにも勝るほどです。

・ニコチンの減少スピードと禁断症状

体内から減少するスピードも速いのがニコチンの特徴です。血液中のニコチン量は喫煙の30分後には約2分の1まで減り、1時間後には約4分の1まで減少します。そのため、ある程度の時間がたつと気づかない程度ながらも禁断症状が引き起こされ、また次のタバコが吸いたくなるのです。

タバコの禁断症状は、ちょうどお腹が空いたときに食べ物を求める感覚に似ています。そう、体がニコチンを求めると落ち着きを失ってそわそわするあの感覚です。薬物中毒者が禁断症状を引き起こし、次の薬物を懇願して取り乱している姿を想像してください。生まれてから一度も薬物を摂取したことがない人が、このような状況に陥ることはありません。それと同様に、生まれてから一度もタバコを吸ったことがない人は、タバコが吸いたくてそわそわすることなど絶対にないのです。タバコを吸ったときにほっとしたり、リラックスして、集中力が戻ったように感じられるのは、その前の段階に原因があります。喫煙者は、イライラして落ち着かない、無性にタバコが吸いたくなる状態を自ら作り出しているのです。

幸い、ニコチンは、依存性は高いにもかかわらず、やめるのが簡単です。ただし、やめるためには、まず自分がニコチン中毒であることを認めなければなりません。

・ニコチンが引き起こす勘違い

喫煙により欠乏したニコチンが補充されると「タバコが吸いたい」という欲求は一時的に満たされます。ところがここでまた、さらなる勘違いが起こります。今まで無意識のうちにインプットされ続けていた「タバコを吸うとリラックスする、ほっとする」という間違った情報が、あなたの中で確固たる事実になってしまうのです。そこが、ニコチンの恐ろしさなのですが、喫煙者はそれに気づいていません。こうしてタバコを吸う行為が至福の喜びであるかのように思い込まされるわけです。

一度このサイクルにはまってしまうと、なかなか抜け出すことができません。しかも喫煙を繰り返しているうちに、同量のニコチンでは満足できなくなってしまいます。より多量のニコチンを摂取するために、タバコの本数が次第に増えていくのです。

喫煙の実態とニコチンによる洗脳

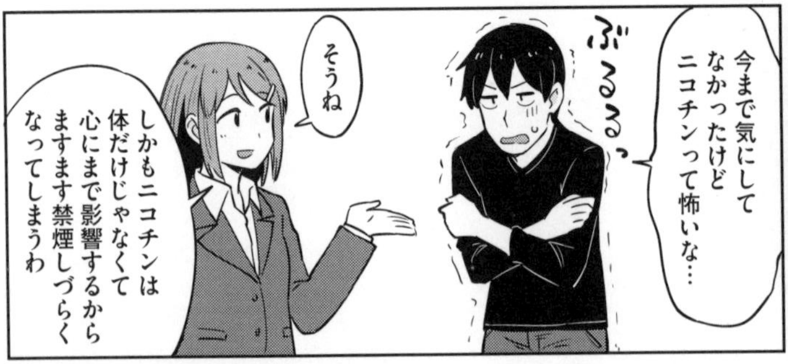
今まで気にしてなかったけどニコチンって怖いな…
ぶるるっ
そうね
しかもニコチンは体だけじゃなくて心にまで影響するからますます禁煙しづらくなってしまうわ

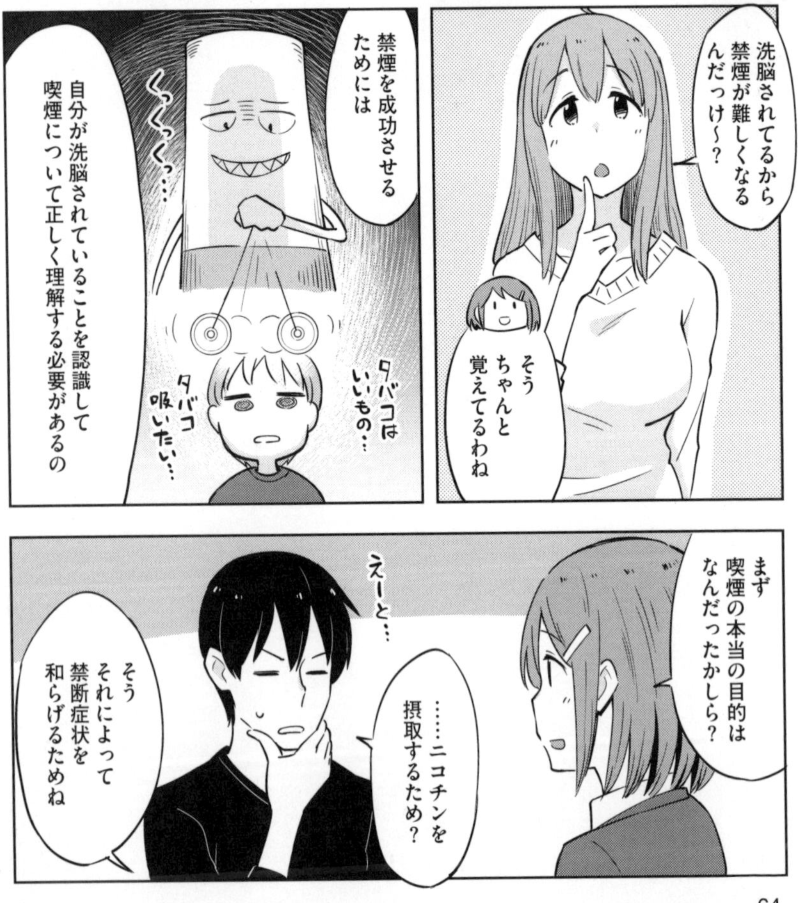
洗脳されてるから禁煙が難しくなるんだっけ〜？
そうちゃんと覚えてるわね
禁煙を成功させるためには
くっくっ…
自分が洗脳されていることを認識して喫煙について正しく理解する必要があるの
タバコはいいもの…
タバコ吸いたい…
まず喫煙の本当の目的はなんだったかしら？
えーと…
……ニコチンを摂取するため？
そうそれによって禁断症状を和らげるためね

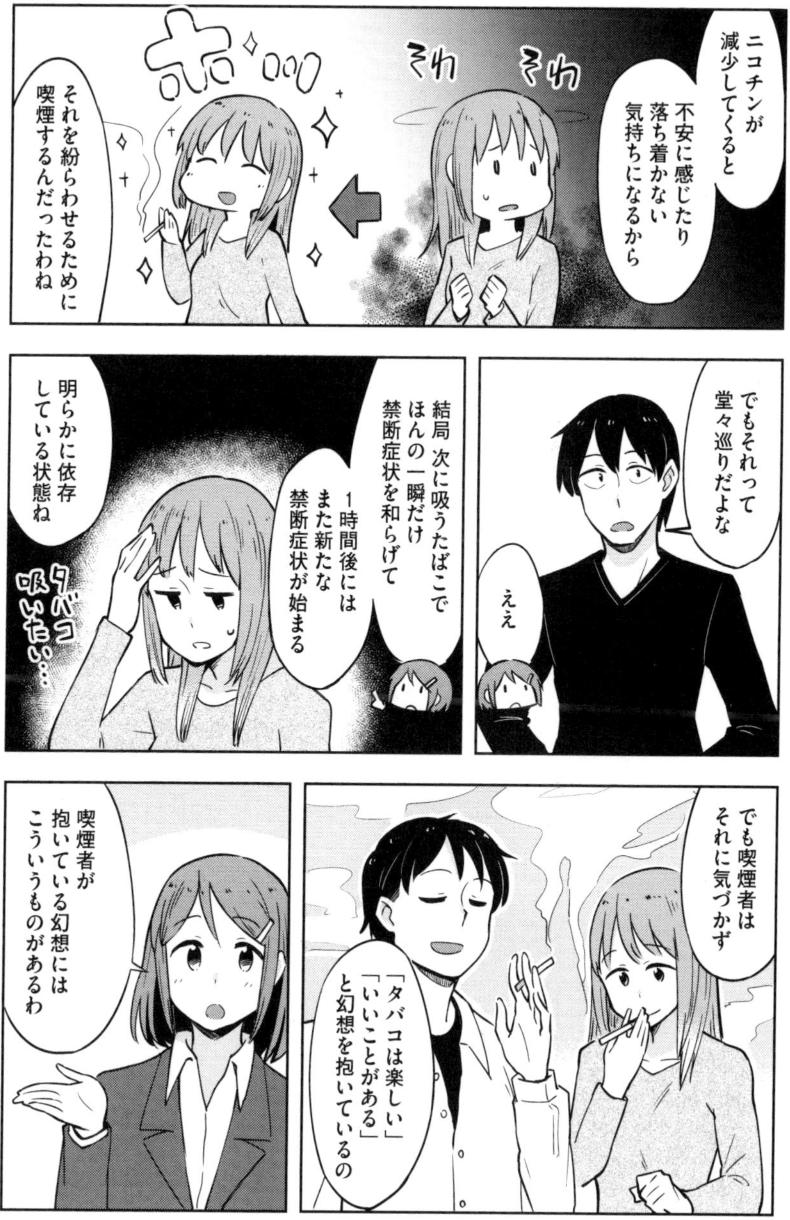
ニコチンが減少してくると
不安に感じたり落ち着かない気持ちになるから
ソワ ソワ
それを紛らわせるために喫煙するんだったわね
でもそれって堂々巡りだよな
ええ
結局 次に吸うたばこでほんの一瞬だけ禁断症状を和らげて
1時間後にはまた新たな禁断症状が始まる
明らかに依存している状態ね
タバコ吸いたい…
でも喫煙者はそれに気づかず
「タバコは楽しい」「いいことがある」と幻想を抱いているの
喫煙者が抱いている幻想にはこういうものがあるわ

喫煙に対する様々な幻想

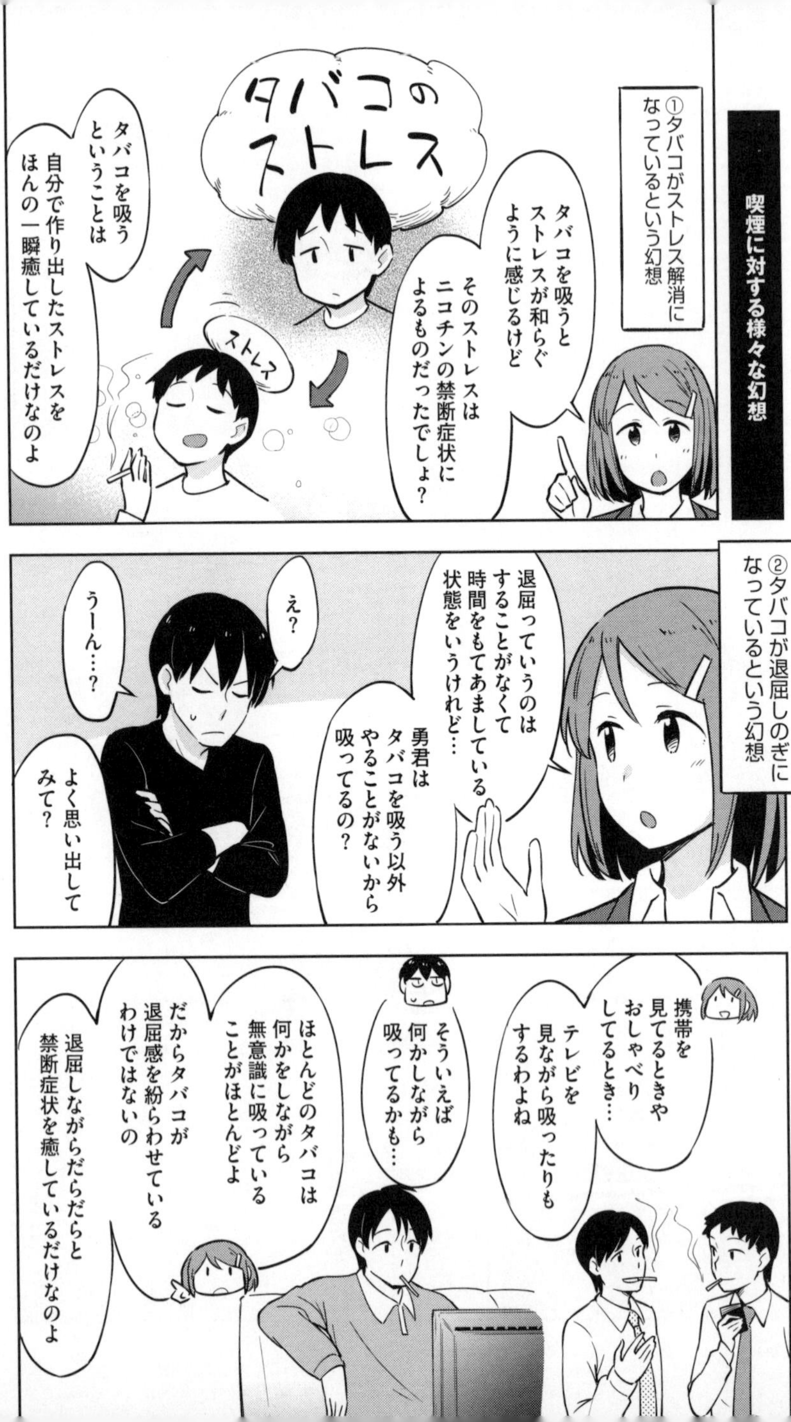
①タバコがストレス解消になっているという幻想
タバコを吸うとストレスが和らぐように感じるけど
そのストレスはニコチンの禁断症状によるものだったでしょ？
タバコのストレス
ストレス
タバコを吸うということは
自分で作り出したストレスをほんの一瞬癒しているだけなのよ
②タバコが退屈しのぎになっているという幻想
退屈っていうのはすることがなくて時間をもてあましている状態をいうけれど…
勇君はタバコを吸う以外やることがないから吸ってるの？
え？
うーん…？
よく思い出してみて？
携帯を見てるときやおしゃべりしてるとき…
テレビを見ながら吸ったりもするわよね
そういえば何かしながら吸ってるかも…
ほとんどのタバコは何かをしながら無意識に吸っていることがほとんどよ
だからタバコが退屈感を紛らわせているわけではないの
退屈しながらだらだらと禁断症状を癒しているだけなのよ

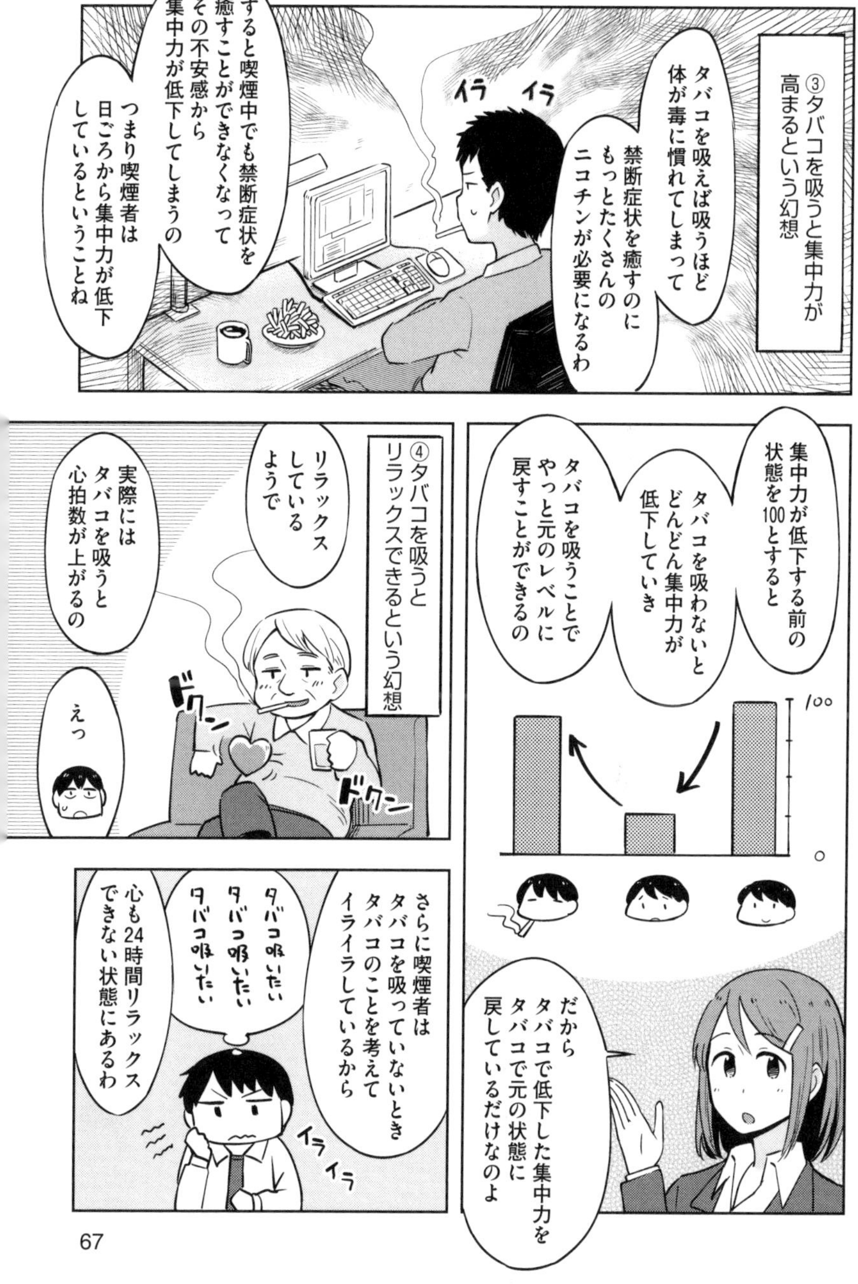
③タバコを吸うと集中力が高まるという幻想
タバコを吸えば吸うほど体が毒に慣れてしまって
禁断症状を癒すのにもっとたくさんのニコチンが必要になるわ
イラ イラ
すると喫煙中でも禁断症状を癒すことができなくなってその不安感から集中力が低下してしまうの
つまり喫煙者は日ごろから集中力が低下しているということね
集中力が低下する前の状態を100とすると
タバコを吸わないとどんどん集中力が低下していき
タバコを吸うことでやっと元のレベルに戻すことができるの
100
0
だからタバコで低下した集中力をタバコで元の状態に戻しているだけなのよ
④タバコを吸うとリラックスできるという幻想
リラックスしているようで
ドクン
ドクン
実際にはタバコを吸うと心拍数が上がるの
えっ
さらに喫煙者はタバコを吸っていないときタバコのことを考えてイライラしているから
タバコ吸いたい
タバコ吸いたい
タバコ吸いたい
心も24時間リラックスできない状態にあるわ
イラ イラ

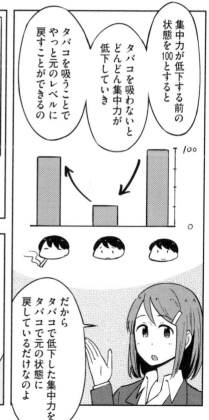

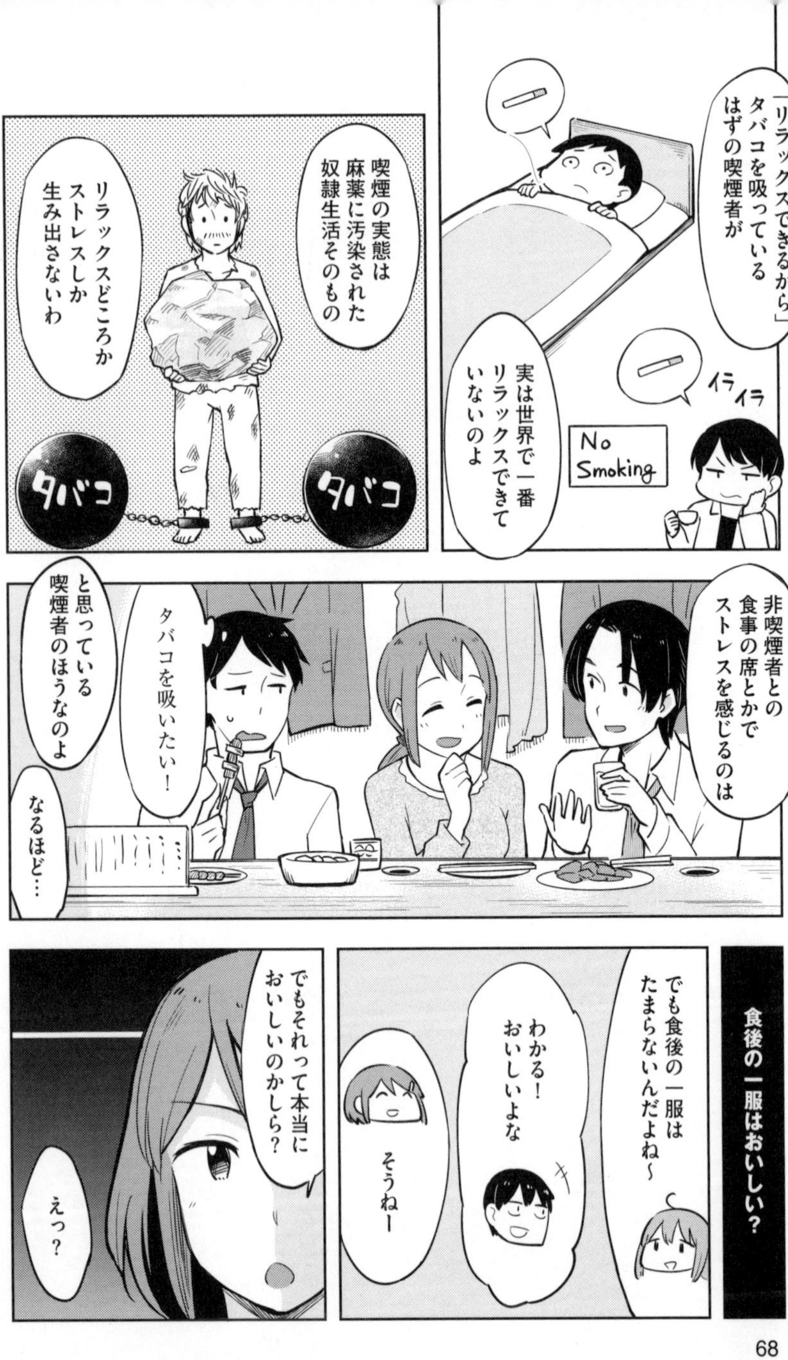

「リラックスできるから」タバコを吸っているはずの喫煙者が
実は世界で一番リラックスできていないのよ
イライラ
No Smoking
喫煙の実態は麻薬に汚染された奴隷生活そのもの
リラックスどころかストレスしか生み出さないわ
タバコ
タバコ
非喫煙者との食事の席とかでストレスを感じるのは
タバコを吸いたい！
と思っている喫煙者のほうなのよ
なるほど…
食後の一服はおいしい？
でも食後の一服はたまらないんだよね～
わかる！おいしいよな
そうねー
でもそれって本当においしいのかしら？
えっ？

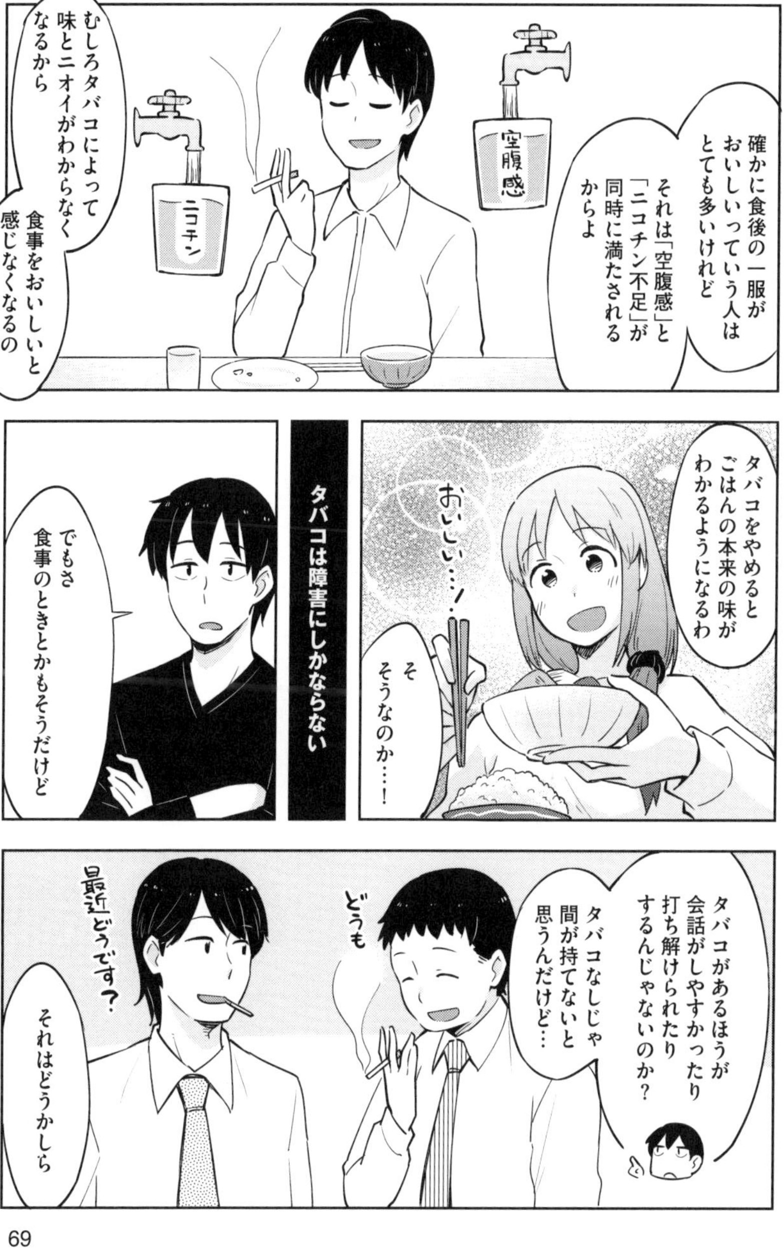
確かに食後の一服がおいしいっていう人はとても多いけれど
それは「空腹感」と「ニコチン不足」が同時に満たされるからよ
空腹感
ニコチン
むしろタバコによって味とニオイがわからなくなるから
食事をおいしいと感じなくなるの
タバコをやめるとごはんの本来の味がわかるようになるわ
おいしい…!
そ
そうなのか…!
タバコは障害にしかならない
でもさ
食事のときとかもそうだけど
タバコがあるほうが会話がしやすかったり打ち解けられたりするんじゃないのか?
タバコなしじゃ間が持てないと思うんだけど…
どうも
最近どうです?
それはどうかしら

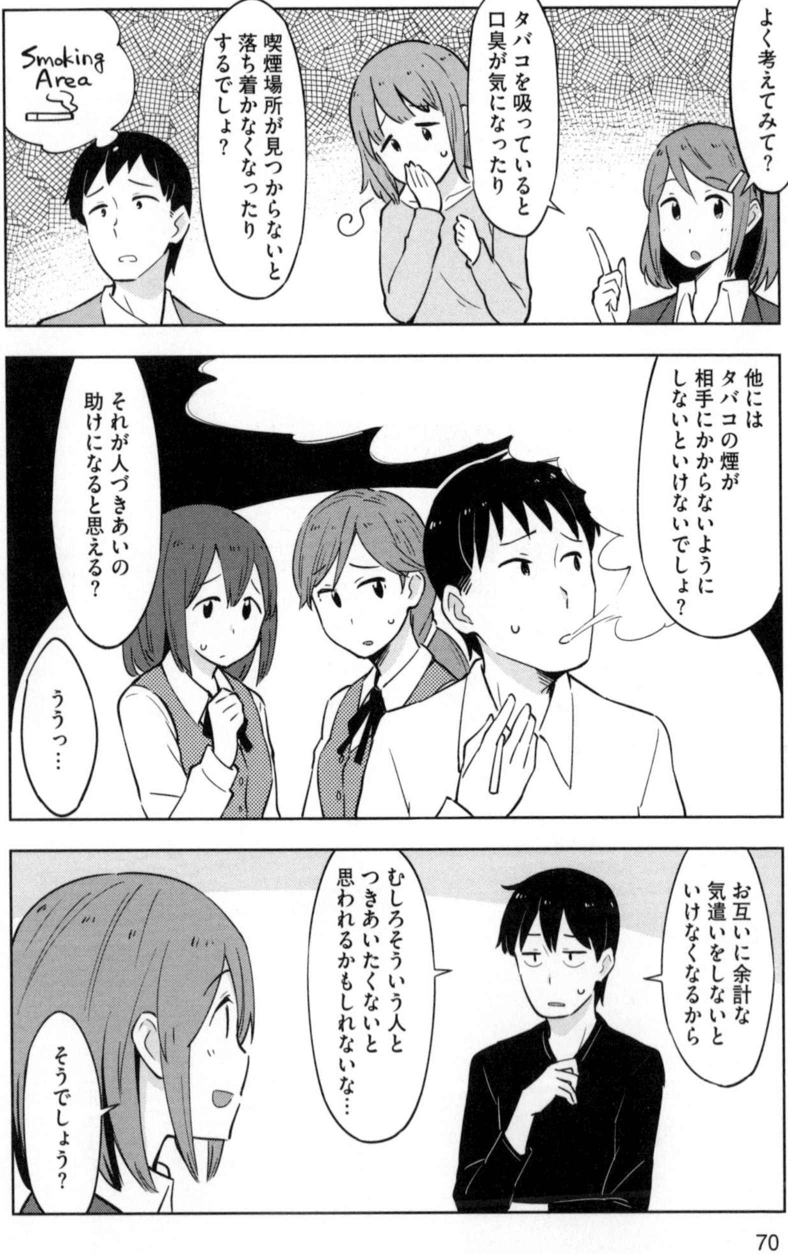
よく考えてみて？
タバコを吸っていると口臭が気になったり
喫煙場所が見つからないと落ち着かなくなったりするでしょ？
Smoking Area
他にはタバコの煙が相手にかからないようにしないといけないでしょ？
それが人づきあいの助けになると思える？
ううっ…
お互いに余計な気遣いをしないといけなくなるから
むしろそういう人とつきあいたくないと思われるかもしれないな…
そうでしょう？

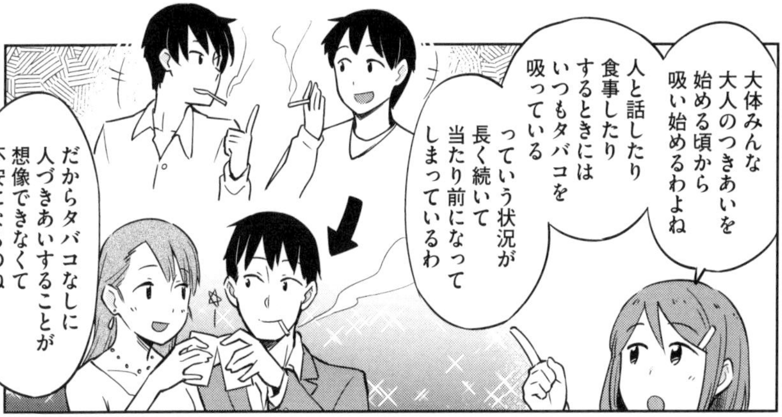
大体みんな
大人のつきあいを
始める頃から
吸い始めるわよね
人と話したり
食事したり
するときには
いつもタバコを
吸っている
っていう状況が
長く続いて
当たり前になって
しまっているわ
だからタバコなしに
人づきあいすることが
想像できなくて
不安になるのね

禁煙から得られるもの

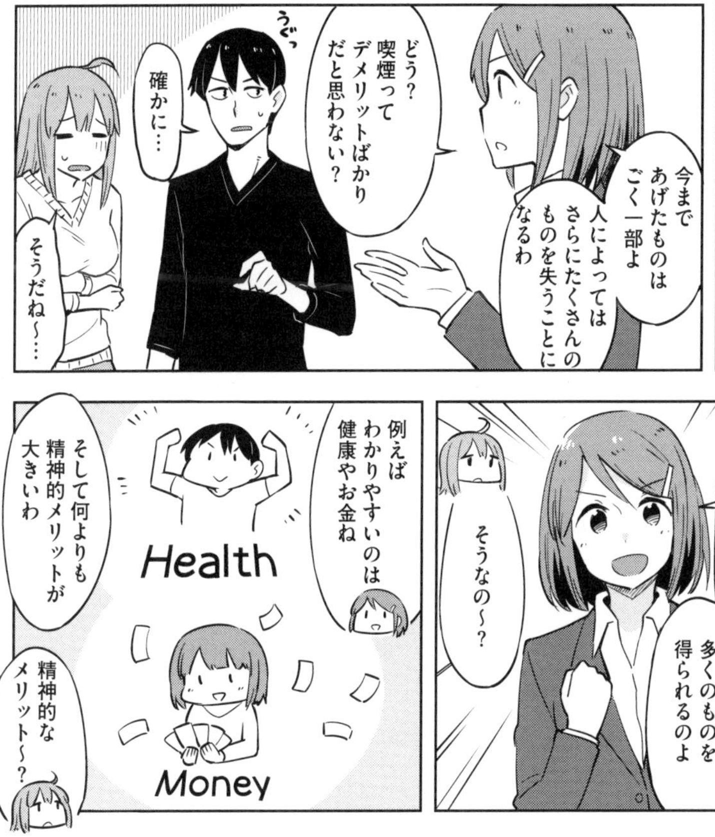
今まで
あげたものは
ごく一部よ
人によっては
さらにたくさんの
ものを失うことに
なるわ
どう？
喫煙って
デメリットばかり
だと思わない？
うぐっ
確かに…
そうだね～…
でも心配しないで
逆に禁煙すれば
多くのものを
得られるのよ
そうなの～？
例えば
わかりやすいのは
健康やお金ね
Health
Money
そして何よりも
精神的メリットが
大きいわ
精神的な
メリット～？

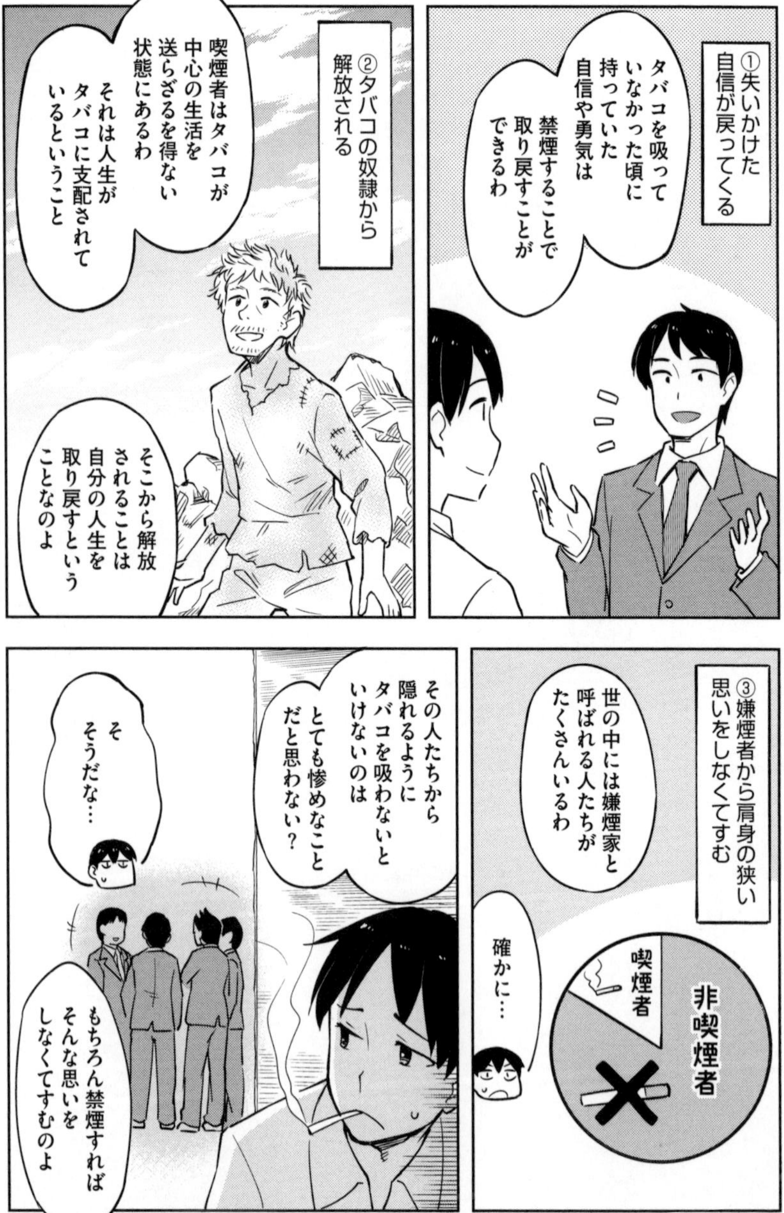

①失いかけた自信が戻ってくる
タバコを吸っていなかった頃に持っていた自信や勇気は
禁煙することで取り戻すことができるわ
②タバコの奴隷から解放される
喫煙者はタバコが中心の生活を送らざるを得ない状態にあるわ
それは人生がタバコに支配されているということ
そこから解放されることは自分の人生を取り戻すということなのよ
③嫌煙者から肩身の狭い思いをしなくてすむ
世の中には嫌煙家と呼ばれる人たちがたくさんいるわ
喫煙者
非喫煙者
確かに…
その人たちから隠れるようにタバコを吸わないといけないのは
とても惨めなことだと思わない？
そ
そうだな…
もちろん禁煙すればそんな思いをしなくてすむのよ

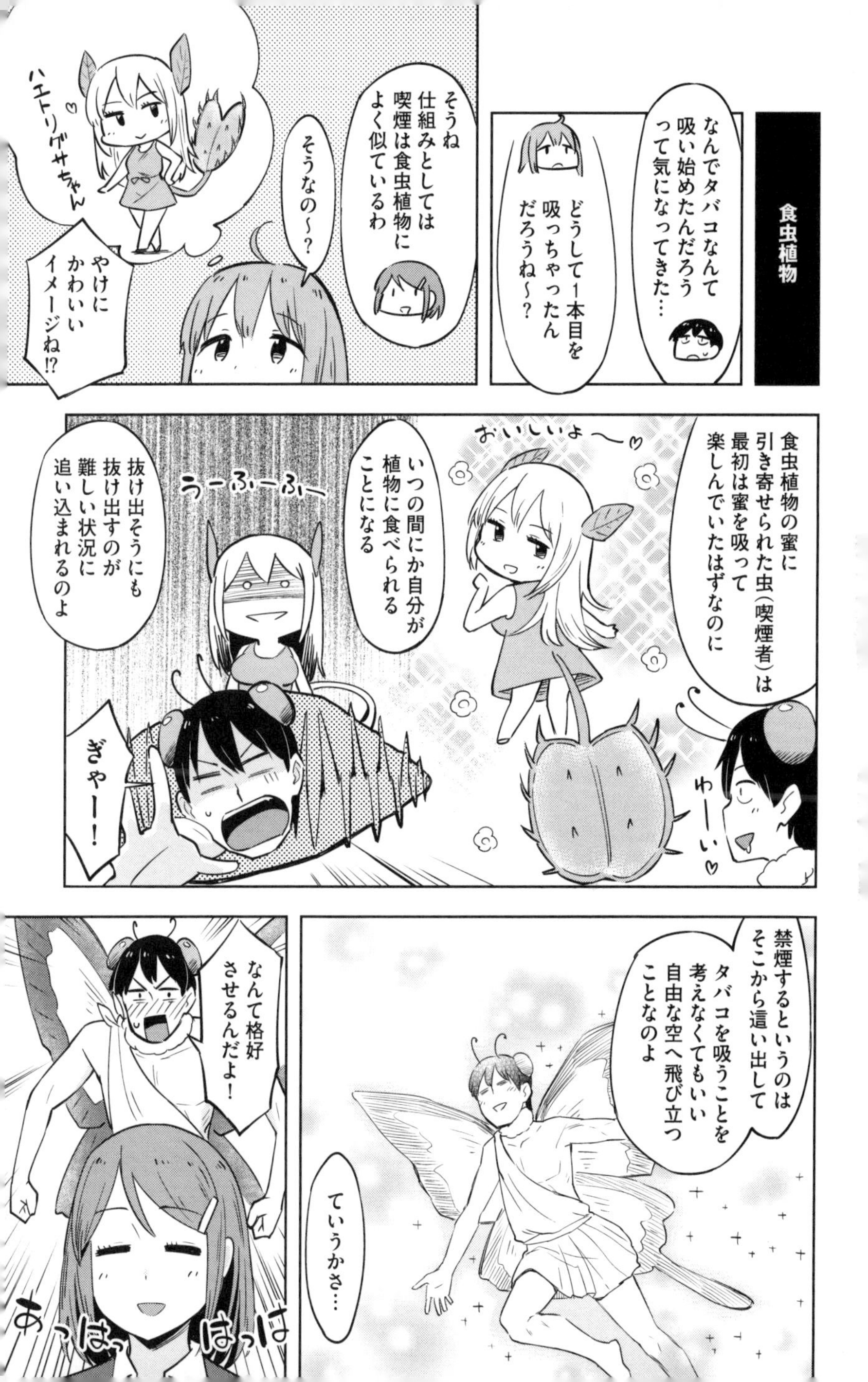
食虫植物
なんでタバコなんて吸い始めたんだろうって気になってきた…
どうして1本目を吸っちゃったんだろうね～？
そうね 仕組みとしては喫煙は食虫植物によく似ているわ
そうなの～？
ハエトリグサちゃん
やけにかわいいイメージね!?
食虫植物の蜜に引き寄せられた虫（喫煙者）は最初は蜜を吸って楽しんでいたはずなのに
おいしいよ～
わーい
いつの間にか自分が植物に食べられることになる
うーふーふー
抜け出そうにも抜け出すのが難しい状況に追い込まれるのよ
ぎゃー!
禁煙するというのはそこから這い出してタバコを吸うことを考えなくてもいい自由な空へ飛び立つことなのよ
ていうかさ…
なんて格好させるんだよ!
あっはっ はっは

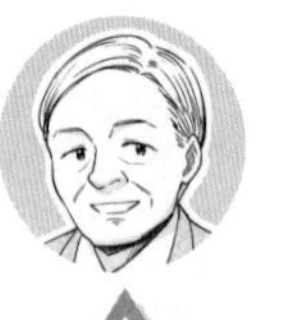

タバコの洗脳から抜け出す

タバコは洗脳上手

多くの喫煙者は、自分がタバコに依存していることをなかなか認めようとはしません。前にも述べましたが、「あなたはどうしてタバコを吸っているのですか?」という問いかけに対して、もっともらしい理由をなんとかひねり出そうとします。「どうしてかってていわれても……、習慣だから」とか「つい、なんとなく……」と、曖昧ながらもどうにかタバコを吸う理由（しかも、タバコを吸うことに正当性があるかのような理由）を探し出します。例えば、喫煙者の主張には次のようなものがあります。

①ストレス解消になる
②退屈しのぎになる
③集中力が高まる
④リラックスできる

しかし、よく考えてみるとそれらは、いずれもタバコ依存によって仕向けられた幻想に過ぎません。マンガでも説明したように、タバコがあなたに次のタバコを吸わせ、その場しのぎはできるものの、タバコを吸うことによってまた次のタバコがほしくなってしまいます。これではまるで囚われの身、いわばタバコの奴隷です。

そう、それこそがタバコの恐ろしさです。喫煙者はタバコの奴隷になって、自ら進んで体に毒物を与え続けています。その毒性から目を背け、延々と負のサイクルを繰り返しているのです。

問題は、身体的依存よりも心理的依存

このような悪循環の背景には、ニコチンの依存性もさることながらもうひとつ大きな要因が絡んでいます。それは、「タバコがやめられないのは、禁断症状が強いせいだ」という勘違いです。

いまだに「禁煙には禁断症状がつきもので、身体的に大変な苦痛が伴う」と思っていて、「自分にはとても耐えられそうにない」「そんなつらさを味わうくらいなら、タバコで不健康になってもかまわない」などと考える人が驚くほどたくさんいます。も

ちろん、禁煙による身体的な禁断症状はゼロではありませんが、ヘロインなどの麻薬物質に比べれば極々微々たるものです。その証しに、「ニコチンが切れて幻覚が見える」「禁煙が原因で大暴れして、逮捕された」などという話は、聞いたことがないはずです。

ニコチン切れが引き起こす症状には、イライラや集中力の低下、食欲の増進、抑うつなどの禁断症状（離脱症状ともいいますが、本書では一般になじみ深い禁断症状を用います）があげられますが、気づかずに過ごせる人も大勢います。また禁断症状が表れる期間は、一般的には3日から5日程度とされ、3週間もすれば体内から完全に抜けてしまいます。

問題は身体的に起こるごく軽い禁断症状よりも、「タバコを吸うと落ち着く」「タバコなしの人生なんて考えられない」「仕事の区切りにタバコは欠かせない」「食後の一服は習慣だから」などといった喫煙をプラスの経験としてとらえている心理状態です。これらの思い込みも「所詮タバコの洗脳によって引き起こされているだけなのだ」ということが理解できれば、「禁煙なんて簡単だ」と思えてきませんか？

○洗脳から解放されるメリット

タバコによる洗脳から解放されて得られるメリットといえば、真っ先に思い浮かぶのが「健康と金銭面の負担が軽減されること」でしょう。もちろんこの2つについては、いうまでもないのですが、それ以外にも精神面で大きなメリットがあります。例えば、タバコ依存を断ち切る勇気、禁煙という目標を達して得られる自信などです。

また、禁煙できれば、世に多く存在する嫌煙者に対して肩身の狭い思いをせずにすむという点も見逃せません。昨今、世の中からどんどん喫煙可能な場所が消えています。もはやこの流れは、進みこそすれ後戻りすることはないでしょう。にもかかわらず、喫煙者は自らの健康を害すると知りながら、ほんのつかの間得られる満足感（しかもその満足感は、ニコチン依存がもたらす勘違いによって引き起こされる幻想）のために、必死になって喫煙場所を確保しなければならないのです。他にも、外出先でタバコがないことに気づいたときに感じる焦り、喫煙後の衣服や髪の毛についたニオイ、口臭を抑えるためのエチケットに要する手間暇など、タバコを吸っていなければ煩わさずにすむことがいろいろあります。

私がタバコをやめて一番よかったと思うのは、タバコに翻弄されない人生を手に入れられたことです。奴隷のような生活から解放され、自分の人生そのものを楽しめる自由は、何ものにも代え難い喜びです。

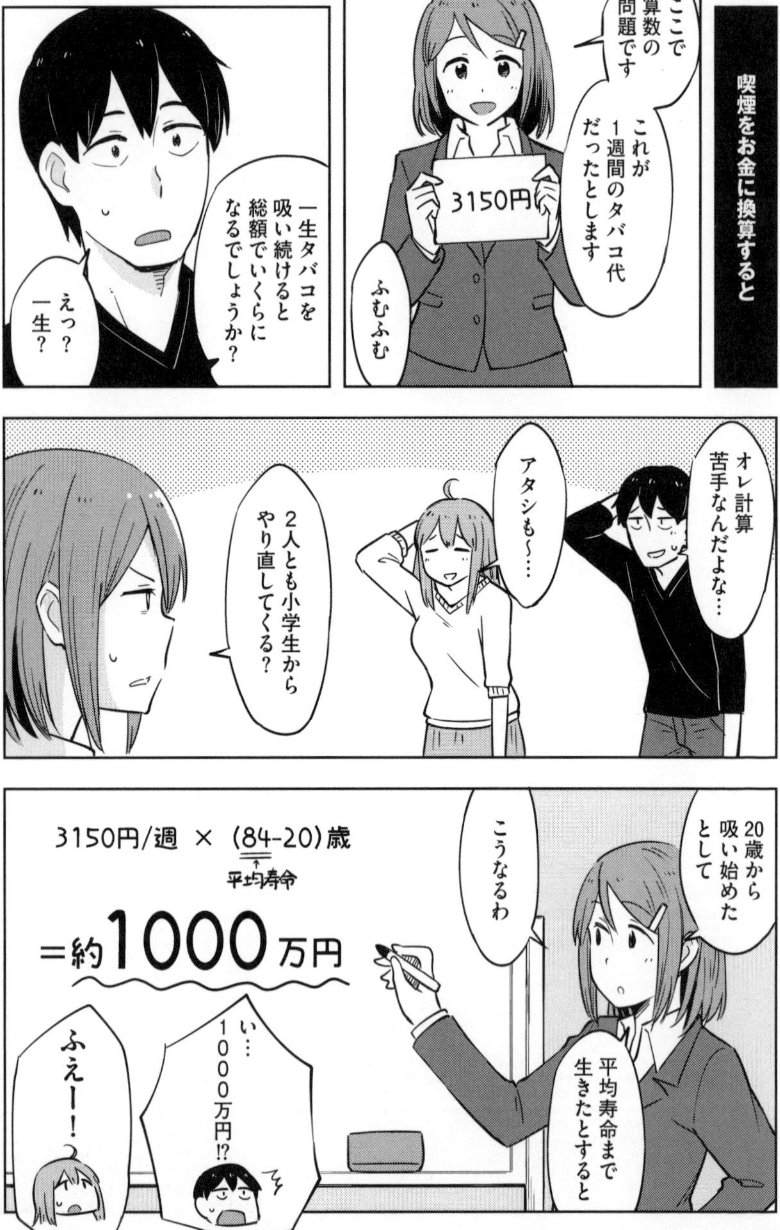
喫煙をお金に換算すると
ここで算数の問題です
これが1週間のタバコ代だったとします
3150円
ふむふむ
一生タバコを吸い続けると総額でいくらになるでしょうか？
えっ？一生？
オレ計算苦手なんだよな…
アタシも〜…
2人とも小学生からやり直してくる？
20歳から吸い始めたとして
こうなるわ
3150円/週 × (84-20)歳
平均寿命
＝約1000万円
平均寿命まで生きたとすると
い…1000万円⁉
ふえー！

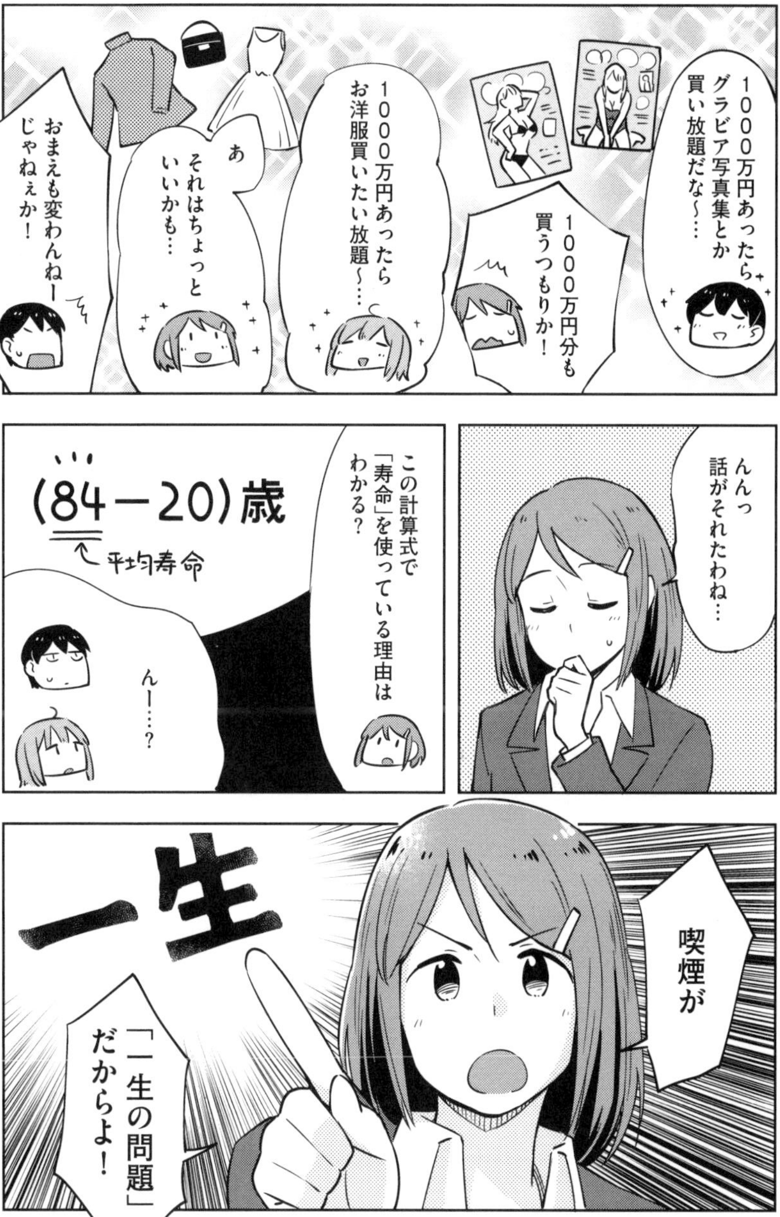

1000万円あったら
グラビア写真集とか
買い放題だな〜…
1000万円分も
買うつもりか！
1000万円あったら
お洋服買いたい放題〜…
あ
それはちょっと
いいかも…
おまえも変わんねー
じゃねぇか！
んんっ
話がそれたわね…
この計算式で
「寿命」を使っている理由は
わかる？
(84−20)歳
平均寿命
ん—…？
喫煙が
「一生の問題」
だからよ！
一生

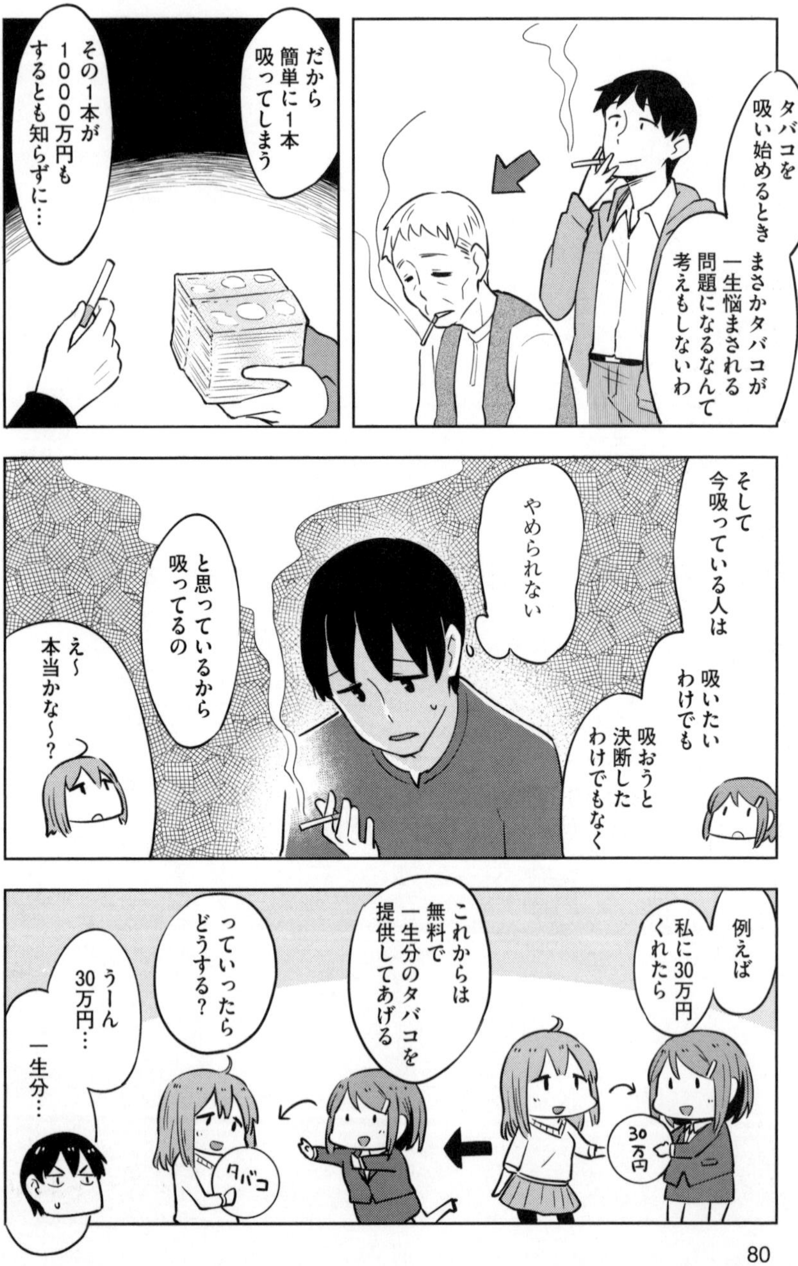
タバコを吸い始めるとき
まさかタバコが一生悩まされる問題になるなんて考えもしないわ
だから簡単に1本吸ってしまう
その1本が1000万円もするとも知らずに…
そして今吸っている人は
吸いたいわけでも
吸おうと決断したわけでもなく
やめられない
と思っているから吸ってるの
え～本当かな～?
例えば私に30万円くれたら
30万円
これからは無料で一生分のタバコを提供してあげる
タバコ
っていったらどうする?
うーん30万円…
一生分…

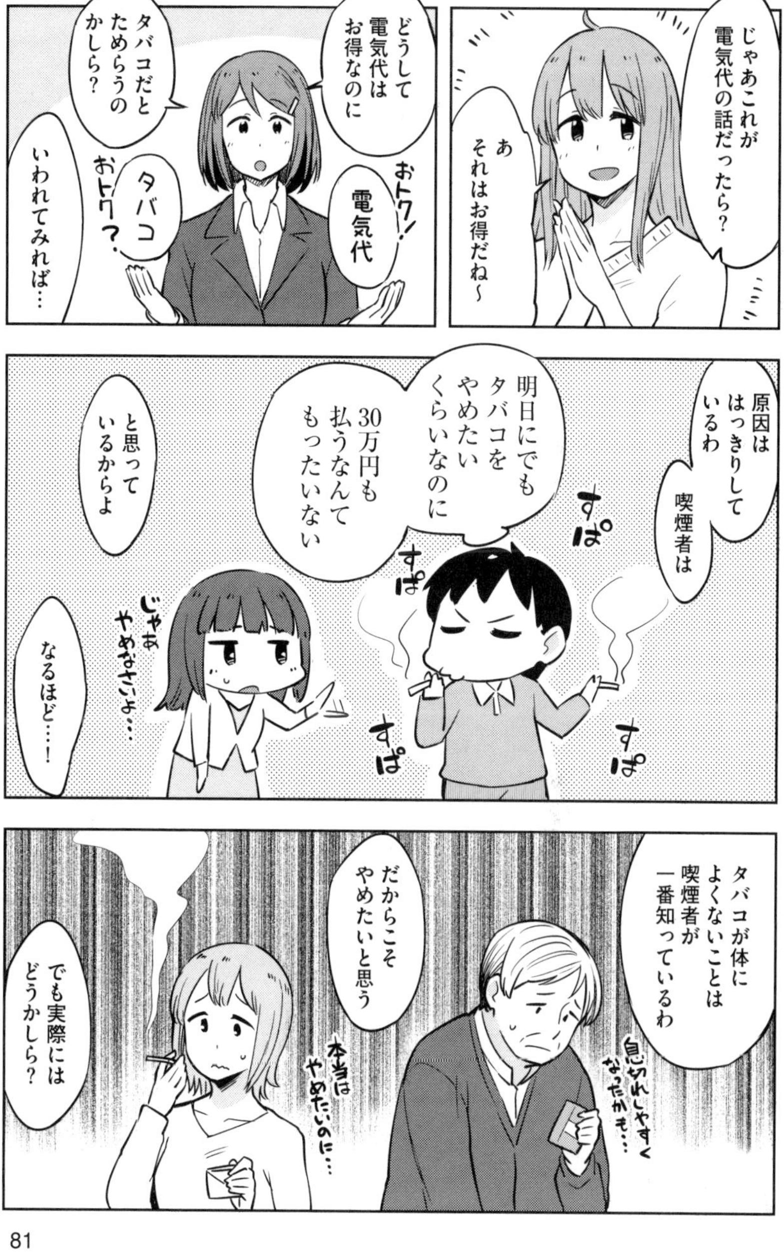
じゃあこれが電気代の話だったら？
あ それはお得だね～
どうして電気代はお得なのに
タバコだとためらうのかしら？
おトク！
電気代
タバコ
おトク？
いわれてみれば…
原因ははっきりしているわ
喫煙者は
明日にでもタバコをやめたいくらいなのに
30万円も払うなんてもったいない
と思っているからよ
すぱ
すぱ
じゃあやめなさいよ…
すぱ
すぱ
なるほど…！
タバコが体によくないことは喫煙者が一番知っているわ
だからこそやめたいと思う
でも実際にはどうかしら？
息切れしやすくなったかも…
本当はやめたいのに…

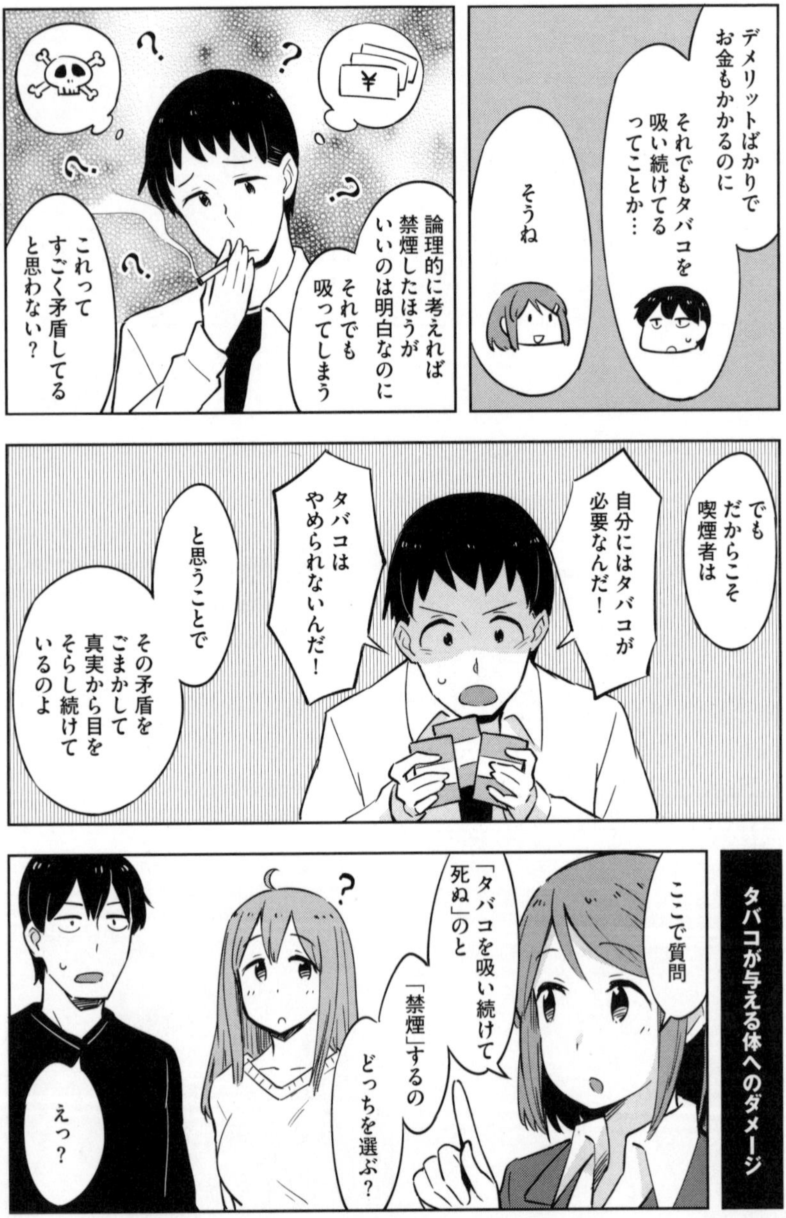
デメリットばかりで
お金もかかるのに
それでもタバコを
吸い続けてる
ってことか…
そうね
論理的に考えれば
禁煙したほうが
いいのは明白なのに
それでも
吸ってしまう
これって
すごく矛盾してる
と思わない？
でも
だからこそ
喫煙者は
自分にはタバコが
必要なんだ！
タバコは
やめられないんだ！
と思うことで
その矛盾を
ごまかして
真実から目を
そらし続けて
いるのよ
ここで質問
「タバコを吸い続けて
死ぬ」のと
「禁煙」するの
どっちを選ぶ？
えっ？

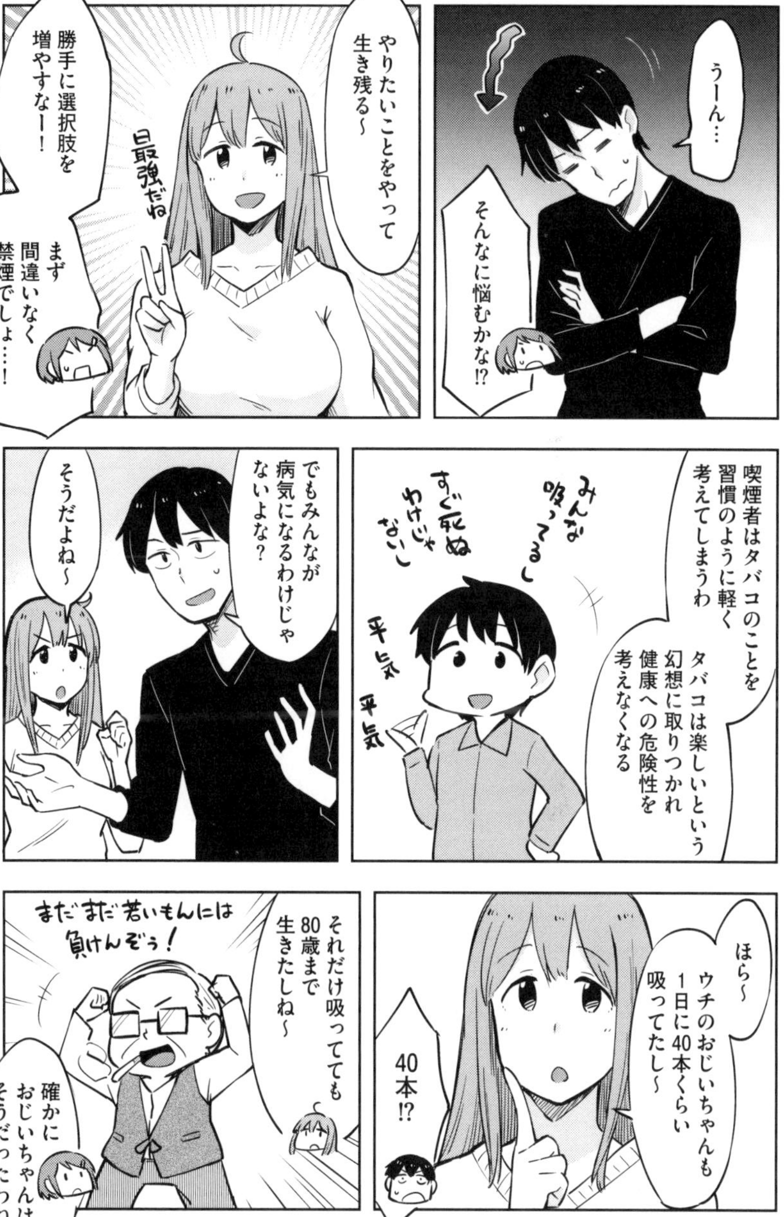
うーん…
そんなに悩むかな⁉
やりたいことをやって生き残る〜
最強だね
勝手に選択肢を増やすなー！
まず間違いなく禁煙でしょ…！
喫煙者はタバコのことを習慣のように軽く考えてしまうわ
タバコは楽しいという幻想に取りつかれ健康への危険性を考えなくなる
みんな吸ってるし
すぐ死ぬわけじゃないし
平気
平気
でもみんなが病気になるわけじゃないよな？
そうだよね〜
ほら〜
ウチのおじいちゃんも1日に40本くらい吸ってたし〜
40本⁉
それだけ吸ってても80歳まで生きたしね〜
まだまだ若いもんには負けんぞぅ！
確かにおじいちゃんはそうだったわね

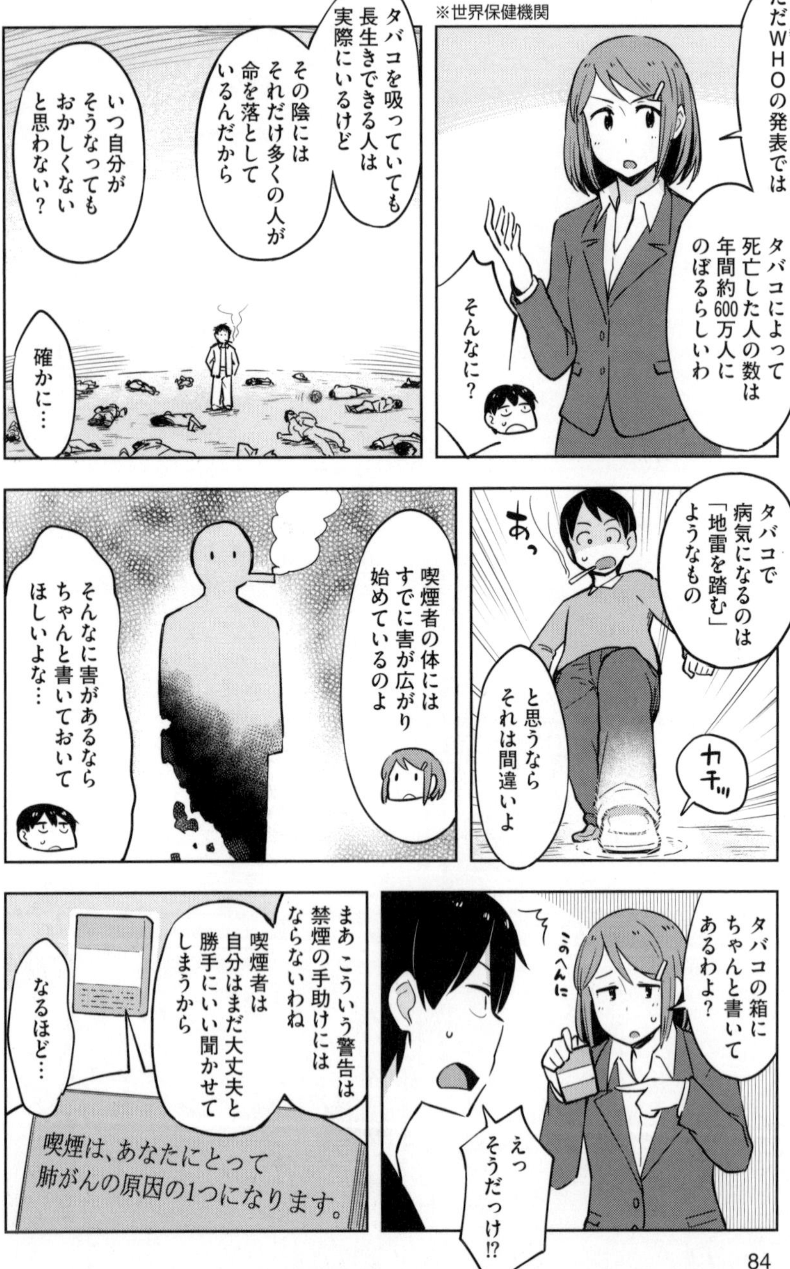

ただWHO※の発表では
※世界保健機関
タバコによって死亡した人の数は年間約600万人にのぼるらしいわ
そんなに？
タバコを吸っていても長生きできる人は実際にいるけど
その陰にはそれだけ多くの人が命を落としているんだから
いつ自分がそうなってもおかしくないと思わない？
確かに…
タバコで病気になるのは「地雷を踏む」ようなもの
あっ
カチッ
と思うならそれは間違いよ
喫煙者の体にはすでに害が広がり始めているのよ
そんなに害があるならちゃんと書いておいてほしいよな…
タバコの箱にちゃんと書いてあるわよ？
このへんに
えっそうだっけ!?
まあこういう警告は禁煙の手助けにはならないわね
喫煙者は自分はまだ大丈夫と勝手にいい聞かせてしまうから
なるほど…
喫煙は、あなたにとって肺がんの原因の1つになります。

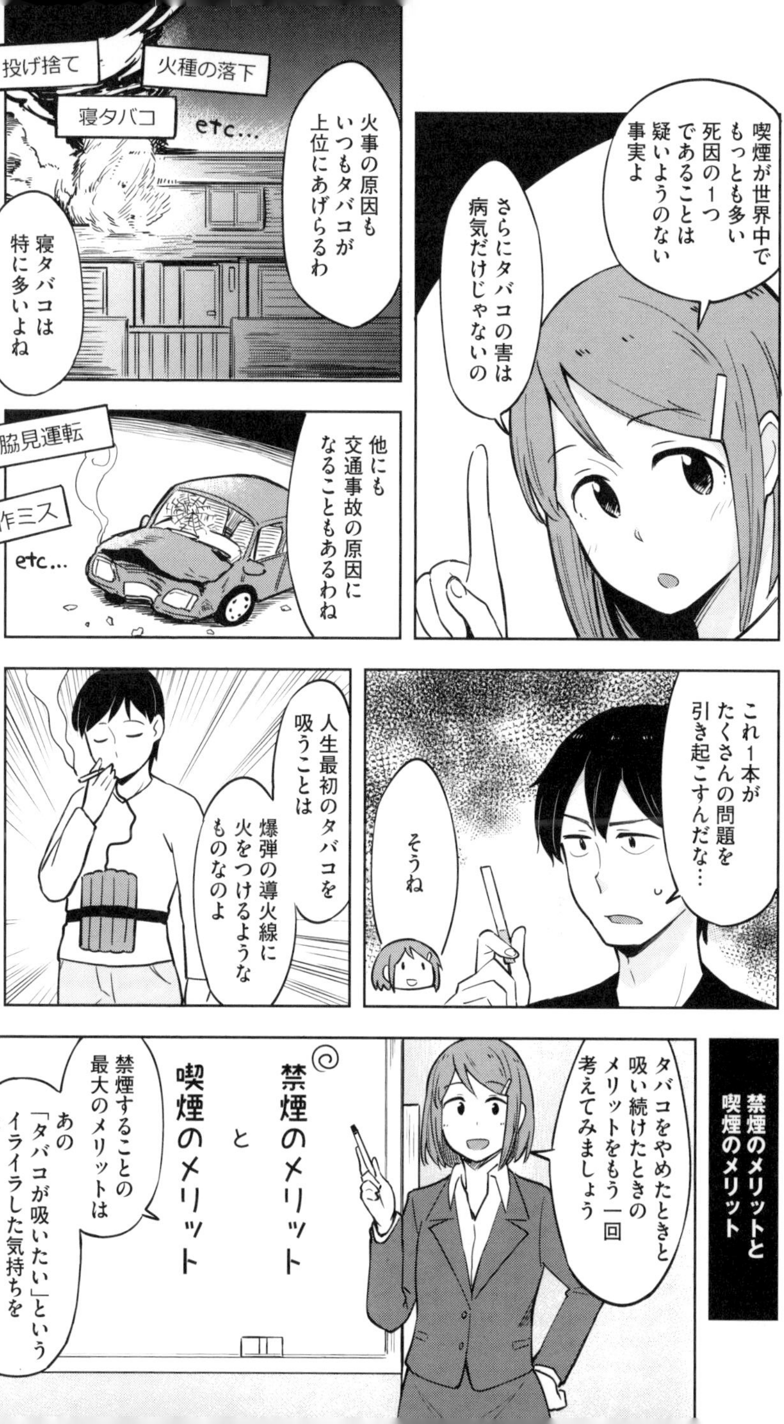
喫煙が世界中でもっとも多い死因の1つであることは疑いようのない事実よ
さらにタバコの害は病気だけじゃないの
火事の原因もいつもタバコが上位にあげらるわ
投げ捨て
火種の落下
寝タバコ
etc…
寝タバコは特に多いよね
他にも交通事故の原因になることもあるわね
脇見運転
操作ミス
etc…
これ1本がたくさんの問題を引き起こすんだな…
そうね
人生最初のタバコを吸うことは
爆弾の導火線に火をつけるようなものなのよ
タバコをやめたときと吸い続けたときのメリットをもう一回考えてみましょう
◎禁煙のメリット
と
喫煙のメリット
禁煙することの最大のメリットは
あの「タバコが吸いたい」というイライラした気持ちを味わわなくてすむこと

禁煙のメリットと喫煙のメリット

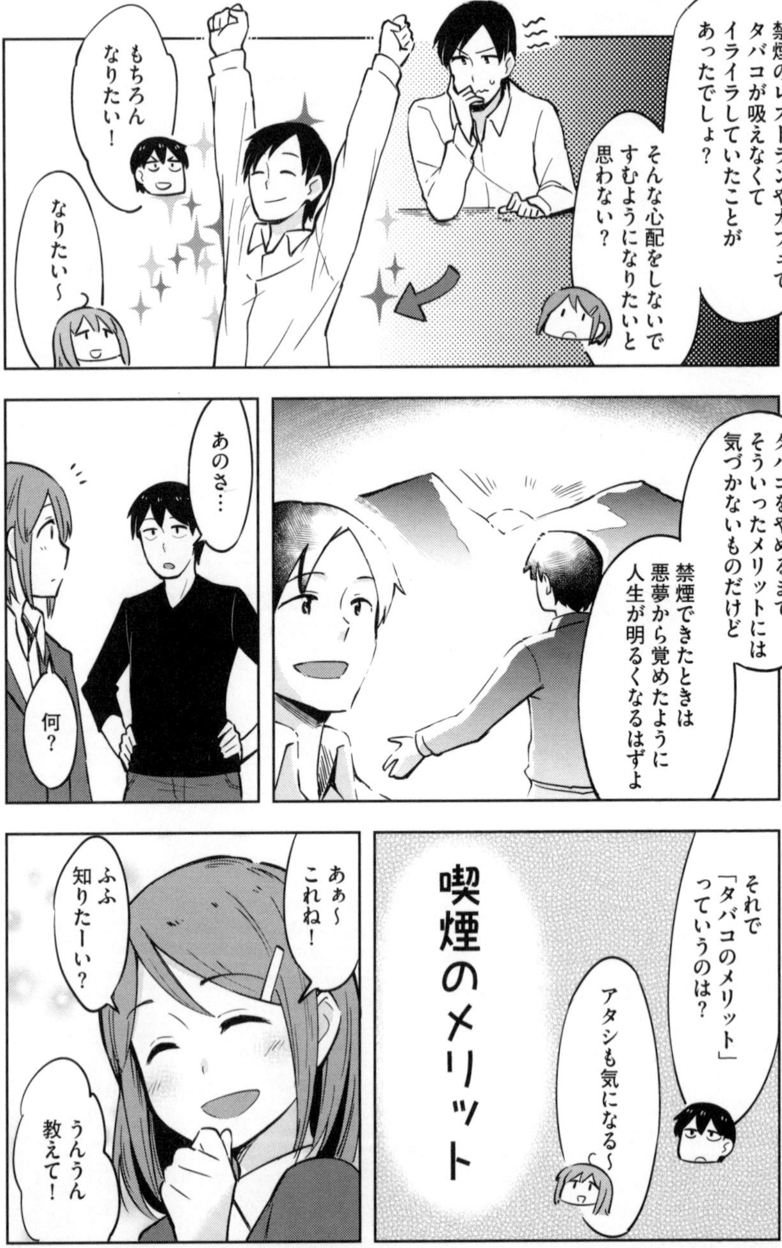
禁煙のレストランやカフェでタバコが吸えなくてイライラしていたことがあったでしょ？
そんな心配をしないですむようになりたいと思わない？
もちろんなりたい！
なりたい～
タバコをやめるまでそういったメリットには気づかないものだけど
禁煙できたときは悪夢から覚めたように人生が明るくなるはずよ
あのさ…
何？
それで「タバコのメリット」っていうのは？
アタシも気になる～
喫煙のメリット
あぁ～これね！
ふふ知りたーい？
うんうん教えて！

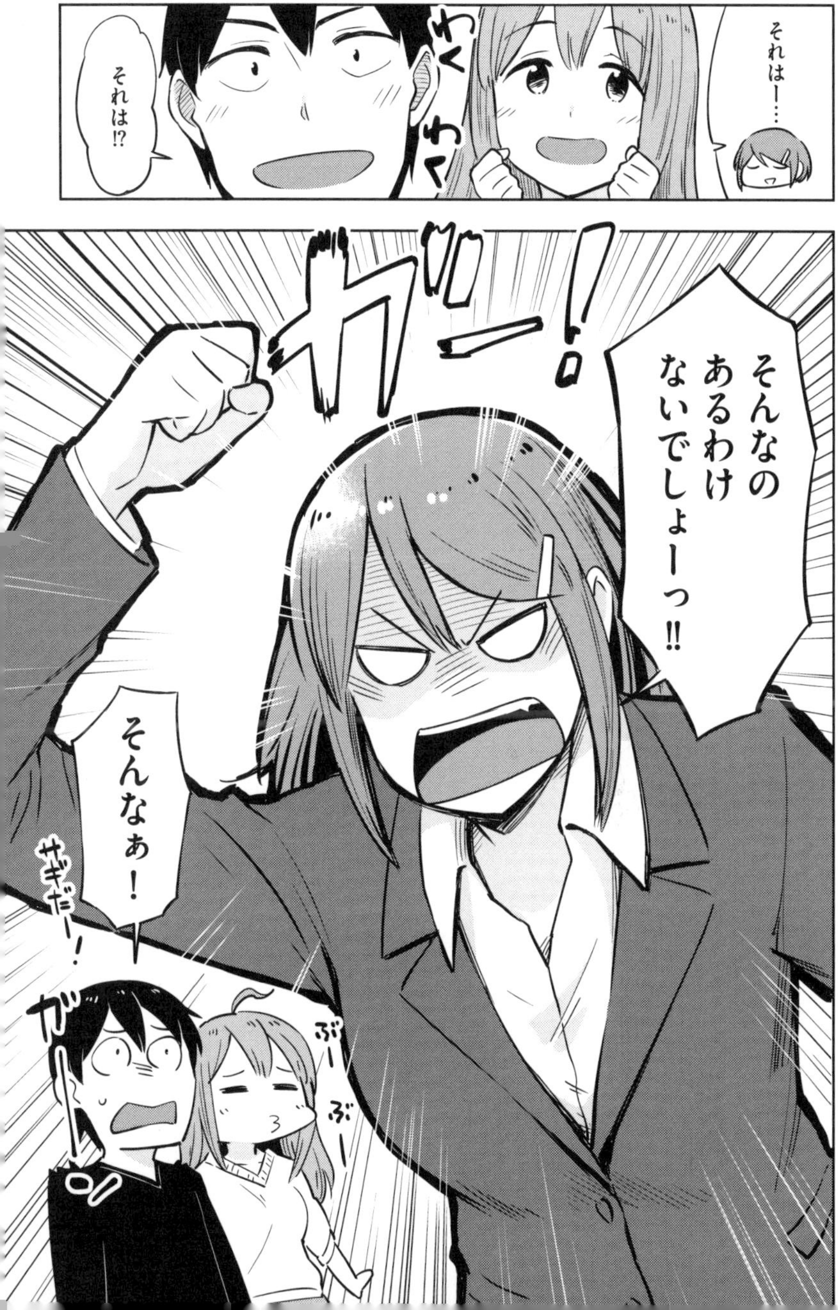
それは―…
わくわく
それは!?
ガーー!
そんなのあるわけないでしょーっ!!
そんなぁ!
サギだー!
ガーン!
ぶーぶー

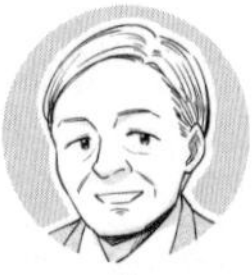

まさか？ タバコに1000万円！

喫煙は一生の問題

2013年のWHOの発表によると、タバコが原因で死亡した人の数は、年間約600万人、約6秒に1人がタバコによって命を落としていることになります。500人乗りのジャンボジェット機が、世界のどこかで毎日30台以上も墜落し続けている状況を想像してみてください。その「世界のどこか」には、もちろん日本も含まれています。それでも「自分は大丈夫」と飛行機に乗り続けることができますか？

ところで、マンガでも語られていましたが、喫煙者が一生タバコを吸い続けた場合の金額は、なんと！ 1000万円です。ただしこれは、20歳から平均寿命の84歳まで吸い続けた場合を想定した場合の概算ですから、あなたにそのまま当てはまるわけではありません。また、吸っている銘柄や本数によっても数字は変わってきます。それでも、自分の喫煙条件に当てはめて計算してみると、算出された金額に驚きを隠せないはずです。何しろその金額は、「あなたがタバコを吸っていなければ使わずにすんだ（あるいはすむ）金額」なのですから。

○税金を払って不健康を手に入れるローン

おそらくあなたも最初の1本を吸ったときは、まさか一生の間にそんな大金を費やすことになるとは思ってもいなかったでしょう。それもそのはず、1箱はワンコインで手に入りますし、なくなったら手軽に補充できてしまいます。実は、ここにもタバコの罠が潜んでいます。もし、1箱が何万円もするとしたら、「気軽には買えない」と思うに違いありません。ところが不思議なもので、ワンコインを何度も払うことにはさほど抵抗を感じないものです。

喫煙者は、「タバコをやめたい」と思いながらもタバコに火をつけ、1本吸い終わるとまた「タバコが吸いたい」と思ってしまうサイクルにはまり込んでいます。つまり、最初の1本を吸った時点でニコチン依存者として、延々とその対価を払い続ける顧客リストに並ぶわけです。喫煙歴が長ければ長いほど支払った金額が膨らむためショックが大きく、その現実から目を背けたくなる心理も理解できます。なぜなら、喫煙は健康を害するためにわざわざローンを払い続けているようなもの。まさか自分が、そんな愚かしいことをしてきたとはそうそう簡単に認めたくはないでしょう。
しかも日本では、そのローンのうち6割以上が税金です。人体に有害な物質が入っていることがわかっていても、この国からタバコがなくならないのは当然ですね。

○今やめれば損失は最小限

ここで皆さんに勘違いしていただきたくないのは、私は「タバコは、命の危険があるからやめましょう」とか「お金がかかるからやめましょう」といっているわけではありません。命の危険があっても、どんなにお金がかかっても、皆さんが心からタバコを愛し、タバコを吸うたびに全てを忘れて幸せを実感しているというのであれば、一向にかまわないのです。しかし、今吸っているタバコは、ただなんとなく無意識のうちに吸っているのではありませんか？　煙を吸い込むと喉が痛い、手足が冷たい、吐き気がするというときでさえも、タバコを吸わずにいられない状態になっている自分に嫌気が差しているのではありませんか？　果たして、大金をはたいた上に命を危険にさらしてまでしがみつく価値がタバコにあるのでしょうか。

ここまでいっても、まだなんとかして喫煙を正当化しようとする人もいます。そのような人々は、「自分の叔父はヘビースモーカーだったが平均寿命よりも長生きした」とか、「今まで相当な本数を吸ってきたけれど健康診断で一度も引っかかったことがない」などと豪語します。しかし、それが喫煙を続けてよい理由になると私には思えません。ヘビースモーカーだった叔父さんが長生きしたからといって、その人も長生きできるとは限りませんよね？　食事内容は？　運動量は？　そもそも遺伝子が全く同じなわけではありません。また、今まで健康診断の結果に問題がなかった人がこの先もずっと健康でいられる保証だってどこにもないはずです。

「タバコをやめたい」と思いながらこの先もずっとタバコを吸い続けるなんて、本当におかしな話なのです。今までタバコに費やしてきたお金のことを考えると、「なんてもったいないことをしてきたのだろう」と思うかもしれません。でも、今ならその損害をあなた自身の手で最小限にとどめることができます。そう、それが禁煙です。タバコの洗脳から抜け出すことで、あなたは大金をはたいて不健康を買う必要がなくなるのです。もう自分をごまかすのはやめて、そろそろ現実としっかり向き合いましょう。今がその絶好のチャンスです。今まで心の中で黒い影のようにくすぶっていたがんや病気に対する恐怖心、金銭面の負担からようやく解放されるのです。

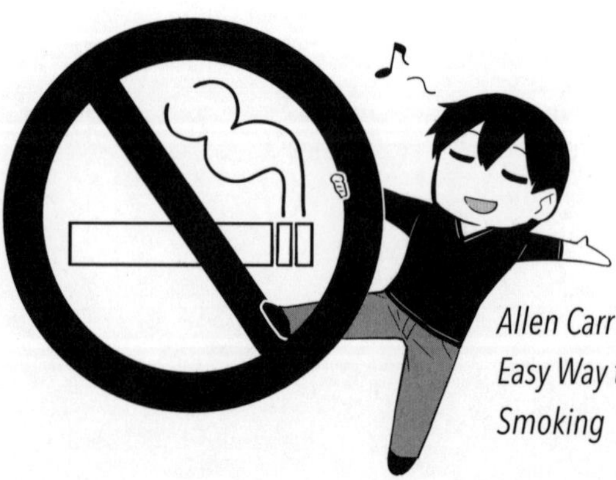

Allen Carr's
Easy Way to Stop
Smoking

Step 3

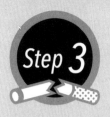

正しい方法で行えば禁煙はラクチン

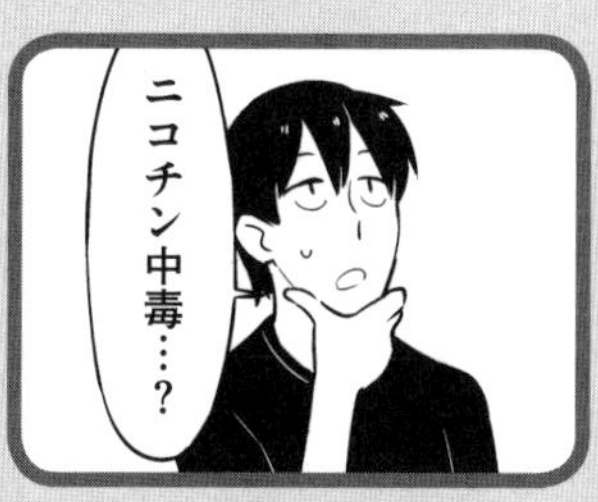

Therapy 6
やってはいけない禁煙方法

Therapy 7
禁煙に対して正しい気持ちを持つ

禁煙は驚くほど簡単

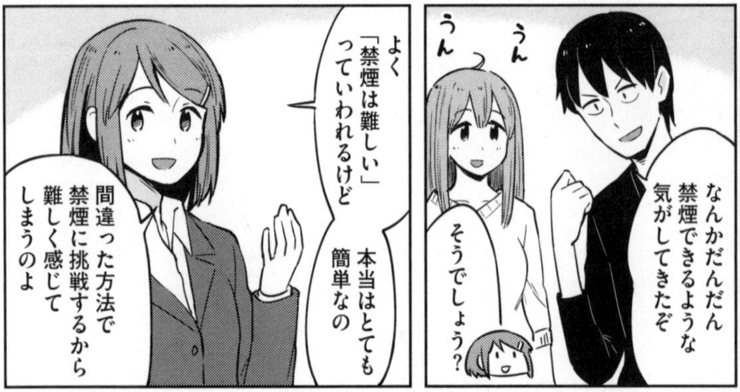
うん
うん
なんかだんだん禁煙できるような気がしてきたぞ
そうでしょう?
よく「禁煙は難しい」っていわれるけど
本当はとても簡単なの
間違った方法で禁煙に挑戦するから難しく感じてしまうのよ

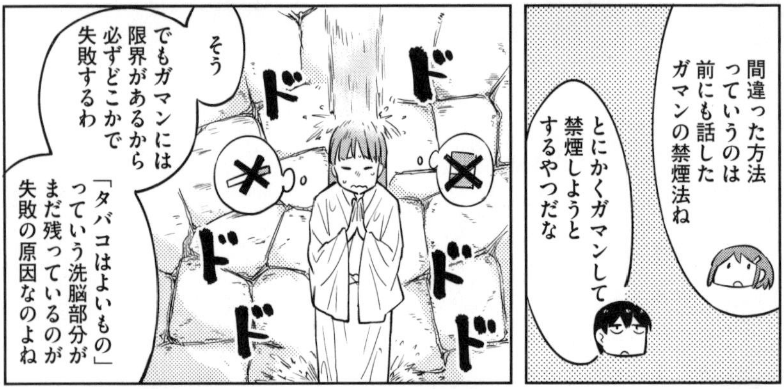
間違った方法っていうのは前にも話したガマンの禁煙法ね
とにかくガマンして禁煙しようとするやつだな
ドドドドドド
そう
でもガマンには限界があるから必ずどこかで失敗するわ
「タバコはよいもの」っていう洗脳部分がまだ残っているのが失敗の原因なのよね

ガマンの禁煙法は失敗する

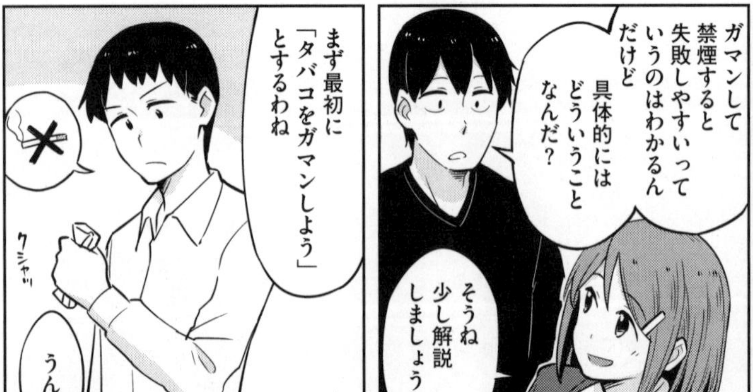
ガマンして禁煙すると失敗しやすいっていうのはわかるんだけど
具体的にはどういうことなんだ?
そうね少し解説しましょうか
まず最初に「タバコをガマンしよう」とするわね
クシャッ
うん

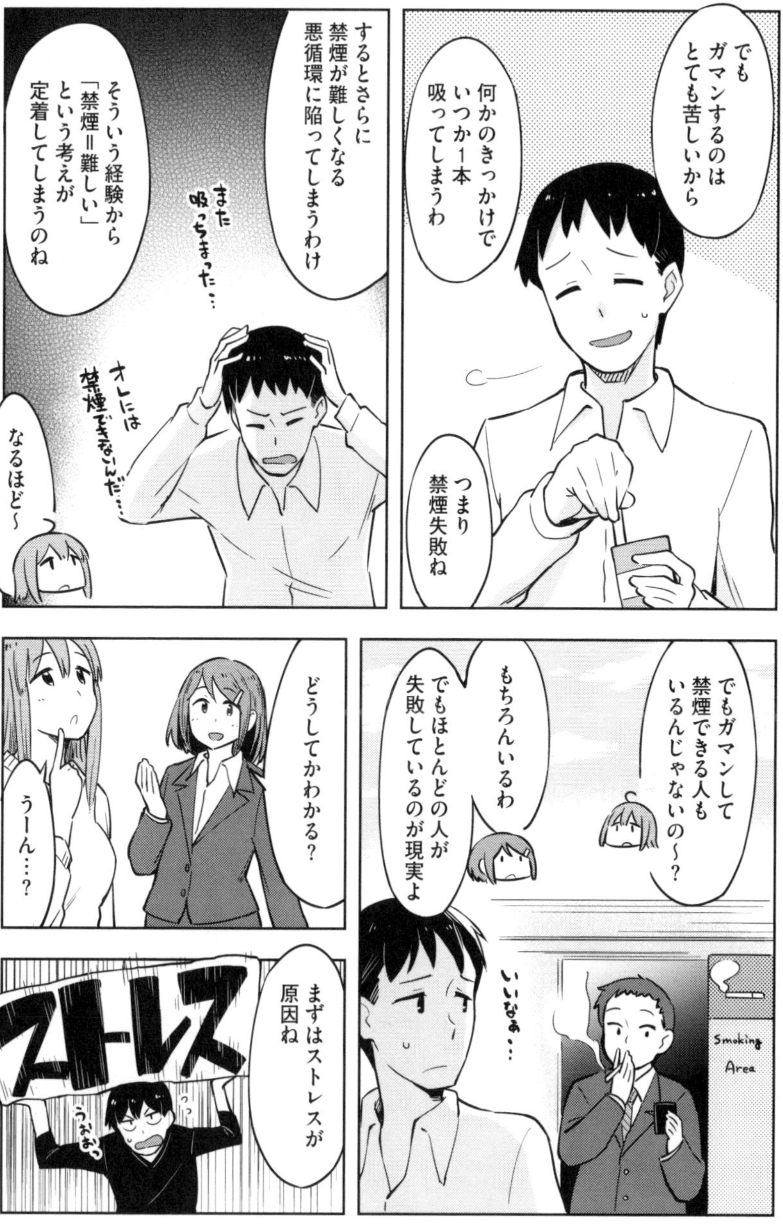
でも
ガマンするのは
とても苦しいから
何かのきっかけで
いつか1本
吸ってしまうわ
つまり
禁煙失敗ね
するとさらに
禁煙が難しくなる
悪循環に陥ってしまうわけ
また
吸っちまった…
そういう経験から
「禁煙＝難しい」
という考えが
定着してしまうのね
オレには
禁煙できないんだ…
なるほど～
でもガマンして
禁煙できる人も
いるんじゃないの～？
もちろんいるわ
でもほとんどの人が
失敗しているのが現実よ
いいなぁ…
Smoking
Area
どうしてかわかる？
うーん…？
まずはストレスが
原因ね
ストレス
うおおっ

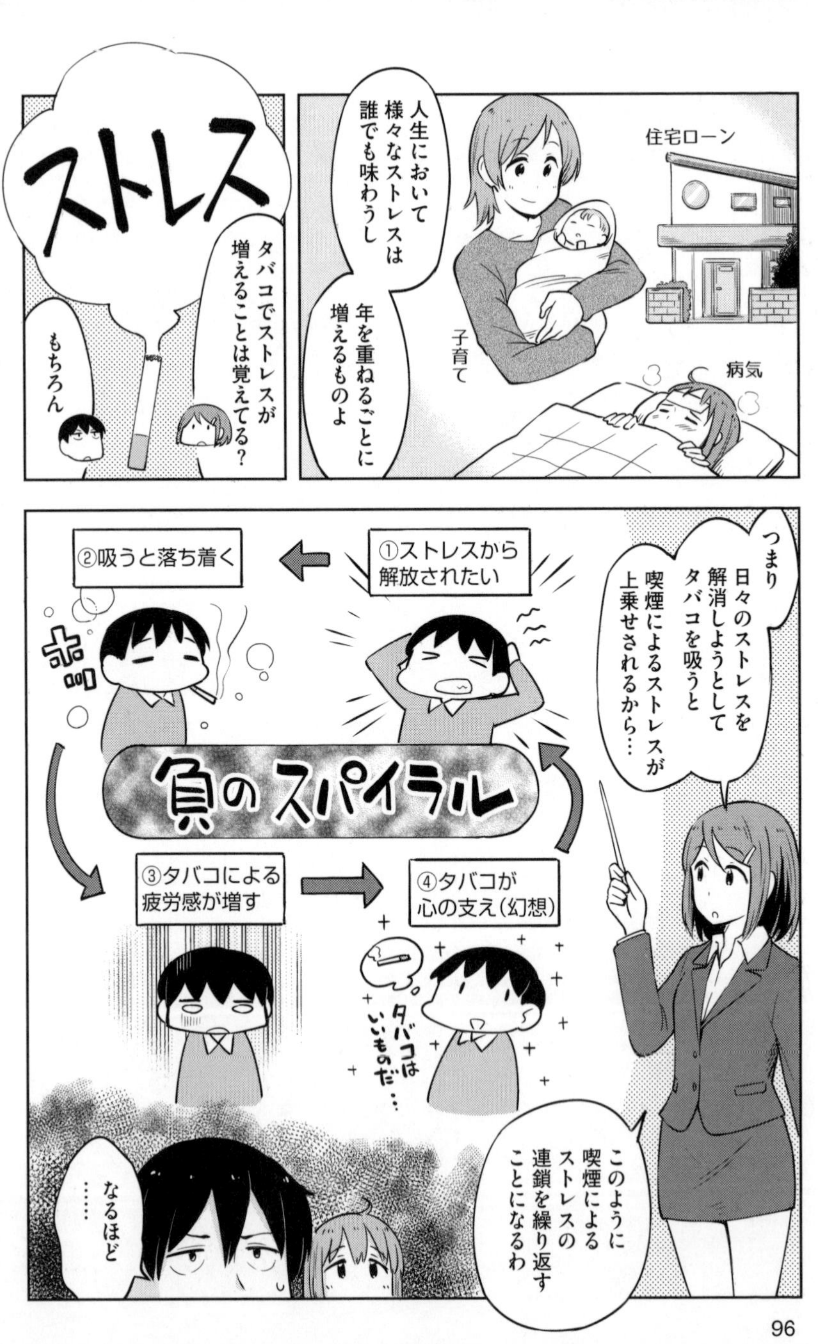
人生において
様々なストレスは
誰でも味わうし
年を重ねるごとに
増えるものよ
住宅ローン
子育て
病気
ストレス
タバコでストレスが
増えることは覚えてる？
もちろん
つまり
日々のストレスを
解消しようとして
タバコを吸うと
喫煙によるストレスが
上乗せされるから…
①ストレスから
解放されたい
②吸うと落ち着く
ホッ
負のスパイラル
③タバコによる
疲労感が増す
④タバコが
心の支え（幻想）
タバコは
いいものだ…
このように
喫煙による
ストレスの
連鎖を繰り返す
ことになるわ
なるほど
……

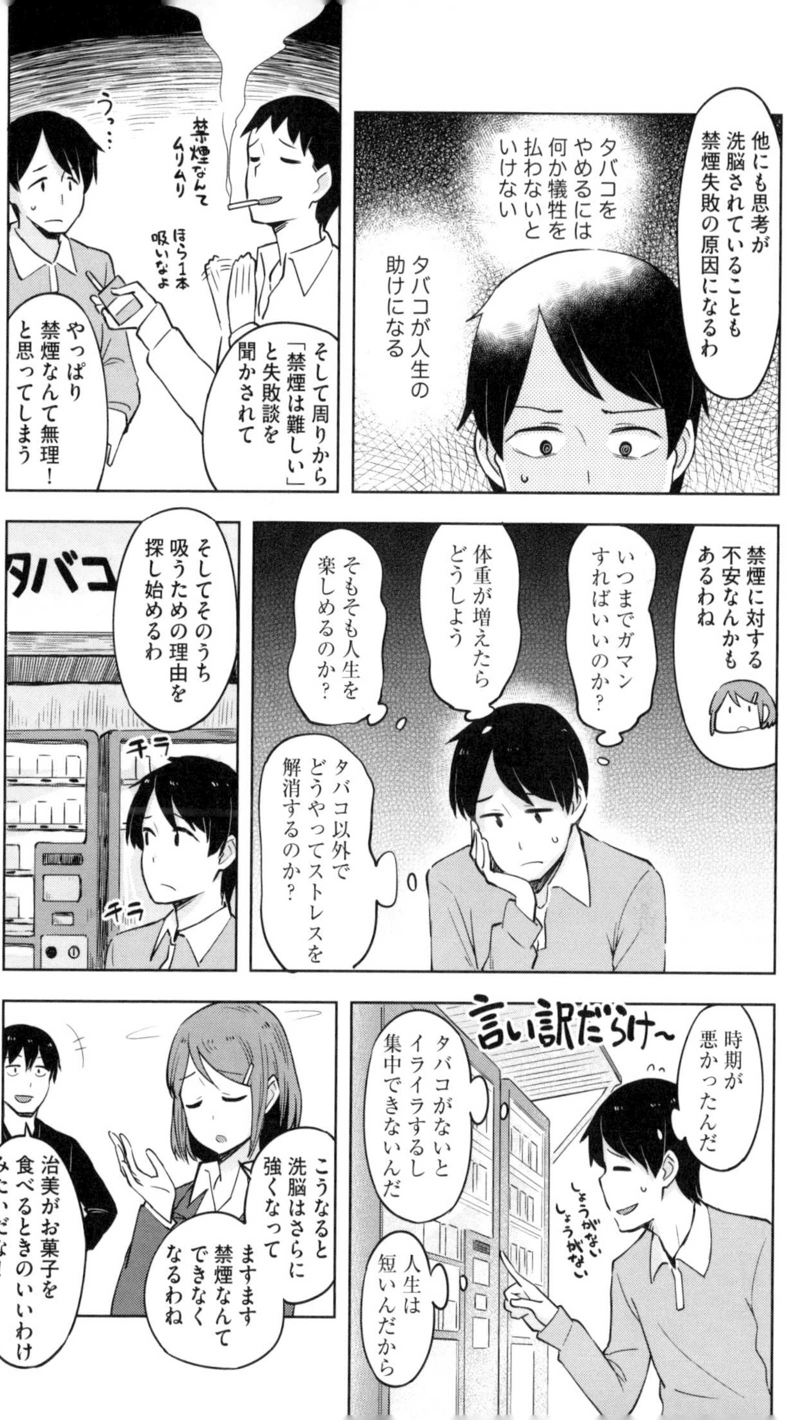
他にも思考が洗脳されていることも禁煙失敗の原因になるわ
タバコをやめるには何か犠牲を払わないといけない
タバコが人生の助けになる
うっ…
禁煙なんてムリムリ
ほら1本吸いなよ
そして周りから「禁煙は難しい」と失敗談を聞かされて
やっぱり禁煙なんて無理！と思ってしまう
禁煙に対する不安なんかもあるわね
いつまでガマンすればいいのか？
体重が増えたらどうしよう
そもそも人生を楽しめるのか？
タバコ以外でどうやってストレスを解消するのか？
タバコ
そしてそのうち吸うための理由を探し始めるわ
チラ
チラ
言い訳だらけ～
時期が悪かったんだ
タバコがないとイライラするし集中できないんだ
しょうがないしょうがない
人生は短いんだから
こうなると洗脳はさらに強くなって
ますます禁煙なんてできなくなるわね
治美がお菓子を食べるときのいいわけみたいだな！

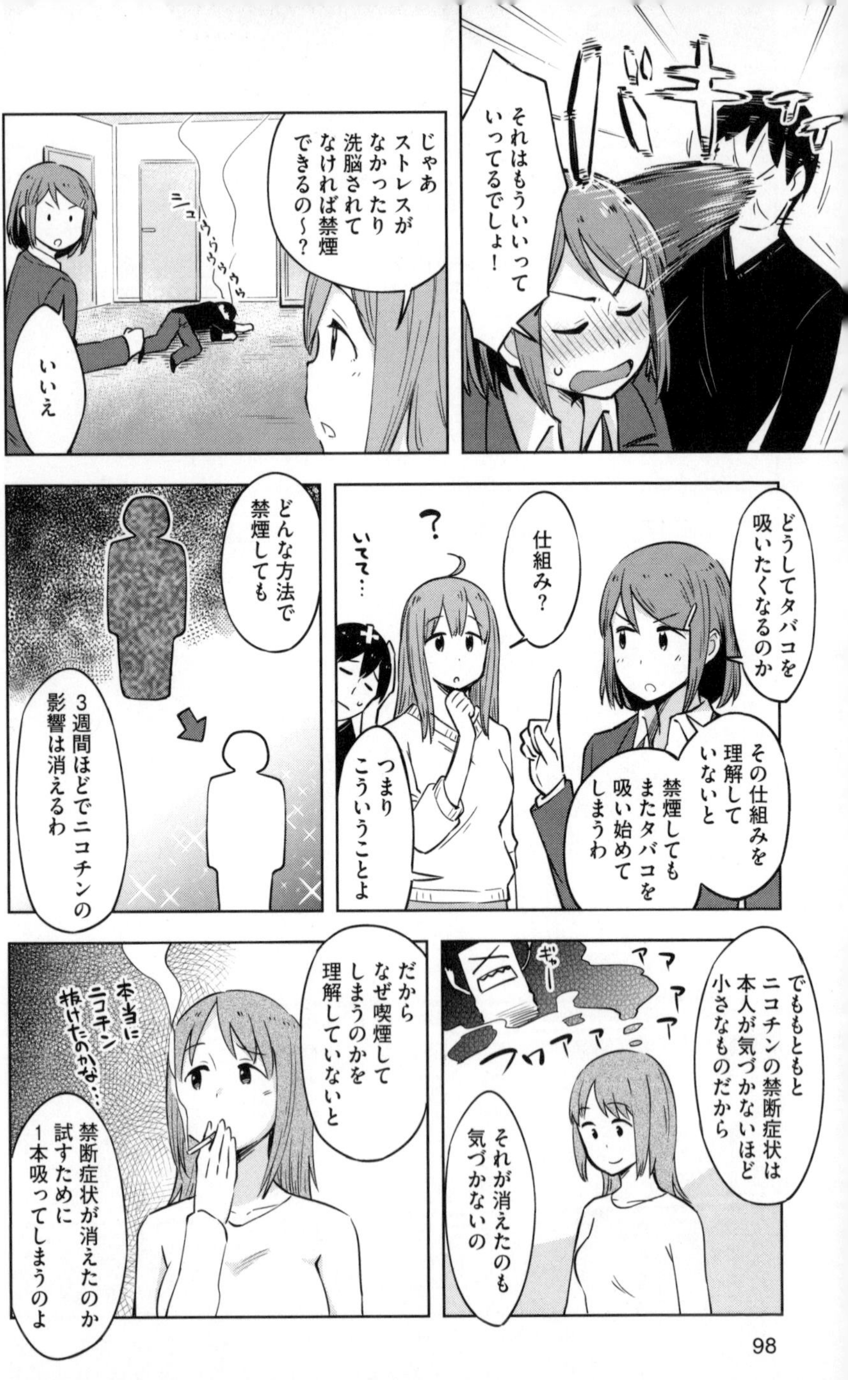
バギャィィ
それはもういいって いってるでしょ！
じゃあ ストレスが なかったり 洗脳されて なければ禁煙 できるの〜？
シュウゥゥゥゥゥ
いいえ
どうしてタバコを 吸いたくなるのか
仕組み？
その仕組みを 理解して いないと
禁煙しても またタバコを 吸い始めて しまうわ
いてて…
つまり こういうことよ
どんな方法で 禁煙しても
3週間ほどでニコチンの 影響は消えるわ
でももともと ニコチンの禁断症状は 本人が気づかないほど 小さなものだから
ギャー
アァァァ
フワァァ
それが消えたのも 気づかないの
だから なぜ喫煙して しまうのかを 理解していないと
本当に ニコチン 抜けたのかな…
禁断症状が消えたのか 試すために 1本吸ってしまうのよ

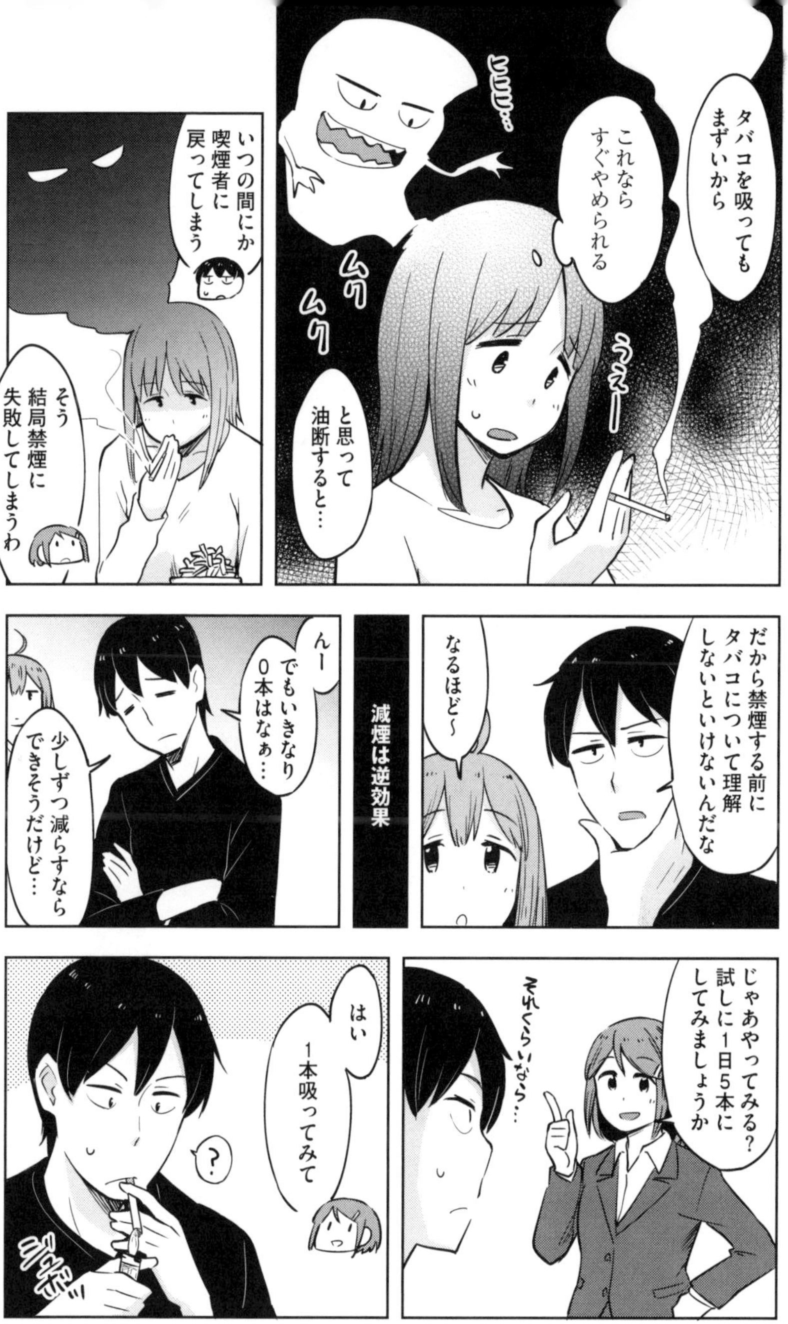

タバコを吸っても まずいから
これなら すぐやめられる
うえー
ヒヒヒ…
ムクムク
と思って 油断すると…
いつの間にか 喫煙者に 戻ってしまう
そう 結局禁煙に 失敗してしまうわ
だから禁煙する前に タバコについて理解 しないといけないんだな
なるほど～
減煙は逆効果
んー でもいきなり 0本はなぁ…
少しずつ減らすなら できそうだけど…
じゃあやってみる？ 試しに1日5本に してみましょうか
それくらいなら…
はい 1本吸ってみて
？
ジボッ

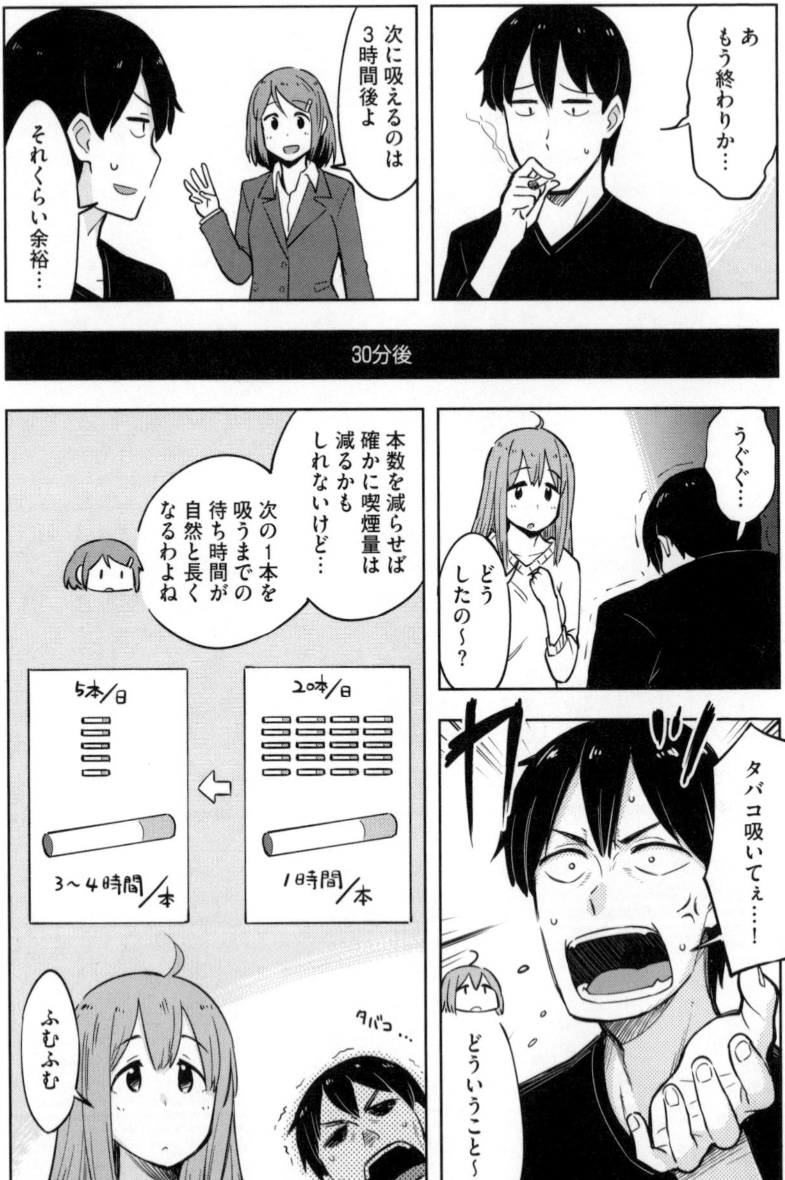
あ もう終わりか…
次に吸えるのは3時間後よ
それくらい余裕…
30分後
うぐぐ…
どうしたの～？
本数を減らせば確かに喫煙量は減るかもしれないけど…
次の1本を吸うまでの待ち時間が自然と長くなるわよね
20本/日
1時間/本
5本/日
3～4時間/本
ふむふむ
タバコ…
タバコ吸いてぇ…！
どういうこと～？

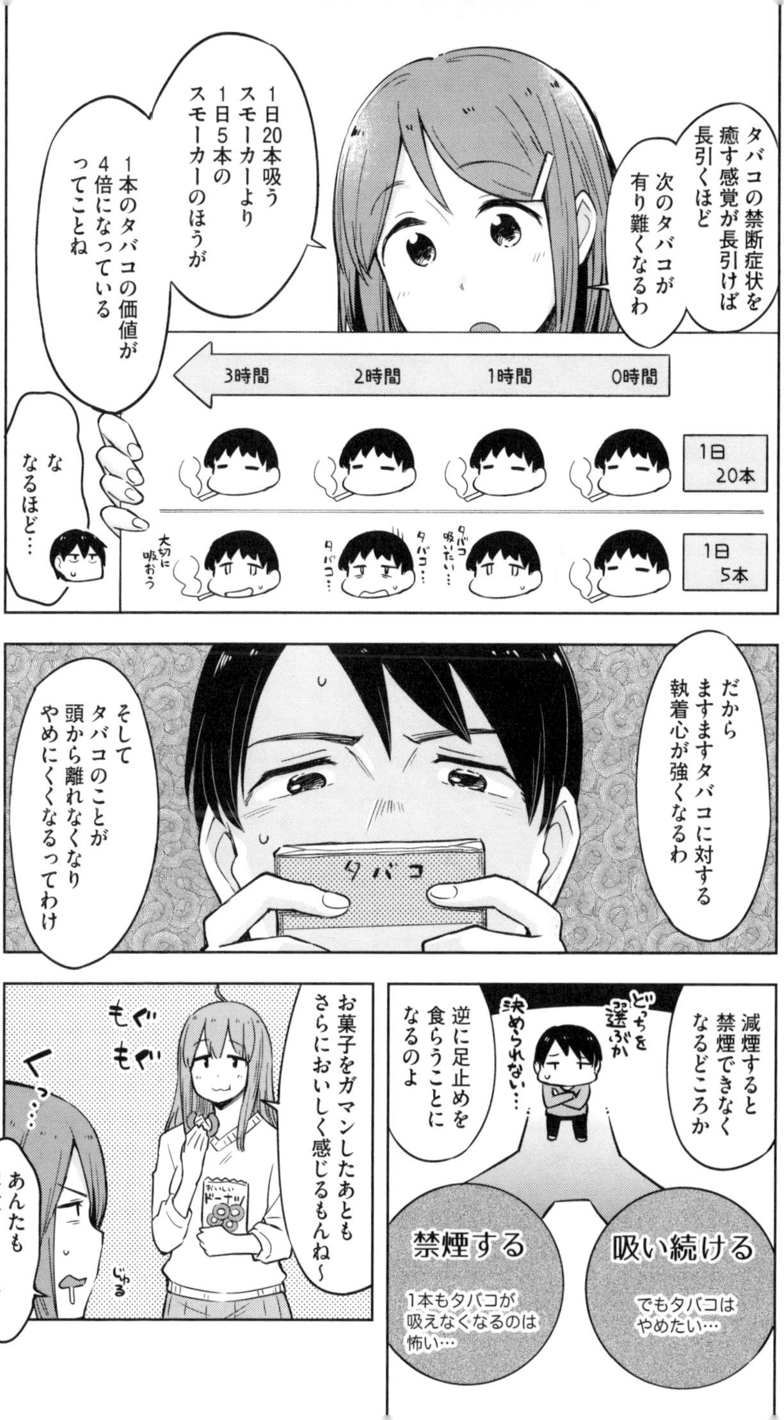
タバコの禁断症状を癒す感覚が長引けば長引くほど
次のタバコが有り難くなるわ
1日20本吸うスモーカーより1日5本のスモーカーのほうが
1本のタバコの価値が4倍になっているってことね
0時間
1時間
2時間
3時間
1日20本
1日5本
タバコ吸いたい…
タバコ…
大切に吸おう
なななるほど…
だからますますタバコに対する執着心が強くなるわ
そしてタバコのことが頭から離れなくなりやめにくくなるってわけ
タバコ
減煙すると禁煙できなくなるどころか
逆に足止めを食らうことになるのよ
どっちを選ぶか
決められない…
禁煙する
1本もタバコが吸えなくなるのは怖い…
吸い続ける
でもタバコはやめたい…
お菓子をガマンしたあともさらにおいしく感じるもんね～
もぐもぐ
くっ…
あんたも容赦ないわね…
じゅる
おいしいドーナツ

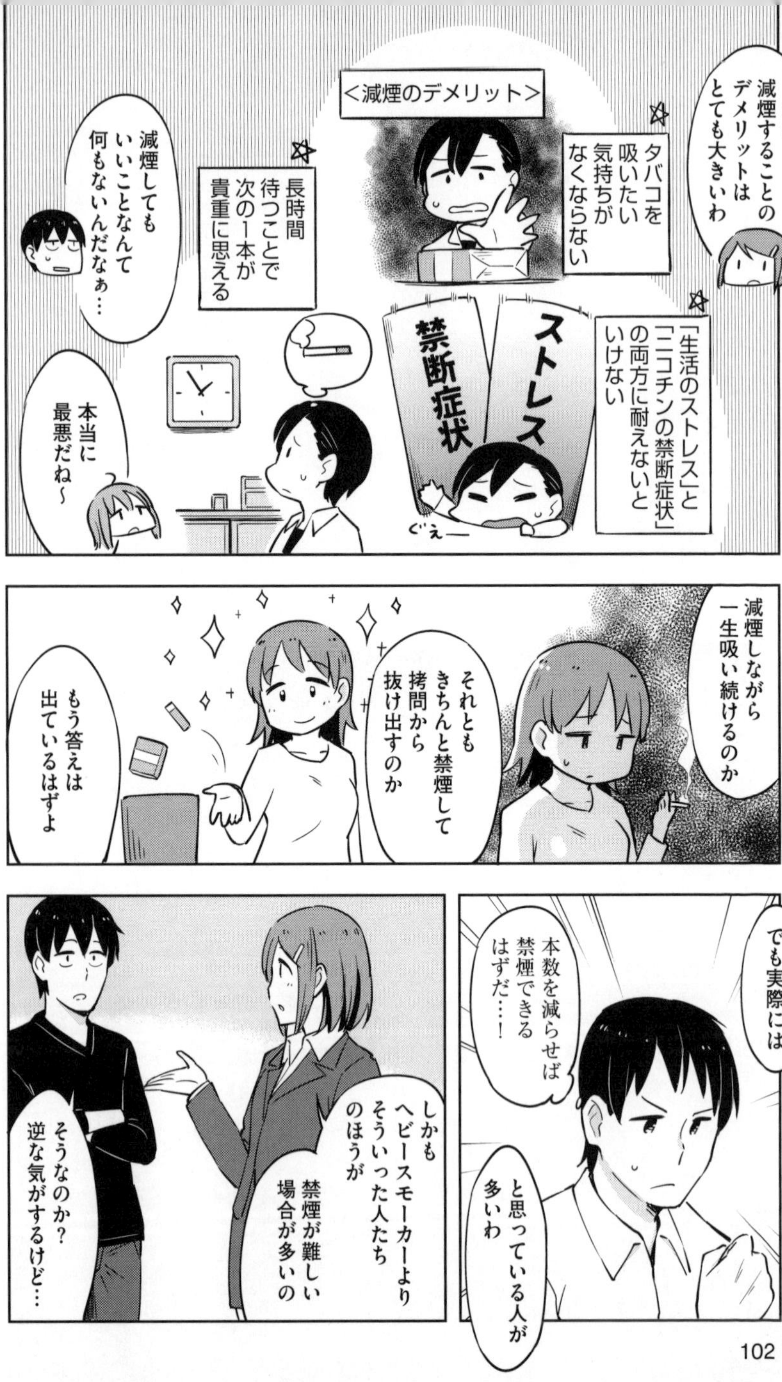
とにかく減煙することのデメリットはとても大きいわ
＜減煙のデメリット＞
タバコを吸いたい気持ちがなくならない
「生活のストレス」と「ニコチンの禁断症状」の両方に耐えないといけない
ストレス
禁断症状
ぐぇー
長時間待つことで次の1本が貴重に思える
減煙してもいいことなんて何もないんだなぁ…
本当に最悪だね～
減煙しながら一生吸い続けるのか
それともきちんと禁煙して拷問から抜け出すのか
もう答えは出ているはずよ
でも実際には
本数を減らせば禁煙できるはずだ…!
と思っている人が多いわ
しかもヘビースモーカーよりそういった人たちのほうが
禁煙が難しい場合が多いの
そうなのか?逆な気がするけど…

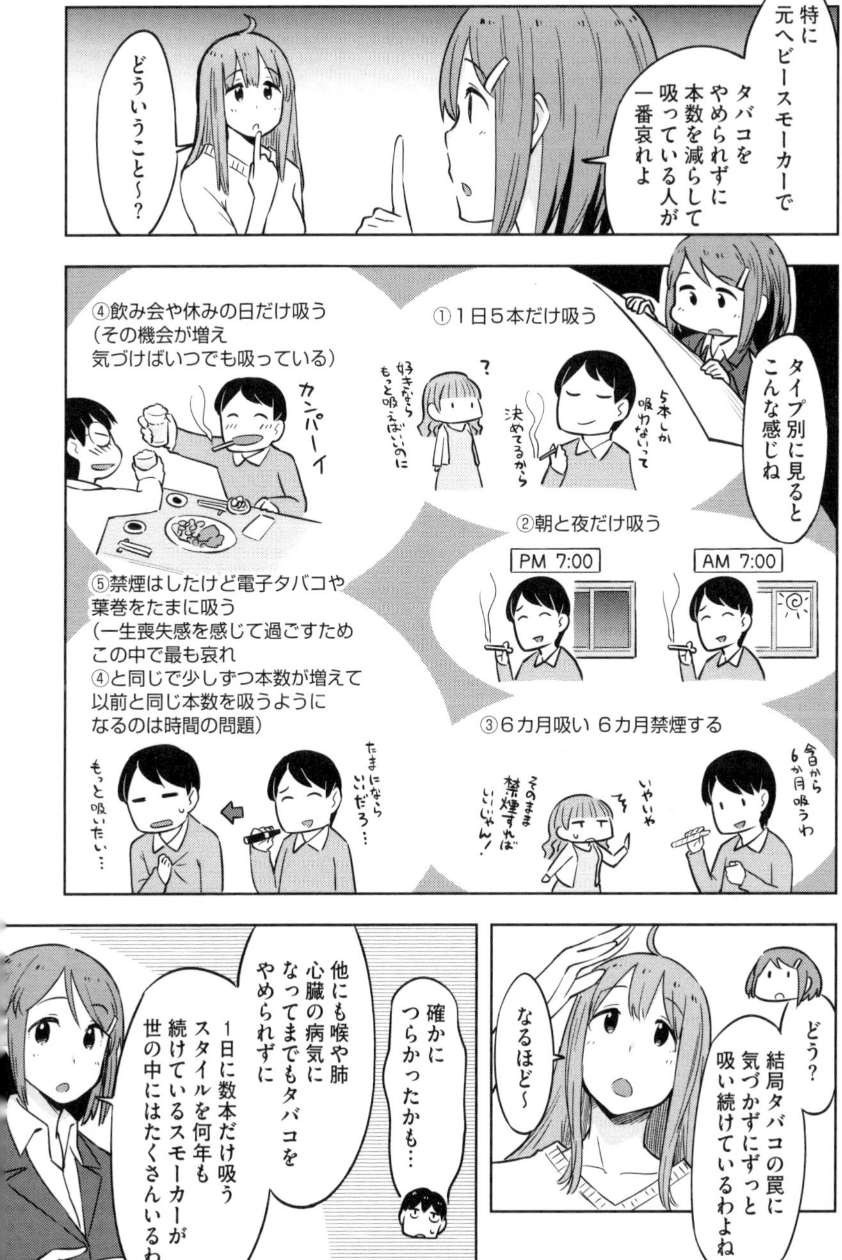
特に元ヘビースモーカーでタバコをやめられずに本数を減らして吸っている人が一番哀れよ
どういうこと〜？
タイプ別に見るとこんな感じね
①１日５本だけ吸う
5本しか吸わないって決めてるから
?
好きならもっと吸えばいいのに
②朝と夜だけ吸う
PM 7:00
AM 7:00
③6カ月吸い 6カ月禁煙する
今日から6か月吸うわ
いやいや
そのまま禁煙すればいいじゃん！
④飲み会や休みの日だけ吸う（その機会が増え気づけばいつでも吸っている）
カンパーイ
⑤禁煙はしたけど電子タバコや葉巻をたまに吸う（一生喪失感を感じて過ごすためこの中で最も哀れ ④と同じで少しずつ本数が増えて以前と同じ本数を吸うようになるのは時間の問題）
たまにならいいだろ…
もっと吸いたい…
どう？結局タバコの罠に気づかずにずっと吸い続けているわよね
なるほど〜
他にも喉や肺心臓の病気になってまでもタバコをやめられずに
１日に数本だけ吸うスタイルを何年も続けているスモーカーが世の中にはたくさんいるわ
確かにつらかったかも…

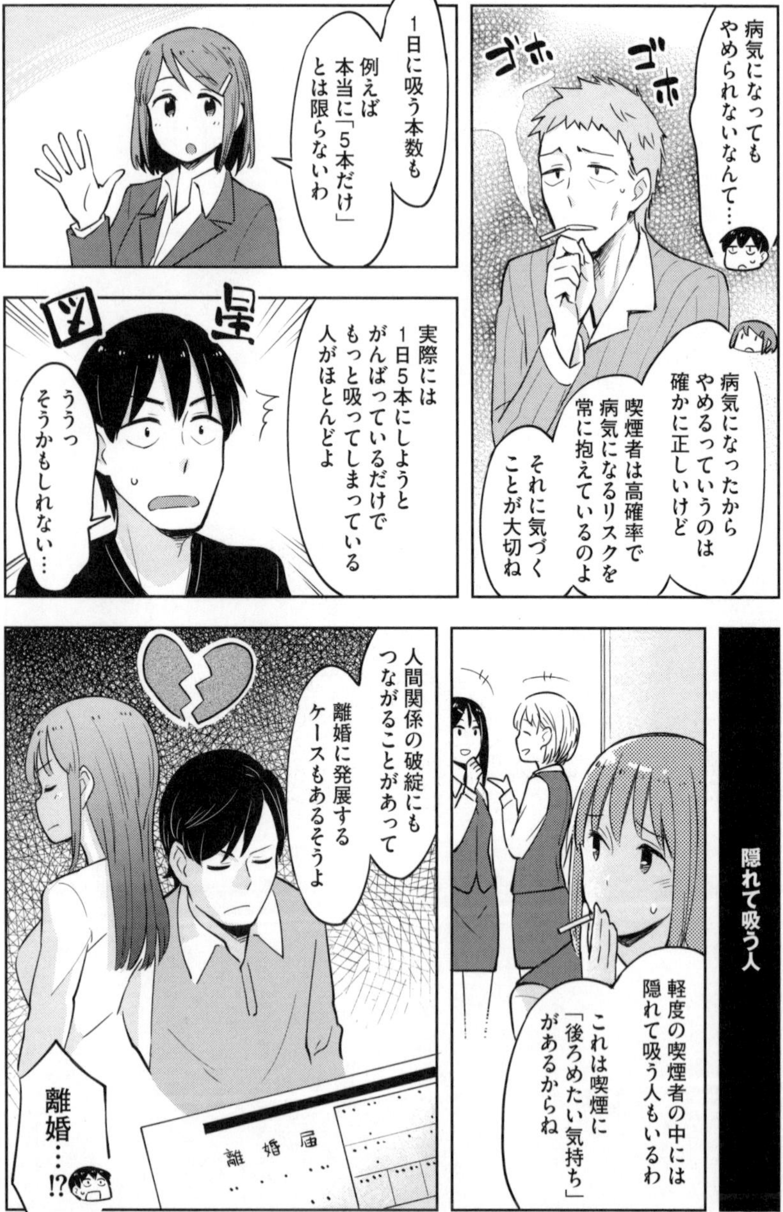
病気になっても やめられないなんて…
ゴホ ゴホ
病気になったから やめるっていうのは 確かに正しいけど
喫煙者は高確率で 病気になるリスクを 常に抱えているのよ
それに気づく ことが大切ね
1日に吸う本数も
例えば 本当に「5本だけ」 とは限らないわ
実際には 1日5本にしようと がんばっているだけで もっと吸ってしまっている 人がほとんどよ
図星
ううっ そうかもしれない…
隠れて吸う人
軽度の喫煙者の中には 隠れて吸う人もいるわ
これは喫煙に「後ろめたい気持ち」があるからね
人間関係の破綻にも つながることがあって
離婚に発展する ケースもあるそうよ
離婚届
離婚…!?

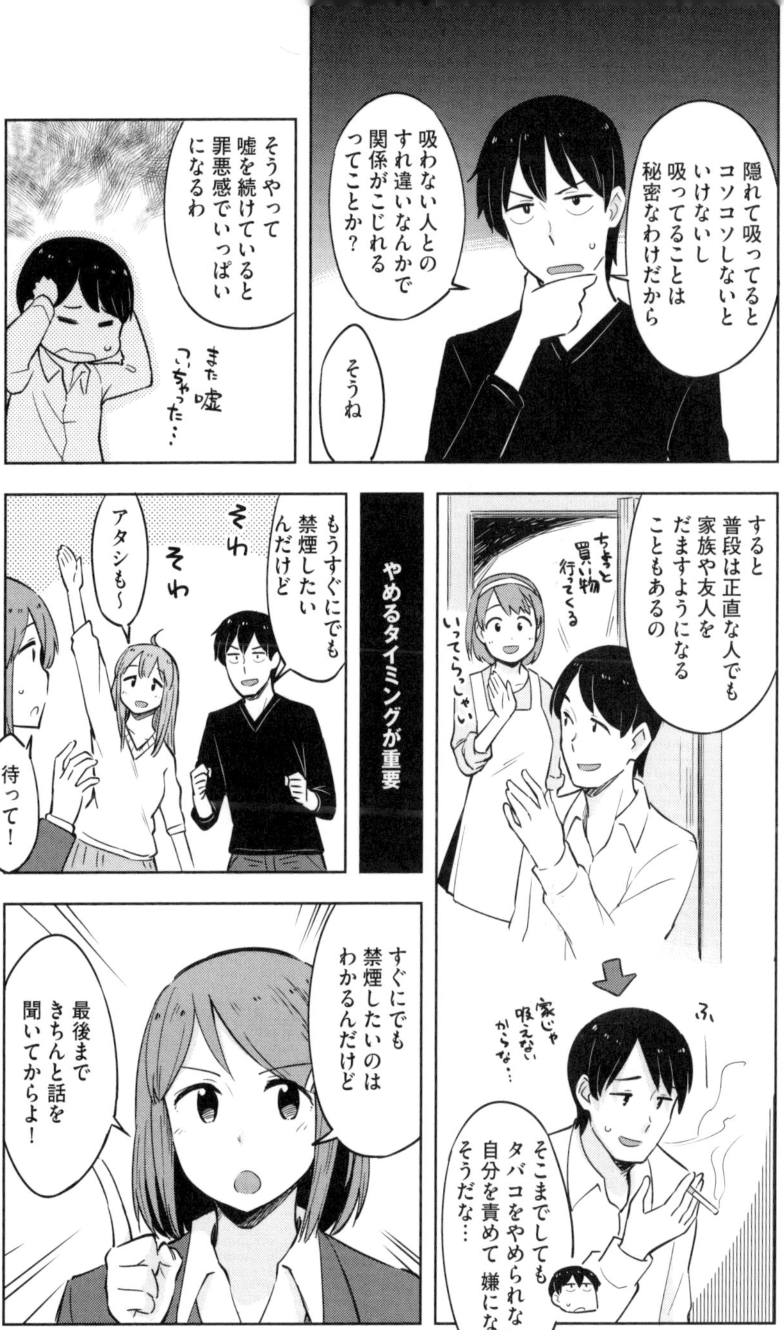

隠れて吸ってると
コソコソしないと
いけないし
吸ってることは
秘密なわけだから
吸わない人との
すれ違いなんかで
関係がこじれる
ってことか?
そうね
そうやって
嘘を続けていると
罪悪感でいっぱい
になるわ
また嘘
ついちゃった…
すると
普段は正直な人でも
家族や友人を
だますようになる
こともあるの
ちょっと
買い物
行ってくる
いってらっしゃい
ふー
家じゃ
吸えない
からな…
そこまでしても
タバコをやめられない
自分を責めて 嫌になり
そうだな…
やめるタイミングが重要
もうすぐにでも
禁煙したい
んだけど
そわ
そわ
アタシも～
待って!
すぐにでも
禁煙したいのは
わかるんだけど
最後まで
きちんと話を
聞いてからよ!

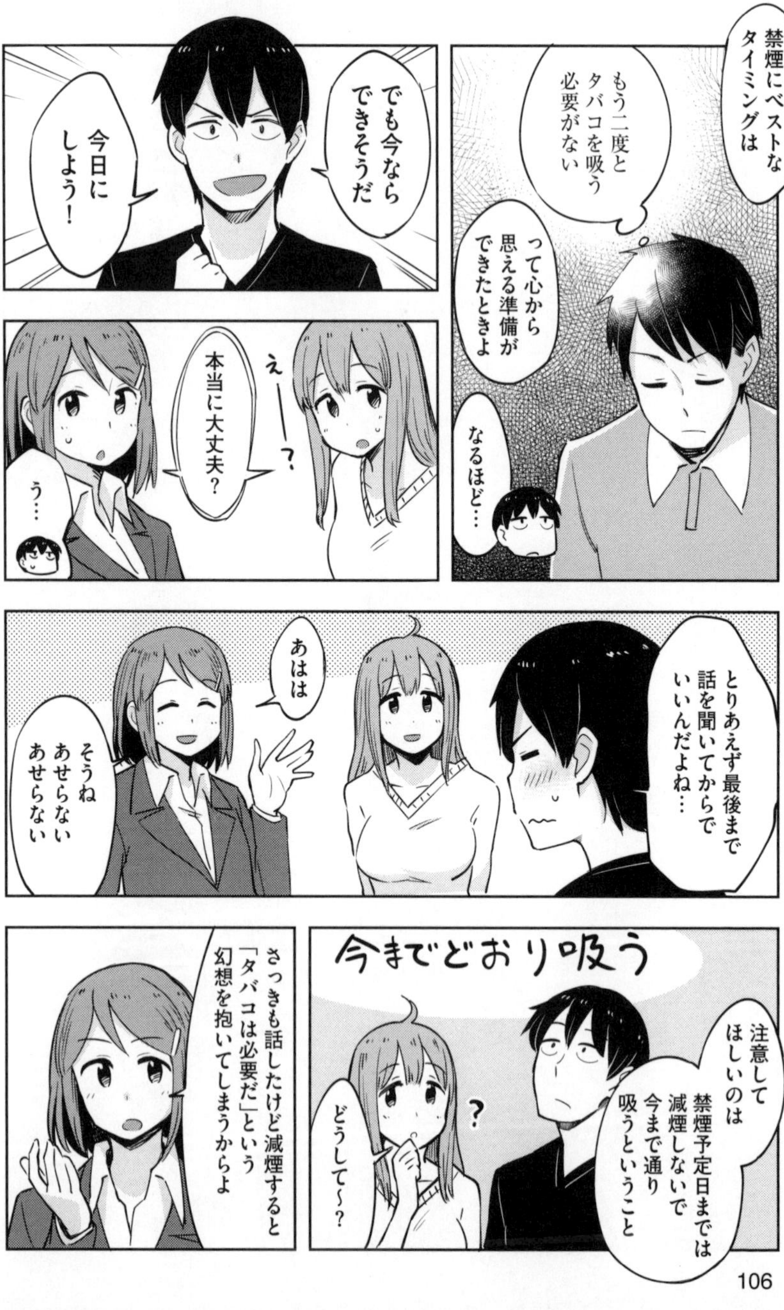

禁煙にベストなタイミングは
もう二度とタバコを吸う必要がない
って心から思える準備ができたときよ
なるほど…
でも今ならできそうだ
今日にしよう！
え――？
本当に大丈夫？
う…
とりあえず最後まで話を聞いてからでいいんだよね…
あはは
そうねあせらないあせらない
今までどおり吸う
注意してほしいのは
禁煙予定日までは減煙しないで今まで通り吸うということ
？
どうして～？
さっきも話したけど減煙すると「タバコは必要だ」という幻想を抱いてしまうからよ

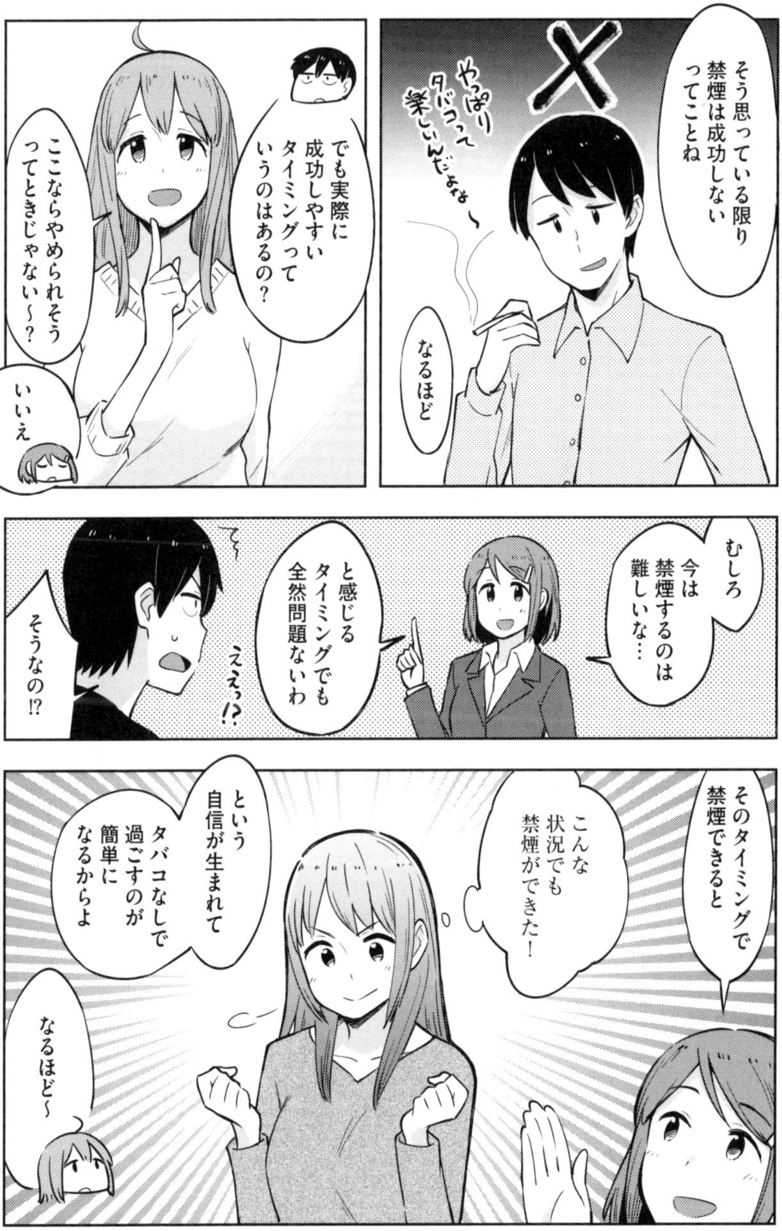
そう思っている限り禁煙は成功しないってことね
やっぱりタバコって楽しいんだよなぁ～
なるほど
でも実際に成功しやすいタイミングっていうのはあるの？
ここならやめられそうってときじゃない～？
いいえ
むしろ今は禁煙するのは難しいな…
と感じるタイミングでも全然問題ないわ
ええっ⁉
そうなの⁉
そのタイミングで禁煙できると
こんな状況でも禁煙ができた！
という自信が生まれてタバコなしで過ごすのが簡単になるからよ
なるほど～

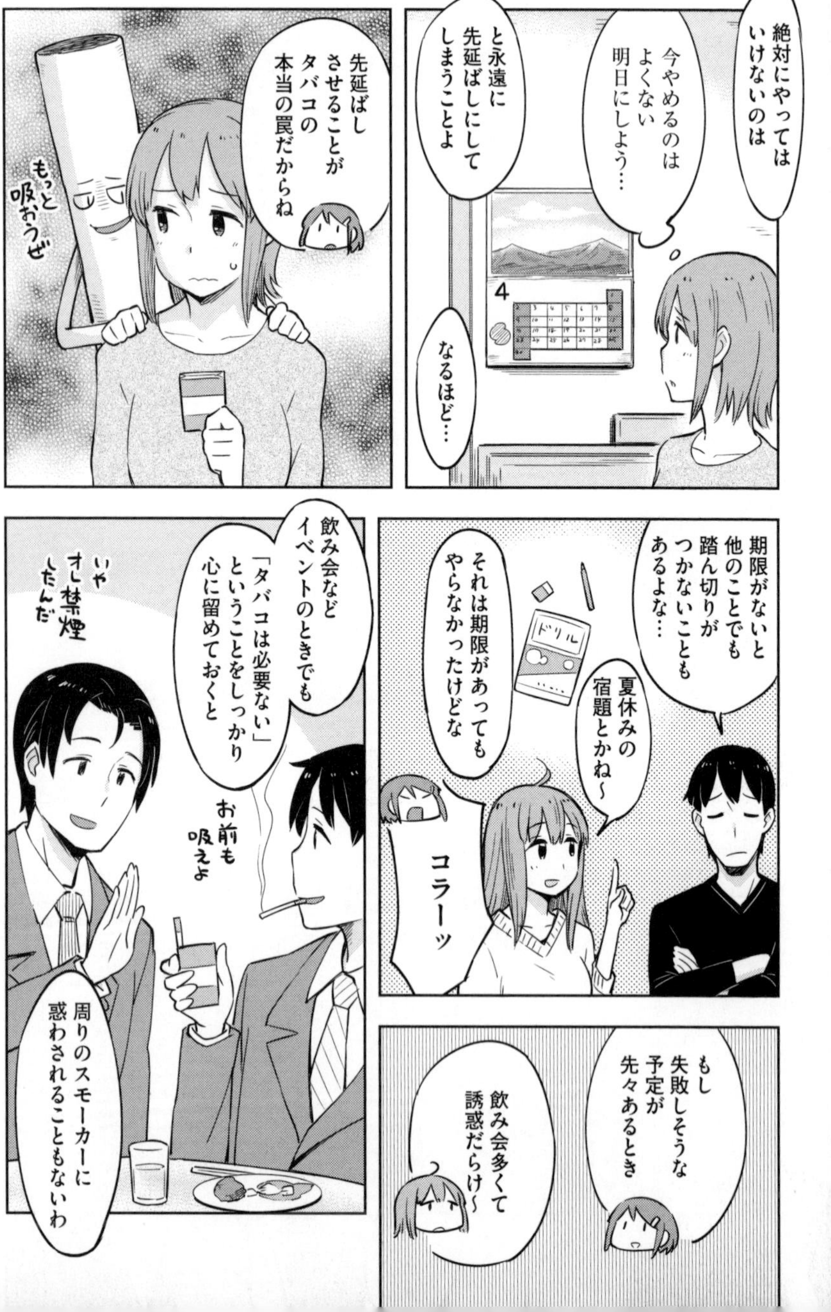

絶対にやってはいけないのは
今やめるのはよくない明日にしよう…
と永遠に先延ばしにしてしまうことよ
なるほど…
先延ばしさせることがタバコの本当の罠だからね
もっと吸おうぜ
期限がないと他のことでも踏ん切りがつかないこともあるよな…
夏休みの宿題とかね～
それは期限があってもやらなかったけどな
コラーッ
ドリル
もし失敗しそうな予定が先々あるとき
飲み会多くて誘惑だらけ～
飲み会などイベントのときでも「タバコは必要ない」ということをしっかり心に留めておくと
いやオレ禁煙したんだ
お前も吸えよ
周りのスモーカーに惑わされることもないわ

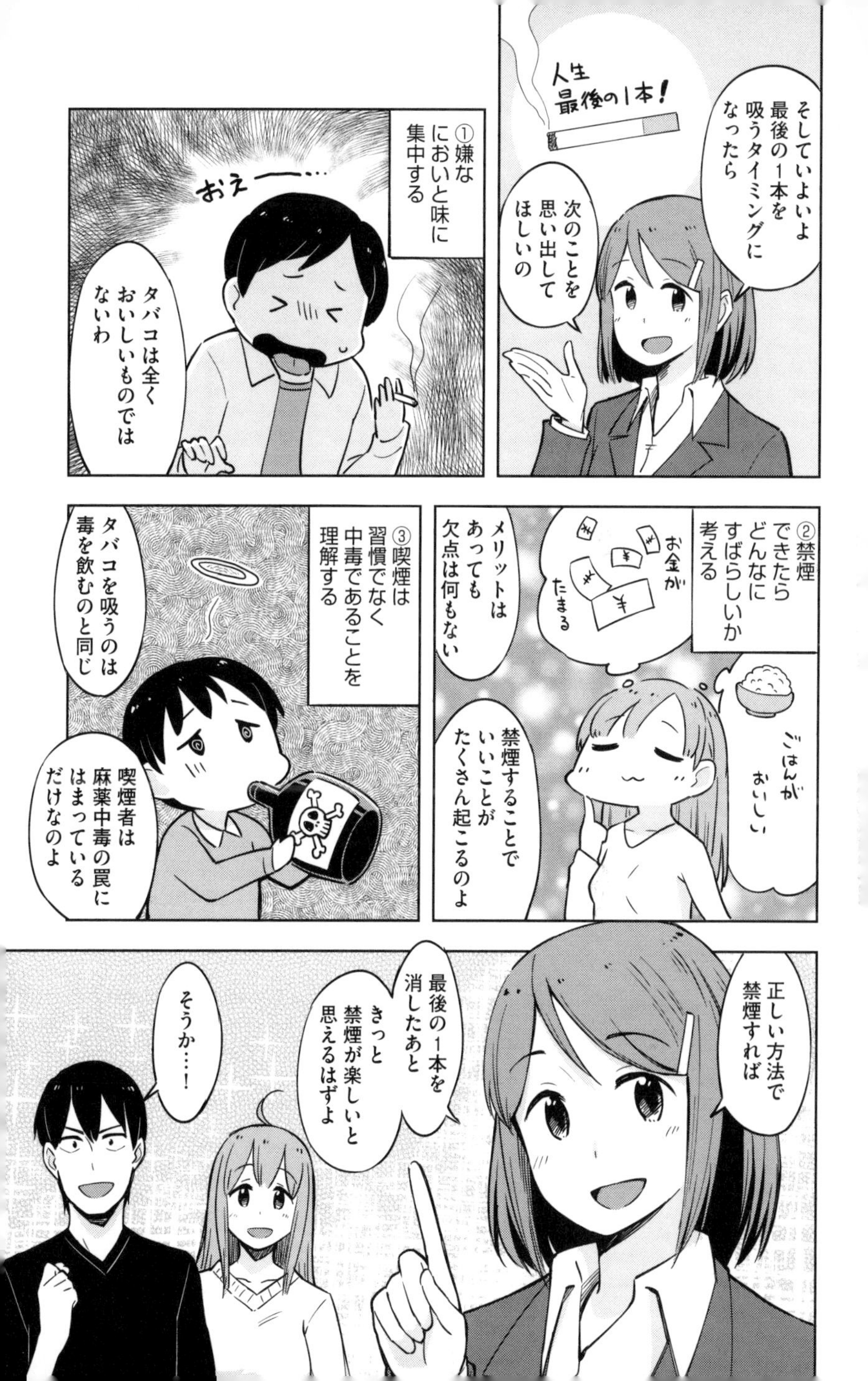
そしていよいよ最後の1本を吸うタイミングになったら
人生最後の1本!
次のことを思い出してほしいの
①嫌なにおいと味に集中する
おえ――…
タバコは全くおいしいものではないわ
②禁煙できたらどんなにすばらしいか考える
お金がたまる
ごはんがおいしい
メリットはあっても欠点は何もない
禁煙することでいいことがたくさん起こるのよ
③喫煙は習慣でなく中毒であることを理解する
タバコを吸うのは毒を飲むのと同じ
喫煙者は麻薬中毒の罠にはまっているだけなのよ
正しい方法で禁煙すれば
最後の1本を消したあと
きっと禁煙が楽しいと思えるはずよ
そうか…!

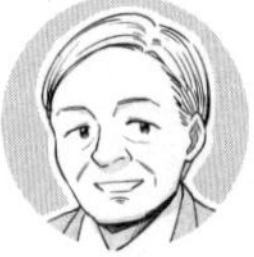

ガマンと減煙はNG

ガマンは失敗の元

ここまで読み進むと、今まで自分がタバコを吸ってきたのは、ニコチン中毒によるものであり、それが禁煙を妨げる最大の元凶になっていることがかなり理解できたと思います。その一方で、「それはわかったけど本当にやめられるのか」という声も聞こえてきそうです。「禁煙は難しい」と考える人は、おそらく過去にも何度か禁煙に挑戦したことがあるはずです。そして、失敗するたびに自分の精神力の弱さにがっかりしたのではないでしょうか。

もしもあなたに、「とにかくタバコをガマンする」と誓ったのにそれを続けられなかった過去があったとしても、どうか安心してください。禁煙できなかったのは、あなたの精神力の弱さのせいではありません。その禁煙方法が、間違っていたのです。

さらに、その失敗体験を自分のせいだと思うことで、「禁煙は難しい」という思考が定着してしまっただけなのです。もちろん、ガマンを貫き通して禁煙できる人もいないわけではありませんが、極めて少数派です。多くの人はガマンの限界を感じて、挫折していくものです。また、失敗の繰り返しは自信を喪失させます。それが積み重なると、挑戦そのものがむなしくなり、禁煙がますます困難に思えてしまいます。

○ガマンは新たなストレスにつながる

前にも話しましたが、「喫煙でストレスが解消される」というのは、タバコが引き起こす幻想です。私たちは日々の暮らしの中で、実に様々なストレスにさらされています。職場や家庭における人間関係、経済的な問題、健康上の不安などを一度も感じることなく一生を終える人はいません。自分の意思とは関係なく何かのタイミングでいろいろなトラブルに遭遇し、ストレスを感じるものなのです。それは、喫煙の有無にかかわらず誰にでも起こりえますし、タバコを吸って解決できる問題ではありません。むしろ喫煙は、ニコチン依存というさらなるストレスを自らの手で増やしているようなものです。そのような状態の人が、「タバコをガマンする」という禁煙法に挑戦したところで、さらにストレスを増やすだけです。

また、「何年間もタバコなしでいられたのに、つい先日1本吸ってしまったら、またヘビースモーカーに逆戻りした」「病気で医者にタバコを禁止されたけど、ガマンすればするほど吸いたくなる」「何カ月も禁煙しているけど、まだタバコが吸いたくて苦しんでいる」など、圧倒的多数派である禁煙の失敗者や挑戦中の人たちによる苦労話（いいわけ）も禁煙を妨げる要因になりますが、屈してはいけません。彼らは仲間がほしいだけなのです。

中には、「禁煙は難しい、つらくて当然」という思い込みから、「禁煙するから、何週間かは機嫌が悪くなるかもしれない。自分もタバコをガマンするのだから、みんなもそれくらいはガマンしてくれ」などと、周囲にまで悲壮感をまき散らすケースもあります。そんな調子でガマンの禁煙をスタートしても、タバコの罠について正しく理解できていないうちは「タバコが吸いたい」→「でもガマンしなくちゃ」→「イライラする」→「タバコが吸いたい」→「いつまでガマンしなくちゃいけないのだろう」という具合にイライラが募ります。やがてイライラがピークに達すると、つい数日（あるいはつい数時間）前に禁煙すると誓ったはずの当人が、タバコを吸う理由を探し出すようになります。

例えば、「人生は短い。タバコを吸っていなくても事故にあわないとも限らない」「タバコだけががんの原因ではないのだから、タバコを吸ってても吸わなくても同じだろう」「禁煙の時期が悪かったんだ。よりによって子供の受験や家のローンで大変な時期に禁煙をすることはないだろう。せめて進学が決まってからやめればいいじゃないか」「タバコを吸わないと落ち着かない。仕事の妨げにもなる。このままではみんなに迷惑をかけてしまう」などと考えるのも珍しいことではありません。なぜなら、「タバコ＝ストレス解消」だと思い込んだままの人が急にタバコを吸えなくなったとしたら？　ストレスが増え続けるに決まっています。

減煙は逆効果

マンガの中で、勇が試したように「禁煙は難しいけれど、減煙ならできそうだ」などとあなたも考えたことはありませんか？「タバコをやめたい」「このままじゃ体にマズイよな」と思っていても禁煙に踏み切れない人は、「急にタバコが吸えなくなるのはどう考えても無理そうだから、少しずつ減らしてみよう」と考えがちです。また、医師や禁煙アドバイザーの多くが禁煙の補助手段として減煙を勧めます。しかし、減煙をすると逆に「タバコが吸いたい」という欲求が強まり、2〜3日もすると、その無意味さを知る羽目になるでしょう。以前と同じ本数のタバコを吸うようになるのにそう長くはかかりません。さらには、以前の倍の本数に増えてしまう人もいます。その理由はマンガでも説明した通り、1日に吸う本数が少ない人のほうが「タバコを有り難いものだ」と感じる気持ち（タバコの価値）が増幅されるためです。

この状態は、「禁煙したい」と思っている人にとっては、最悪の拷問です。なぜなら、ニコチン依存を断ち切ることができない上に、タバコに対するより強い渇望感を招くことになるからです。これではまるで、長時間おあずけをくらっている犬のようなもの。しかも待っているのは、確実に体に悪い影響を及ぼす毒です。それなのに時間がきて「ヨシ」の号令がかかると、その毒を有り難がって食べてしまうのです。この犬が幸せだとは、到底思えませんよね。減煙は、あえてそのような状況を作り出しているようなものだと知っておきましょう。

もう一度いいます。禁煙をしたいのであれば、減煙は逆効果です。減煙で、ニコチンへの依存を断ち切ることはできません。また、1日数本のタバコでなんとか踏みとどまっているかわいそうなスモーカーをうらやむ必要もありません。薬物の量を完全に自分でコントロールできる薬物中毒者などこの世に存在しないということを、しっかりと覚えておいてください。

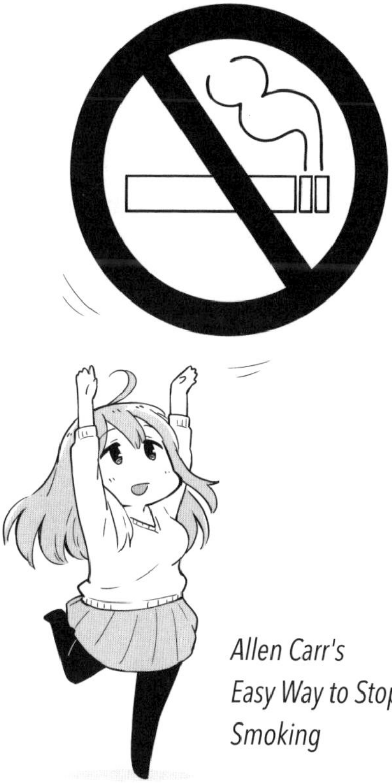

Allen Carr's
Easy Way to Stop
Smoking

禁煙の不安は気のせい？

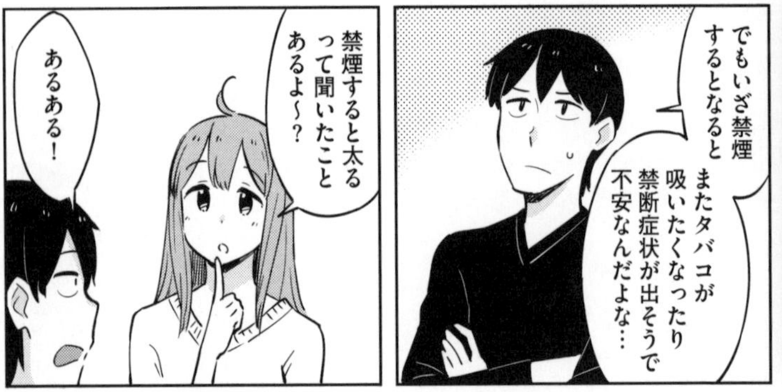
でもいざ禁煙するとなると
またタバコが吸いたくなったり禁断症状が出そうで不安なんだよな…
禁煙すると太るって聞いたことあるよ～？
あるある！

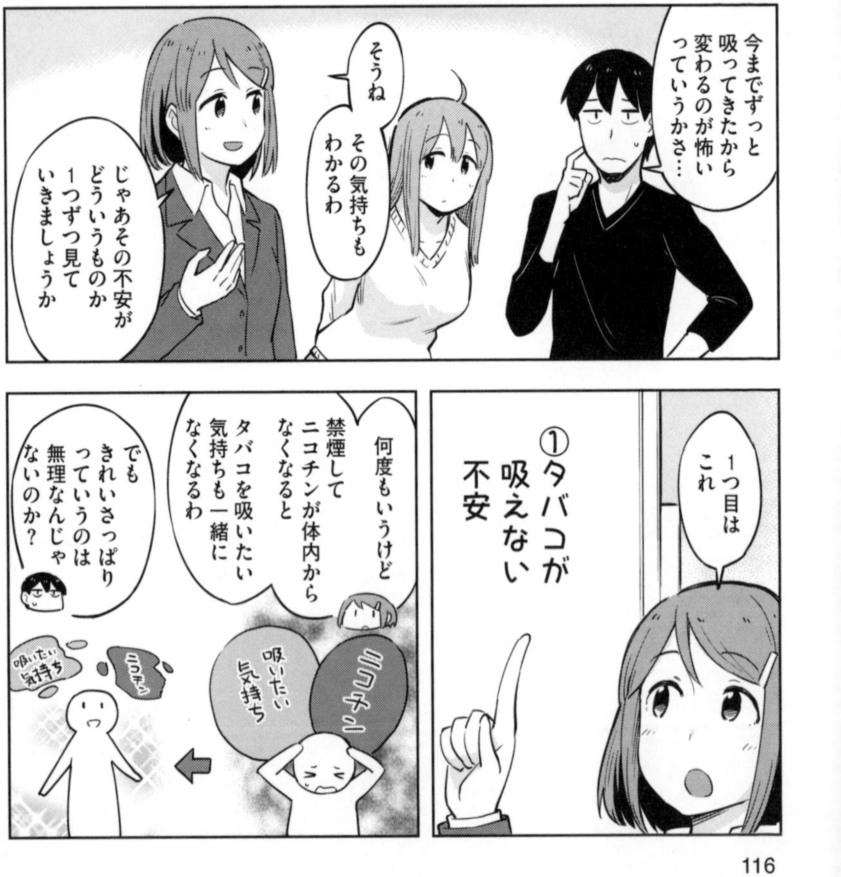
今までずっと吸ってきたから変わるのが怖いっていうかさ…
そうね
その気持ちもわかるわ
じゃあその不安がどういうものか1つずつ見ていきましょうか
1つ目はこれ
①タバコが吸えない不安
何度もいうけど
禁煙してニコチンが体内からなくなると
タバコを吸いたい気持ちも一緒になくなるわ
ニコチン
吸いたい気持ち
吸いたい気持ち
ニコチン
でもきれいさっぱりっていうのは無理なんじゃないのか？

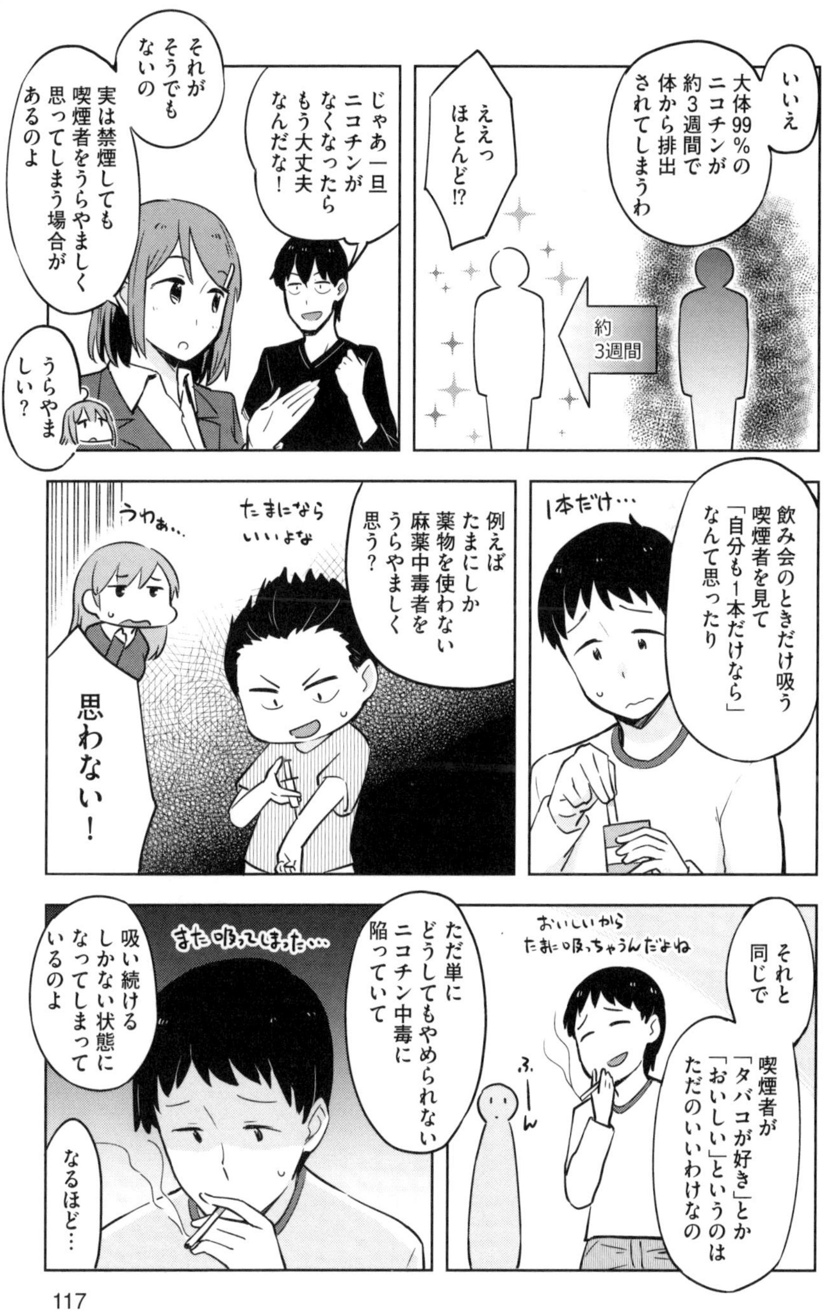
いいえ 大体99%のニコチンが約3週間で体から排出されてしまうわ
ええっ ほとんど!?
約3週間
じゃあ一旦ニコチンがなくなったらもう大丈夫なんだな!
それがそうでもないの
実は禁煙しても喫煙者をうらやましく思ってしまう場合があるのよ
うらやましい?
飲み会のときだけ吸う喫煙者を見て「自分も1本だけなら」なんて思ったり
1本だけ…
例えばたまにしか薬物を使わない麻薬中毒者をうらやましく思う?
たまにならいいよな
うわぁ…
思わない!
それと同じで
喫煙者が「タバコが好き」とか「おいしい」というのはただのいいわけなの
おいしいから たまに吸っちゃうんだよね
ふーん
ただ単にどうしてもやめられないニコチン中毒に陥っていて
吸い続けるしかない状態になってしまっているのよ
また吸ってしまった…
なるほど…

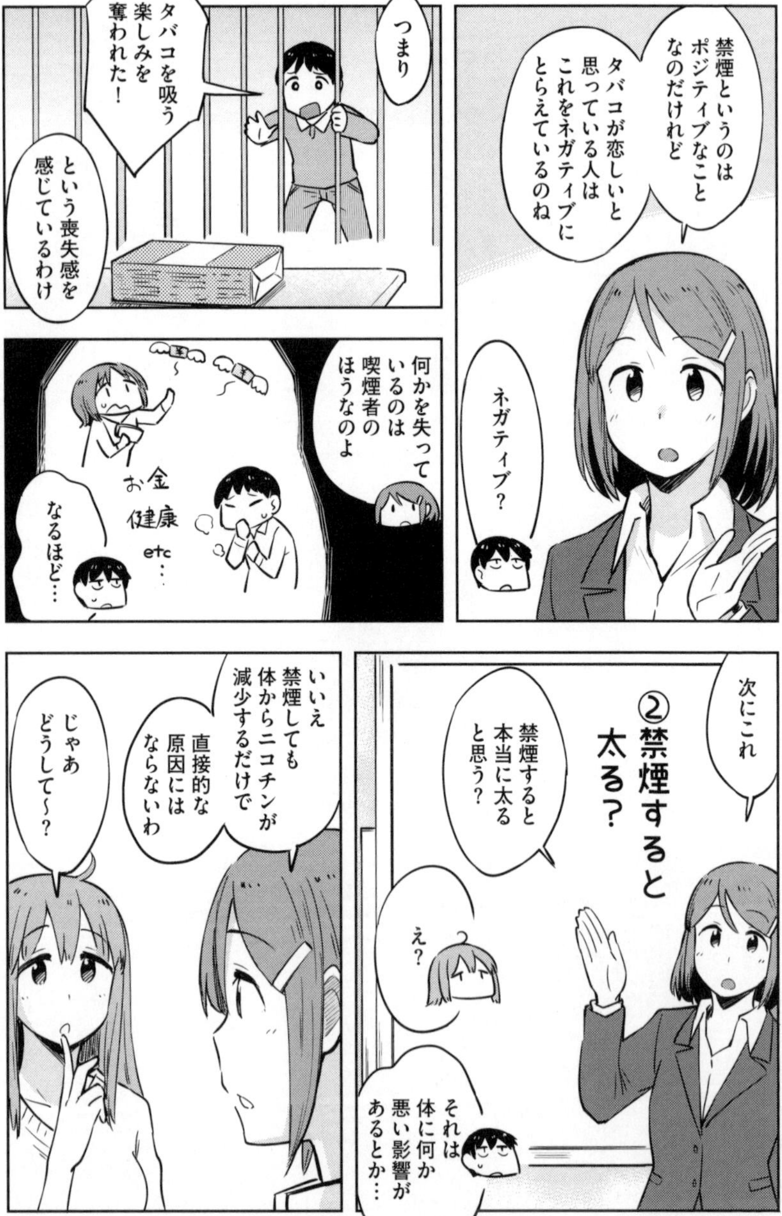

禁煙というのはポジティブなことなのだけれど
タバコが恋しいと思っている人はこれをネガティブにとらえているのね
ネガティブ？
つまり
タバコを吸う楽しみを奪われた！
という喪失感を感じているわけ
何かを失っているのは喫煙者のほうなのよ
お金
健康
etc…
なるほど…
次にこれ
②禁煙すると太る？
禁煙すると本当に太ると思う？
え？
それは体に何か悪い影響があるとか…
いいえ禁煙しても体からニコチンが減少するだけで
直接的な原因にはならないわ
じゃあどうして～？

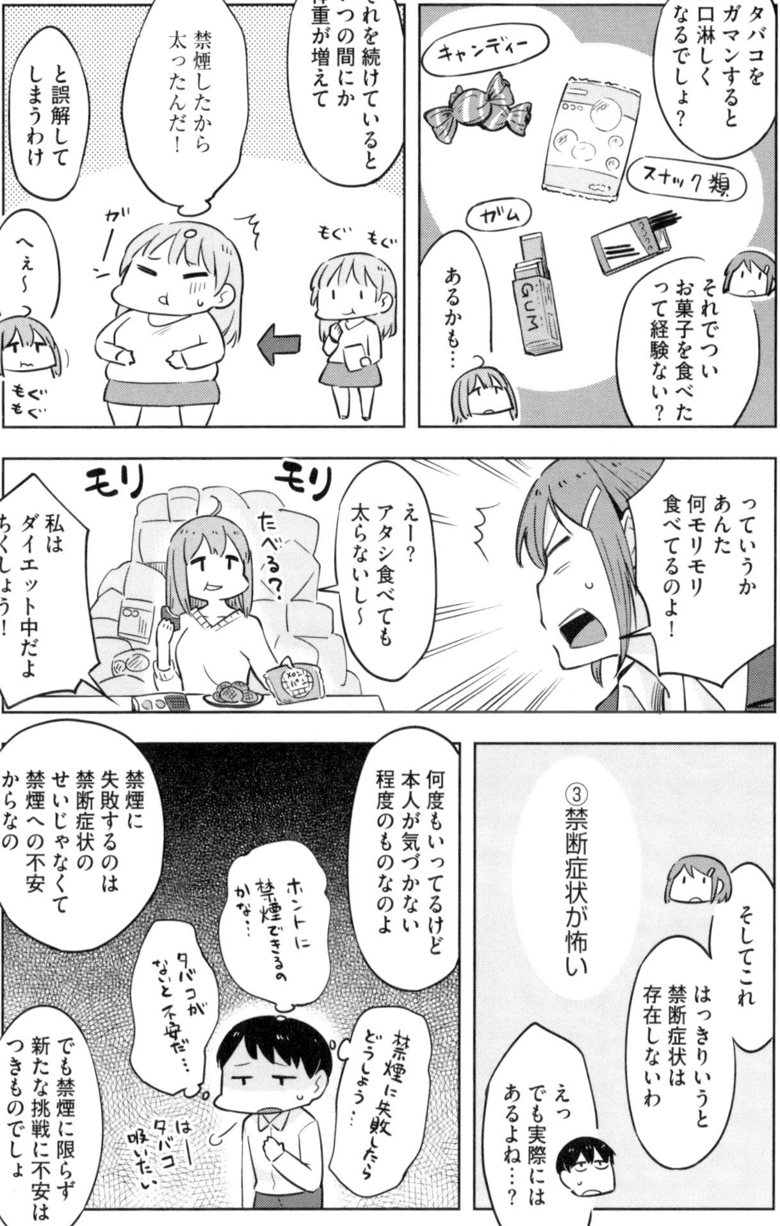
タバコをガマンすると口淋しくなるでしょ?
キャンディー
スナック類
ガム
それでついお菓子を食べたって経験ない?
あるかも…
それを続けているといつの間にか体重が増えて
もぐ もぐ
ガーン
禁煙したから太ったんだ!
と誤解してしまうわけ
へぇ~
もぐもぐ
っていうかあんた何モリモリ食べてるのよ!
モリ モリ
えー? アタシ食べても太らないし~
たべる?
私はダイエット中だよちくしょう!
③禁断症状が怖い
そしてこれはっきりいうと禁断症状は存在しないわ
えっでも実際にはあるよね…?
何度もいってるけど本人が気づかない程度のものなのよ
禁煙に失敗するのは禁断症状のせいじゃなくて禁煙への不安からなの
ホントに禁煙できるのかな…
タバコがないと不安だ…
禁煙に失敗したらどうしよう…
はー タバコ吸いたい
でも禁煙に限らず新たな挑戦に不安はつきものでしょ

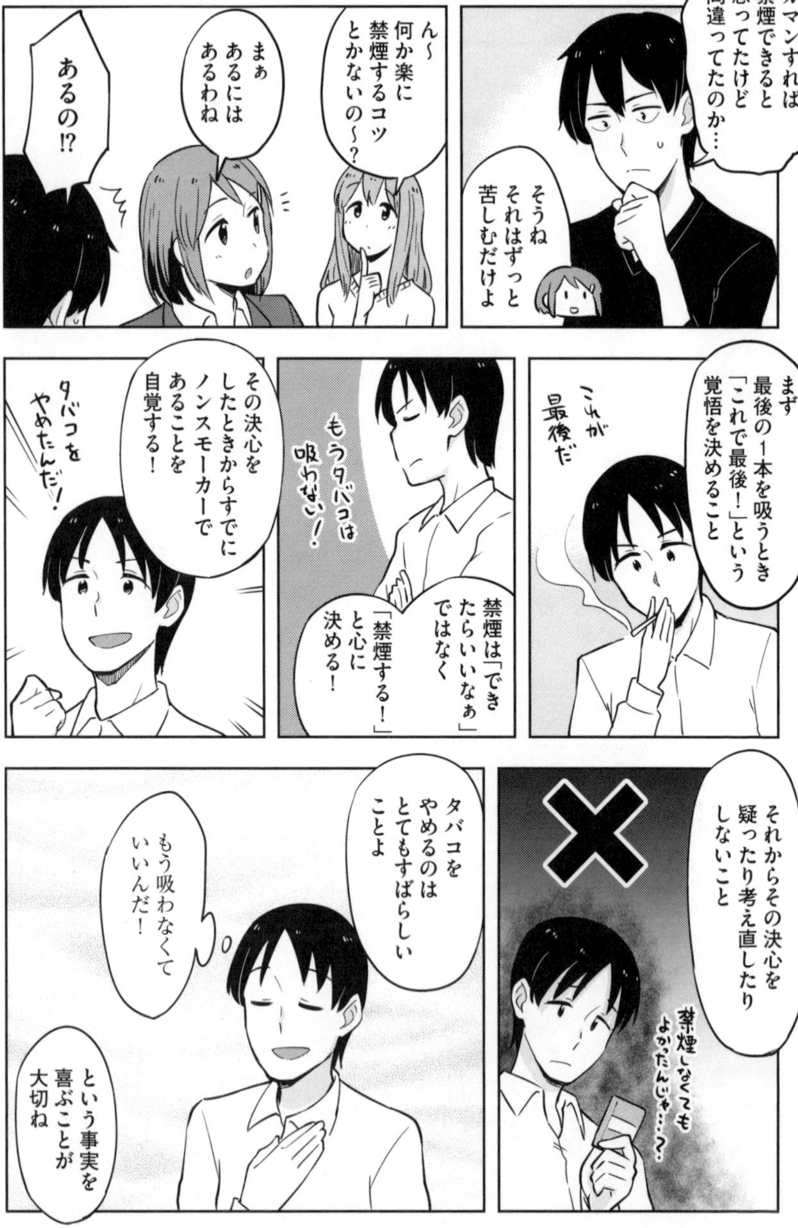
ガマンすれば
禁煙できると
思ってたけど
間違ってたのか…
そうね
それはずっと
苦しむだけよ
ん～
何か楽に
禁煙するコツ
とかないの～？
まぁ
あるには
あるわね
あるの!?
まず
最後の1本を吸うとき
「これで最後！」という
覚悟を決めること
これが最後だ
もうタバコは吸わない！
禁煙は「できたらいいなぁ」
ではなく
「禁煙する！」
と心に
決める！
その決心を
したときからすでに
ノンスモーカーで
あることを
自覚する！
タバコをやめたんだ！
それからその決心を
疑ったり考え直したり
しないこと
禁煙しなくても
よかったんじゃ…？
タバコを
やめるのは
とてもすばらしい
ことよ
もう吸わなくて
いいんだ！
という事実を
喜ぶことが
大切ね

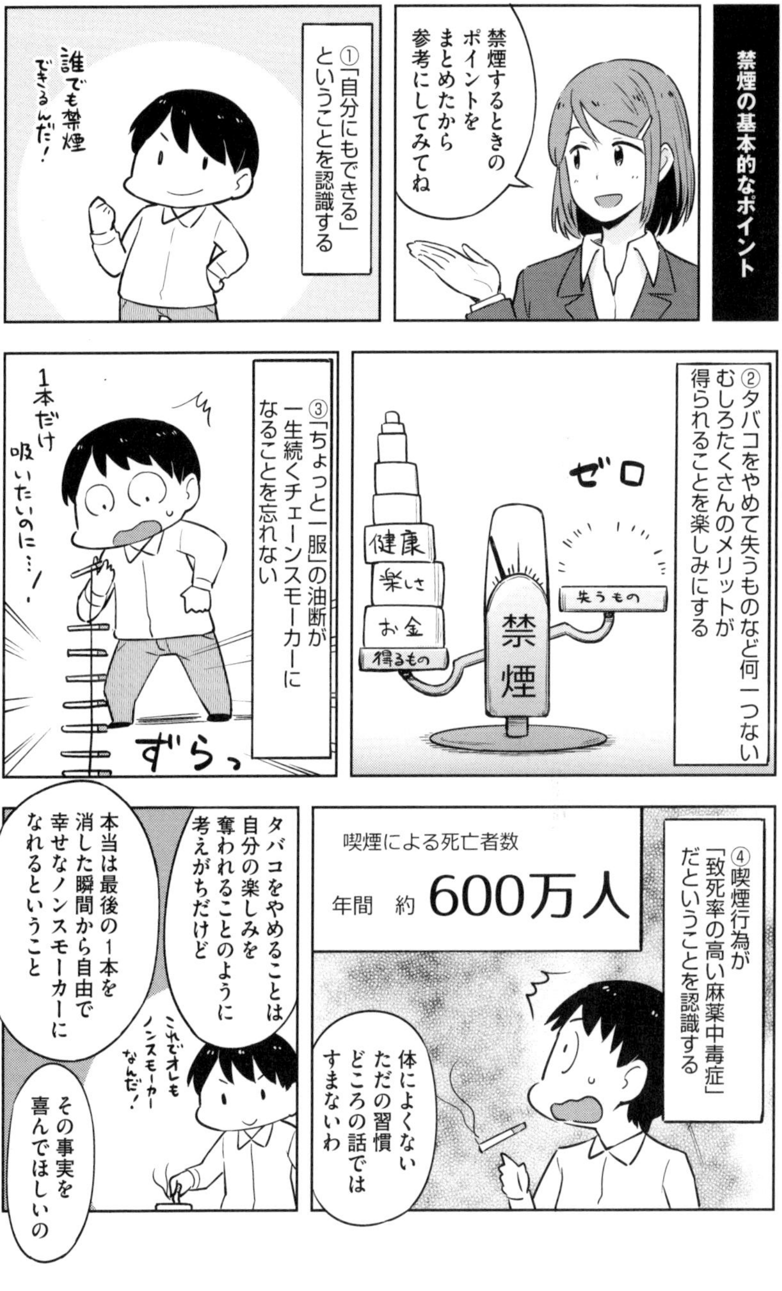
禁煙の基本的なポイント
禁煙するときのポイントをまとめたから参考にしてみてね
①「自分にもできる」ということを認識する
誰でも禁煙できるんだ！
②タバコをやめて失うものなど何一つない むしろたくさんのメリットが得られることを楽しみにする
ゼロ
健康
楽しさ
お金
得るもの
失うもの
禁煙
③「ちょっと一服」の油断が一生続くチェーンスモーカーになることを忘れない
1本だけ吸いたいのに…！
ずらっ
④喫煙行為が「致死率の高い麻薬中毒症」だということを認識する
喫煙による死亡者数
年間 約600万人
体によくないただの習慣どころの話ではすまないわ
タバコをやめることは自分の楽しみを奪われることのように考えがちだけど
本当は最後の1本を消した瞬間から自由で幸せなノンスモーカーになれるということ
これでオレもノンスモーカーなんだ！
その事実を喜んでほしいの

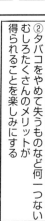

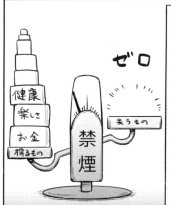

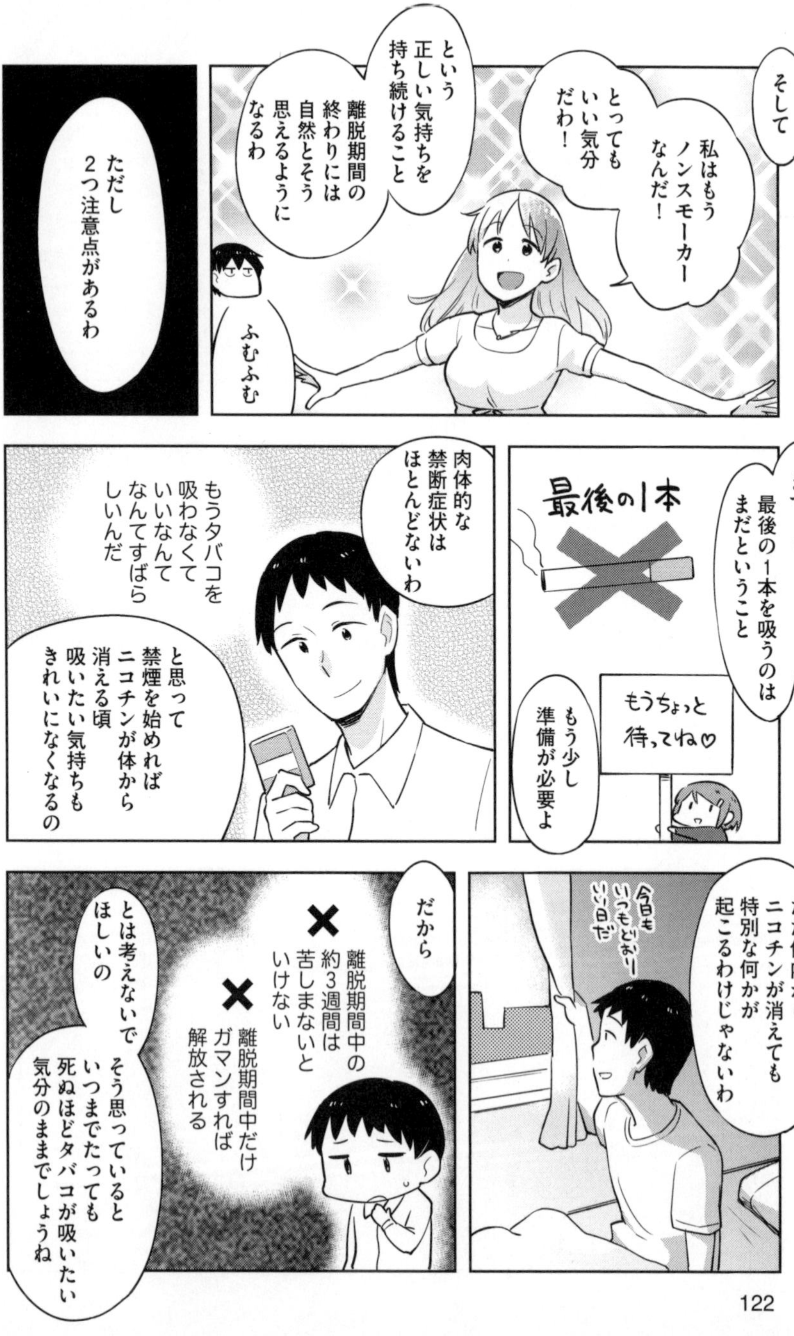
そして
私はもう ノンスモーカー なんだ！
とっても いい気分 だわ！
という 正しい気持ちを 持ち続けること
離脱期間の 終わりには 自然とそう 思えるように なるわ
ふむふむ
ただし 2つ注意点があるわ
まず 最後の1本を吸うのは まだということ
最後の1本
もうちょっと 待ってね♡
もう少し 準備が必要よ
肉体的な 禁断症状は ほとんどないわ
もうタバコを 吸わなくて いいなんて なんてすばら しいんだ
と思って 禁煙を始めれば ニコチンが体から 消える頃 吸いたい気持ちも きれいになくなるの
ただ体内から ニコチンが消えても 特別な何かが 起こるわけじゃないわ
今日も いつもどおり いい日だ
だから
✕ 離脱期間中の 約3週間は 苦しまないと いけない
✕ 離脱期間中だけ ガマンすれば 解放される
とは考えないで ほしいの
そう思っていると いつまでたっても 死ぬほどタバコが吸いたい 気分のままでしょうね

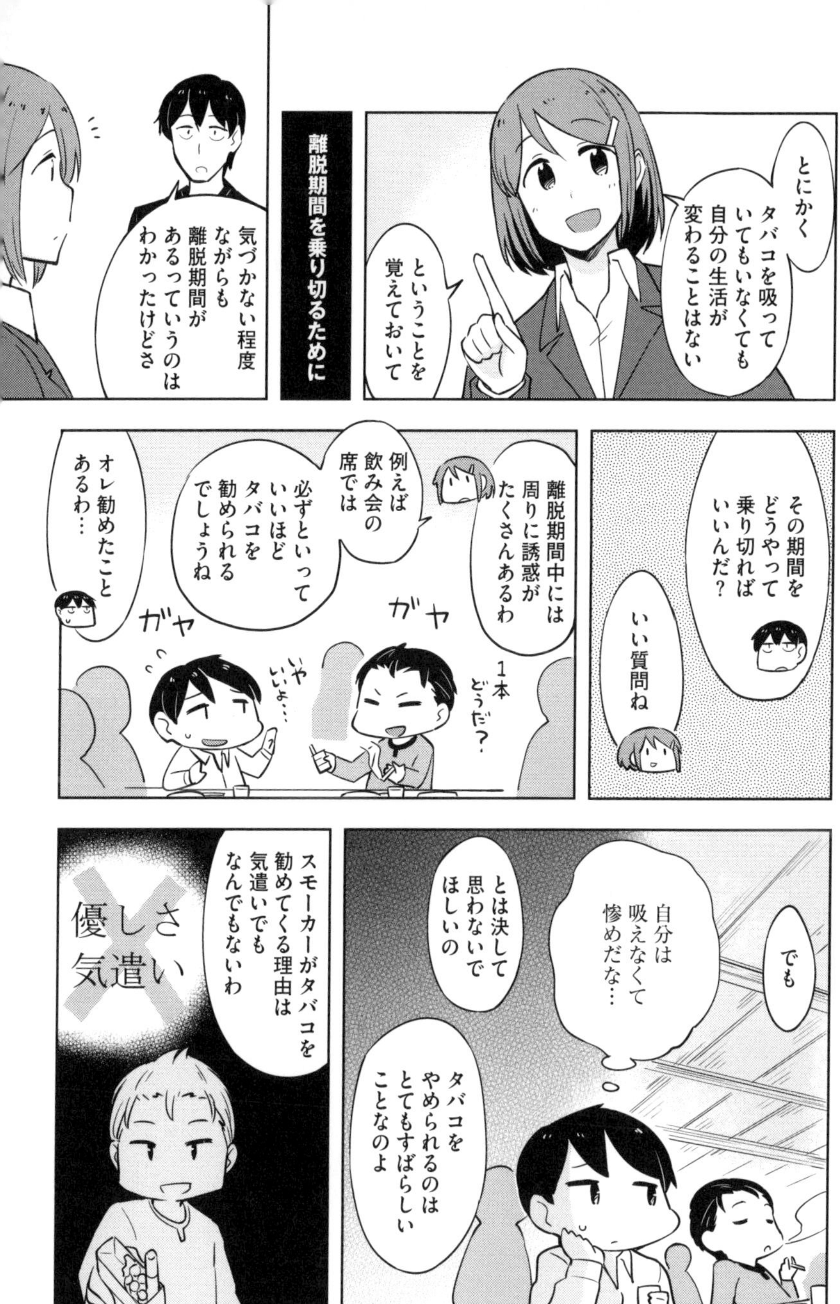
とにかく
タバコを吸っていてもいなくても自分の生活が変わることはない
ということを覚えておいて
離脱期間を乗り切るために
気づかない程度ながらも離脱期間があるっていうのはわかったけどさ
その期間をどうやって乗り切ればいいんだ？
いい質問ね
離脱期間中には周りに誘惑がたくさんあるわ
例えば飲み会の席では
必ずといっていいほどタバコを勧められるでしょうね
オレ勧めたことあるわ…
ガヤ
ガヤ
1本どうだ？
いやいいよ…
でも
自分は吸えなくて惨めだな…
とは決して思わないでほしいの
タバコをやめられるのはとてもすばらしいことなのよ
スモーカーがタバコを勧めてくる理由は気遣いでもなんでもないわ
優しさ
気遣い

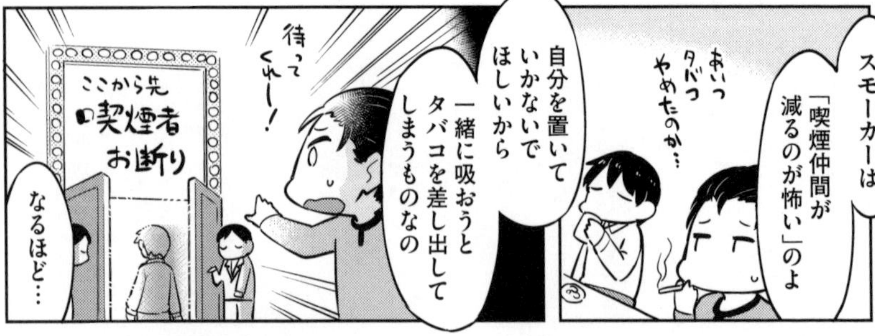
スモーカーは「喫煙仲間が減るのが怖い」のよ
あいつタバコやめたのか…
自分を置いていかないでほしいから一緒に吸おうとタバコを差し出してしまうものなの
待ってくれー!
ここから先 喫煙者お断り
なるほど…

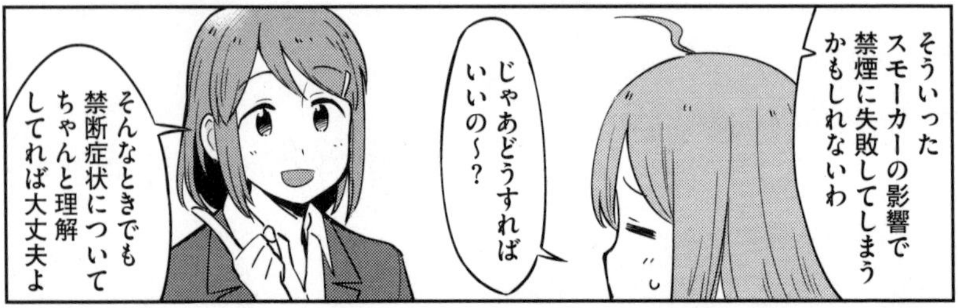
そういったスモーカーの影響で禁煙に失敗してしまうかもしれないわ
じゃあどうすればいいの~?
そんなときでも禁断症状についてちゃんと理解してれば大丈夫よ

①2つの禁断症状

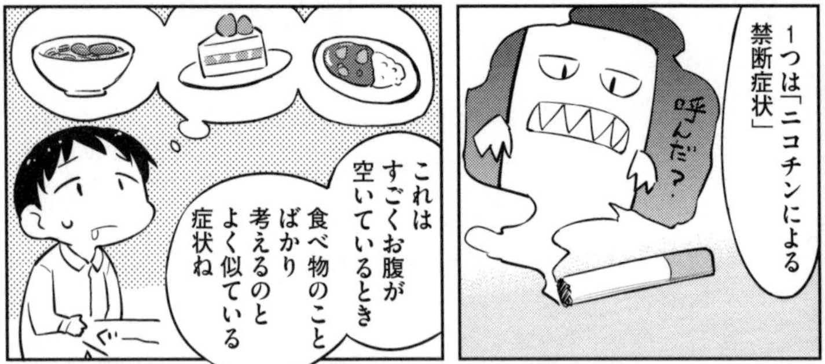
1つは「ニコチンによる禁断症状」
呼んだ?
これはすごくお腹が空いているとき食べ物のことばかり考えるのとよく似ている症状ね
ぐ~

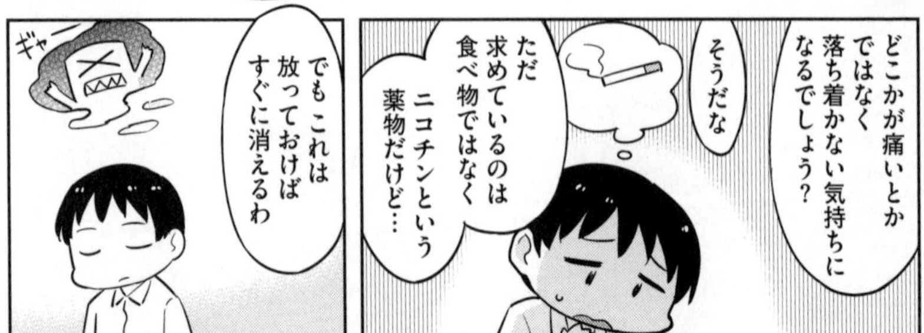
どこかが痛いとかではなく落ち着かない気持ちになるでしょう?
そうだな
ただ求めているのは食べ物ではなくニコチンという薬物だけど…
でもこれは放っておけばすぐに消えるわ
ギャー

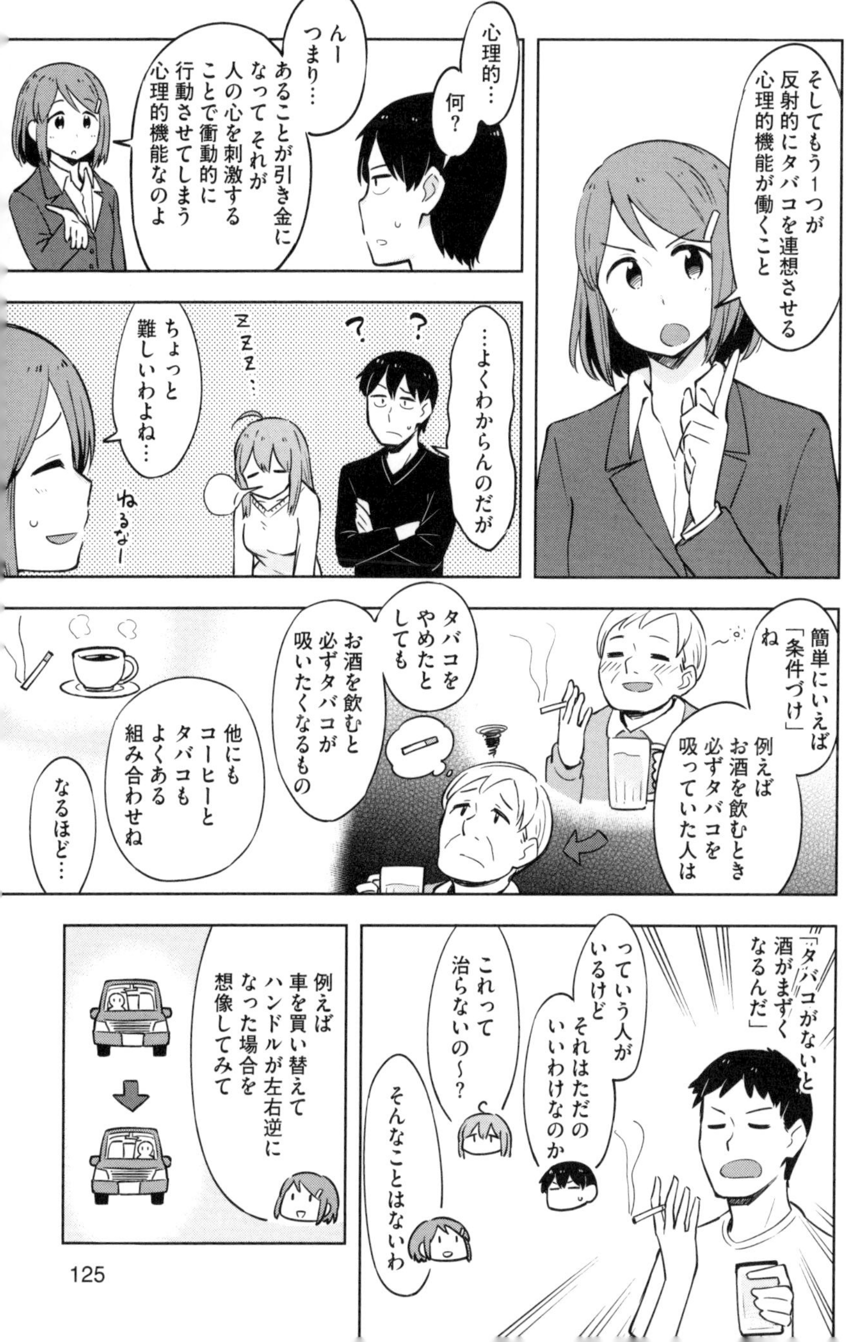
そしてもう1つが反射的にタバコを連想させる心理的機能が働くこと
心理的…… 何?
んーつまり……
あることが引き金になって それが人の心を刺激することで衝動的に行動させてしまう心理的機能なのよ
…よくわからんのだが
? ?
Zzz…
ちょっと難しいわよね……
ねるなー
簡単にいえば「条件づけ」ね
例えばお酒を飲むとき必ずタバコを吸っていた人は
タバコをやめたとしてもお酒を飲むと必ずタバコが吸いたくなるもの
他にもコーヒーとタバコもよくある組み合わせね
なるほど……
「タバコがないと酒がまずくなるんだ」
っていう人がいるけど
それはただのいいわけなのか
これって治らないの～?
そんなことはないわ
例えば車を買い替えてハンドルが左右逆になった場合を想像してみて

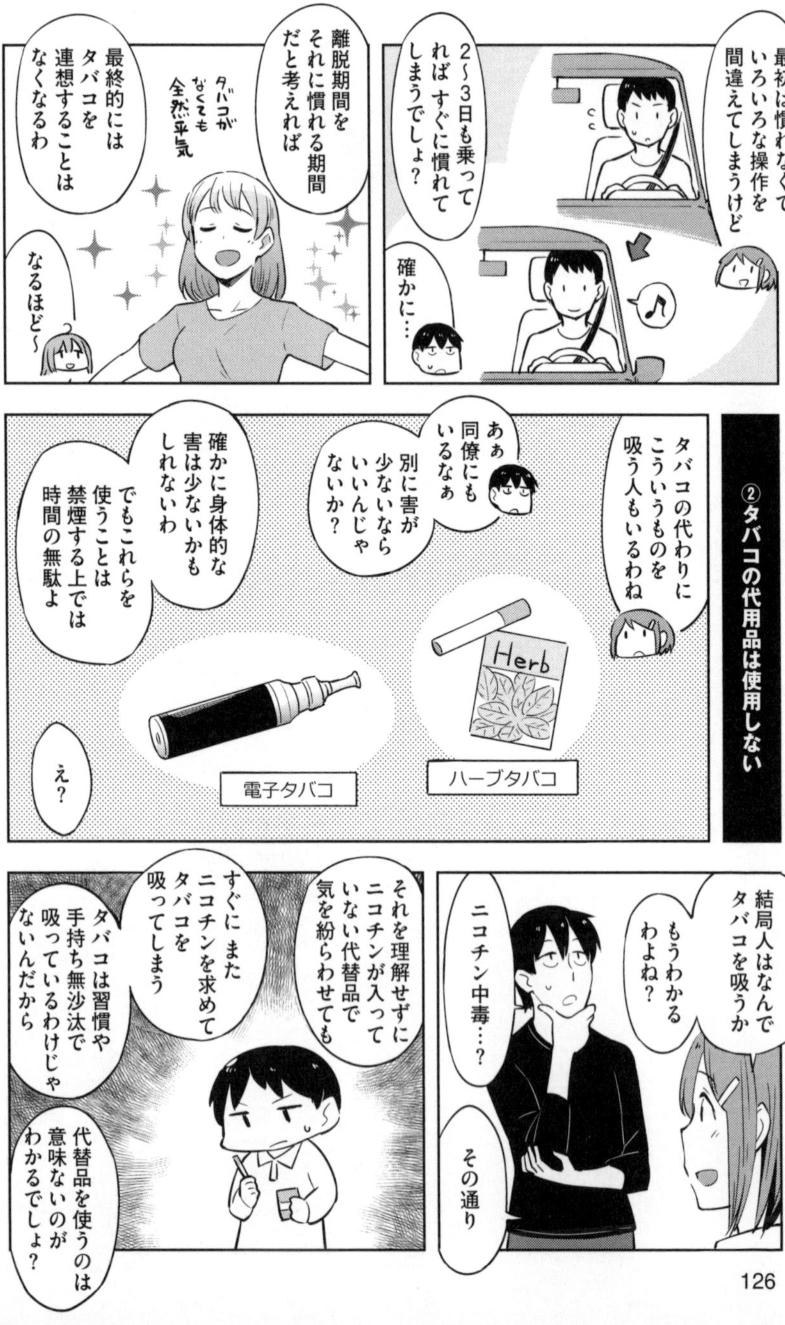
最初は慣れなくていろいろな操作を間違えてしまうけど
2〜3日も乗ってればすぐに慣れてしまうでしょ？
確かに…
離脱期間をそれに慣れる期間だと考えれば
タバコがなくても全然平気
最終的にはタバコを連想することはなくなるわ
なるほど〜
②タバコの代用品は使用しない
タバコの代わりにこういうものを吸う人もいるわね
あぁ同僚にもいるなぁ
別に害が少ないならいいんじゃないか？
確かに身体的な害は少ないかもしれないわ
でもこれらを使うことは禁煙する上では時間の無駄よ
Herb
ハーブタバコ
電子タバコ
え？
結局人はなんでタバコを吸うか
もうわかるわよね？
ニコチン中毒…？
その通り
それを理解せずにニコチンが入っていない代替品で気を紛らわせても
すぐにまたニコチンを求めてタバコを吸ってしまう
タバコは習慣や手持ち無沙汰で吸っているわけじゃないんだから
代替品を使うのは意味ないのがわかるでしょ？

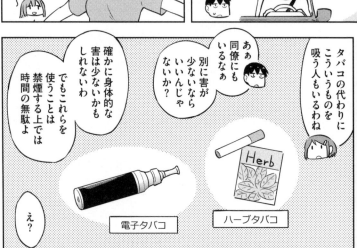

③タバコを吸いたくなったら

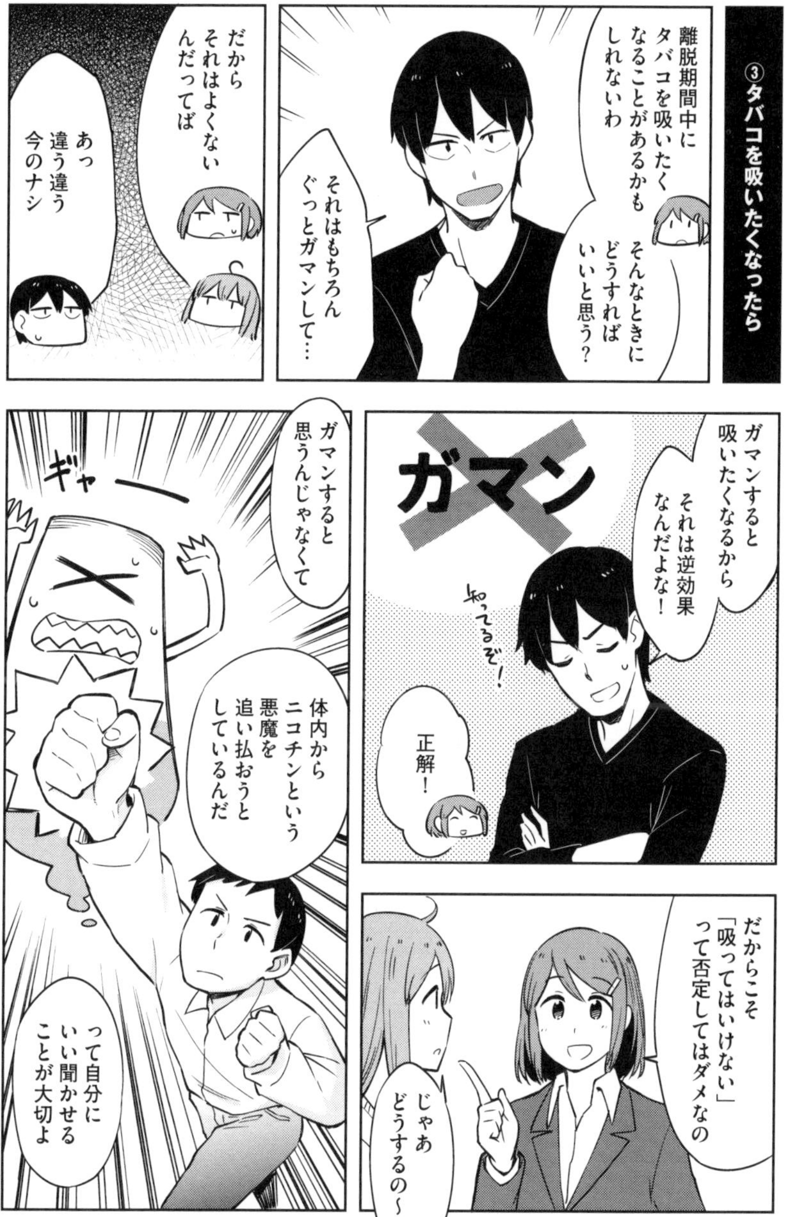

離脱期間中にタバコを吸いたくなることがあるかもしれないわ
そんなときにどうすればいいと思う？
それはもちろんぐっとガマンして…
だからそれはよくないんだってば
あっ違う違う今のナシ
ガマンすると吸いたくなるからそれは逆効果なんだよな！
ガマン
知ってるぞ！
正解！
ガマンすると思うんじゃなくて
ギャーー
体内からニコチンという悪魔を追い払おうとしているんだ
って自分にいい聞かせることが大切よ
だからこそ「吸ってはいけない」って否定してはダメなの
じゃあどうするの～？

④禁煙を楽しむ

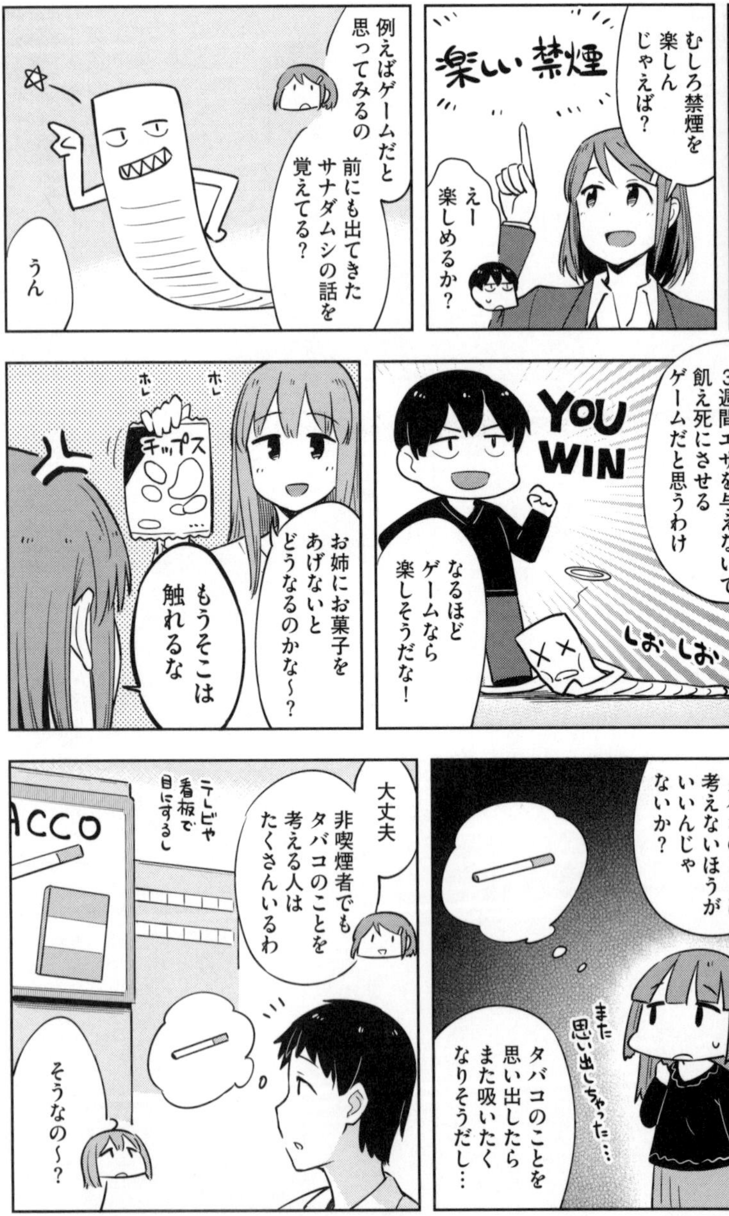
むしろ禁煙を楽しんじゃえば？
楽しい禁煙
えー楽しめるか？
例えばゲームだと思ってみるの
前にも出てきたサナダムシの話を覚えてる？
うん
ニコチンをエサにしているモンスターに3週間エサを与えないで飢え死にさせるゲームだと思うわけ
YOU WIN
しおしお
なるほどゲームなら楽しそうだな！
ホレ ホレ
チップス
お姉にお菓子をあげないとどうなるのかな～？
もうそこは触れるな
でもできればタバコのことは考えないほうがいいんじゃないか？
また思い出しちゃった…
タバコのことを思い出したらまた吸いたくなりそうだし…
大丈夫
非喫煙者でもタバコのことを考える人はたくさんいるわ
テレビや看板で目にするし
ACCO
そうなの～？

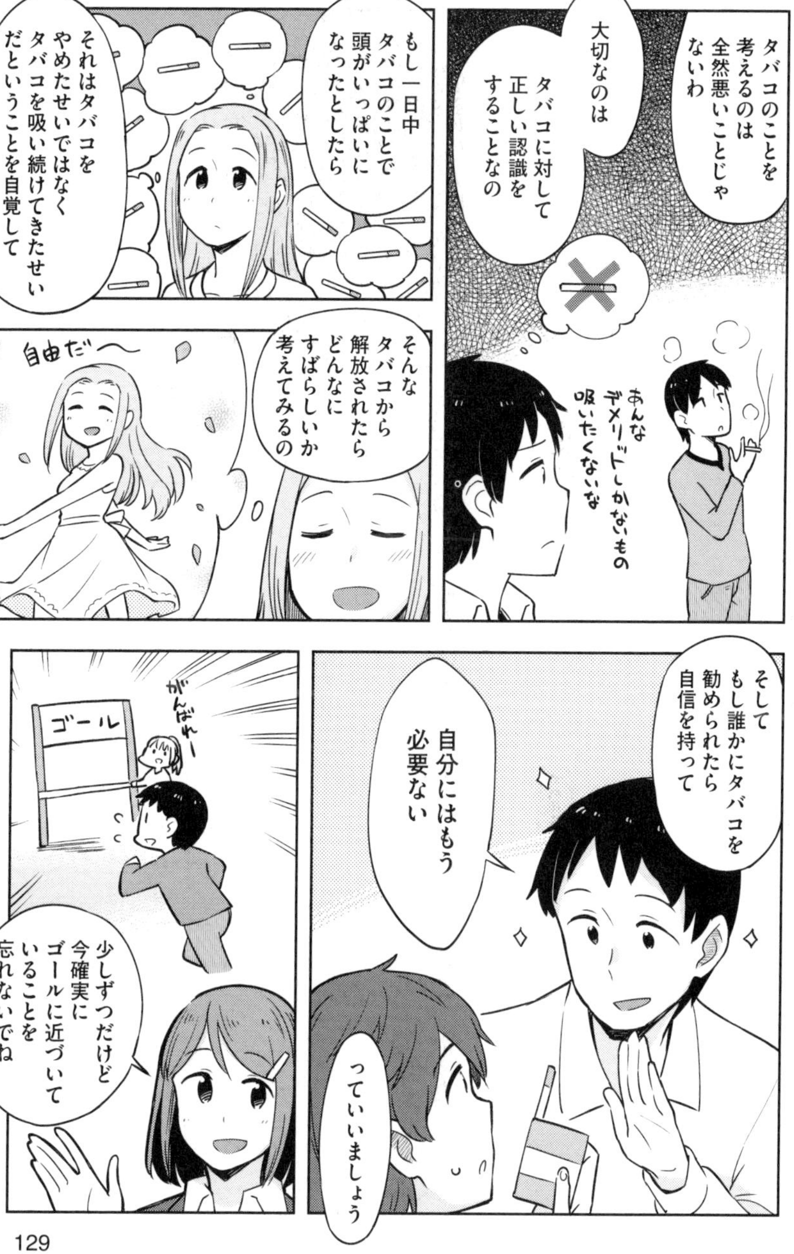
タバコのことを考えるのは全然悪いことじゃないわ
大切なのは タバコに対して正しい認識をすることなの
あんなデメリットしかないもの吸いたくないな
もし一日中タバコのことで頭がいっぱいになったとしたら
それはタバコをやめたせいではなくタバコを吸い続けてきたせいだということを自覚して
そんなタバコから解放されたらどんなにすばらしいか考えてみるの
自由だ〜
そしてもし誰かにタバコを勧められたら自信を持って
自分にはもう必要ない
っていいましょう
ゴール
がんばれー
少しずつだけど今確実にゴールに近づいていることを忘れないでね

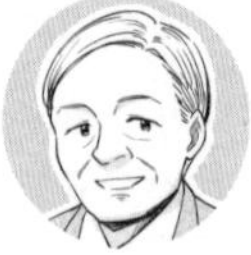

禁煙を楽しんでみる

○思い込みをリセットしよう

かつての私がそうであったように、タバコの呪縛からなかなか抜け出せない人たちの多くは、間違った思い込みによって禁煙をますます難しいものにしています。ですからここでいったん、長年の思い込みをきれいにリセットして、新しい情報に更新しましょう。

ここまでタバコが引き起こす幻想や悪影響についていろいろ話してきましたが、シンプルにまとめると次のようになります。

×喫煙＝ストレス解消　↓　○喫煙＝ニコチン中毒によってストレスを増やす

それからもうひとつ、ネガティブな思い込みをポジティブに書き換えましょう。

×禁煙＝難しい　↓　○禁煙＝簡単にできる

今まで何度か禁煙に失敗していたとしても、大丈夫です。私も同じ経験をしていますが、それでもちゃんと禁煙できたのですから何も問題はありません。ただし、準備が整うまでまだ禁煙をスタートさせてはいけません。ページをめくるたびに、一歩ずつ着実にゴールに近づいていますから、焦らずにもう少しおつきあいください。

○禁煙につきまとう不安

さて、あなたはもうすぐ最後の1本に火をつけて、二度とタバコに煩わされることのない人生を手に入れようとしています。早くタバコの支配から解放されたいと思う反面、最後の1本が近づくにつれ、禁煙に対する不安も大きくなってきているかもしれませんね。というのも、過去の自分も同じ立場だったため、そういった気持ちもよくわかるのです。おそらく最大の不安は、「タバコが吸えないことによって、自分がどうにかなってしまうのでは？」というものではないでしょうか。

そんな不安を和らげるためにも、実際に禁煙したあとのことについてお話しておきましょう。禁煙後は3週間もすればほとんどのニコチンが体内からなくなって、ごくわずかな肉体的な禁断症状は、このあたりで消えていきます。さらにこの間、タバコに対する気持ちを正しく持っていれば、タバコを吸いたい」という気持ちも一緒になくなります。しかし、まだまだ油断は禁物。周囲の喫煙者からの誘いには、十分に注意をしてください。例えばお酒を飲んでいる席で、「1本だけならいいだろう」とついつい禁煙を破る人がいるのは、そのせいです。たった1本が命取りになることを決して忘れてはいけません。「たまになら」「1本だけなら」という例外など、そもそもないのです。その理由は、自分がどのようにしてニコチン依存になったのかを思い出せばわかるはずです。

○喫煙者をうらやむ必要はない

そもそも禁煙は、ポジティブな行為であることを改めて肝に銘じましょう。タバコと縁が切れることがもたらすメリットは、健康、お金、元気、自信、穏やかさ、勇気、落ち着き、自由、自尊心などなど実にたくさんあります。喫煙を続けるのは、それとは真逆の行為です。タバコと引き換えに、ただただそれらを失い続ける運命にあります。あなたがもし、「禁煙するとタバコを吸う楽しみが奪われる」と考えてしまうのであれば、まだ「タバコにメリットがある」ということをどこかで信じているからです。そんなときは、先ほどのリセット段階に立ち返り、「喫煙はニコチン中毒者がタバコを吸い続けるしかない負のスパイラルに陥っている状態である」ということを思い出してください。

せっかく禁煙したのに、「1本ぐらいならいいだろう」という考えは、麻薬中毒者が「1度くらいなら大丈夫」と薬物に再び手を出す行為にも匹敵します。これは決して大げさな表現ではありません。依存症から抜け出せない構造そのものは、同じなのですから。それがわかれば、薬物依存者を「うらやましい」などとは思えませんよね。

○禁煙が原因で太る？

「禁煙すると太る」という話をよく耳にしますが、結論を先に述べるとそれは勘違いです。確かに、「禁煙してから太った」という人はいます。しかしそれは、禁煙そのものに太った原因があるのではなく、タバコの代わりに甘いものを頻繁に口にするようになったために太ったのです。「禁煙すると毎日の楽しみや、心の支えを奪われる」と思っていると、ついつい奪われたものを補うために、お菓子やごはんを余計に食べてしまいます。逆に「禁煙で失うものなど何もない」ということが正しく理解できていれば、お菓子やごはんを食べ過ぎて体重が極端に増えることはありません。

○否定ではなく肯定的な思考にチェンジ

これまで何度もいってきましたが、ガマンで禁煙は成功しません。「タバコのことを考えてはいけない」と思えば思うほど、「タバコが吸いたい」という心理状態に陥りやすくなります。脳は、「○○してはいけない」と禁止されると余計にそのことが頭から離れなくなる仕組みになっているからです。

クリスマスにサンクロースのことを考えないようにしようと思っても、それは無理な話です。それと同じように、禁煙直後にタバコのことを考えないようにしようと努力をする必要などありません。タバコのことが頭に浮かんだときは、「タバコを吸ってはいけない」と否定的には考えず、「もうすぐ私はタバコの呪縛から解放される。やったー！　ノンスモーカーになったんだ！」と肯定的な思考に切り替えましょう。

また、「今、自分の体内からは、ニコチンの毒素がどんどん抜けている」「もうすぐ、ニコチンがすっかり消え去る」とポジティブなイメージや言葉を多用するのも、気持ちを正しく持ち続けるのに効果的です。

Step 4

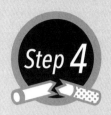

おめでとう！ノンスモーカーの世界にようこそ

Therapy 8

禁煙に失敗しない秘訣

Therapy 9

最後の1本

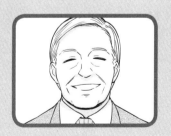

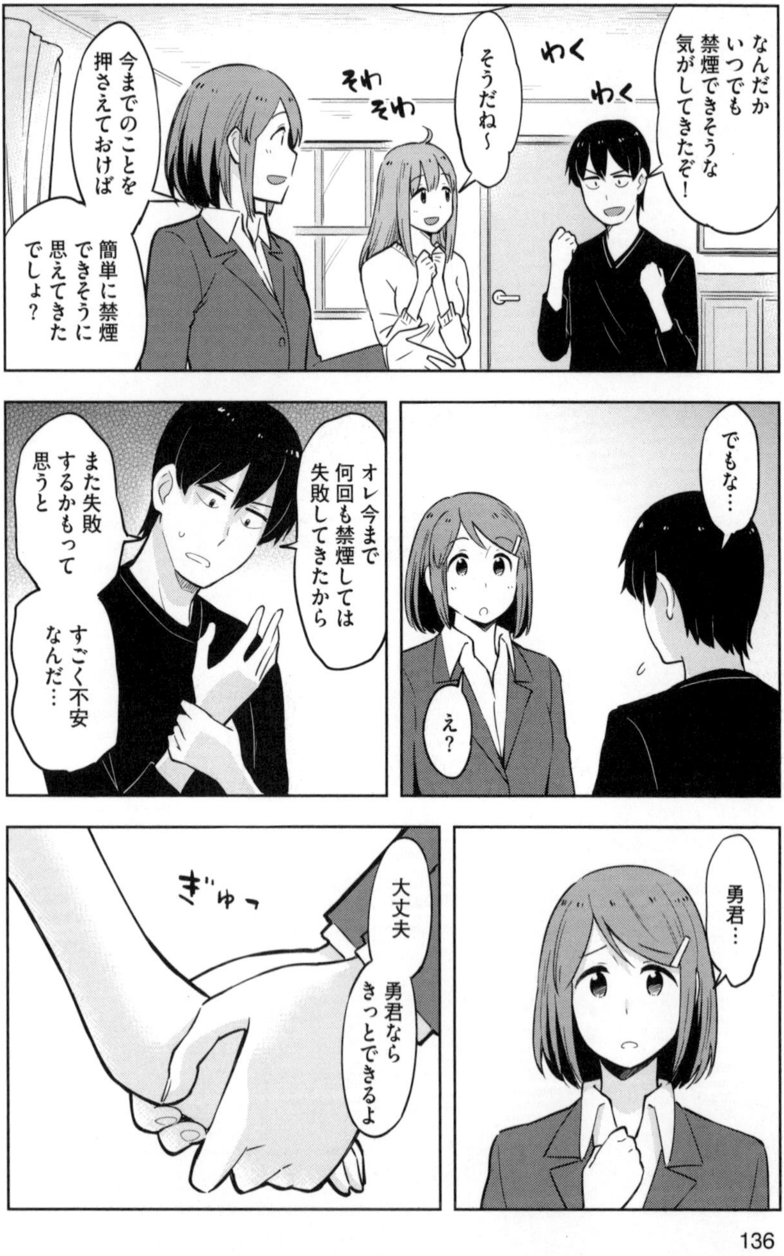
なんだか
いつでも
禁煙できそうな
気がしてきたぞ！
わく
わく
そうだね～
そわ
そわ
今までのことを
押さえておけば
簡単に禁煙
できそうに
思えてきた
でしょ？
でもな…
え？
オレ今まで
何回も禁煙しては
失敗してきたから
また失敗
するかもって
思うと
すごく不安
なんだ…
勇君…
大丈夫
勇君なら
きっとできるよ
ぎゅっ

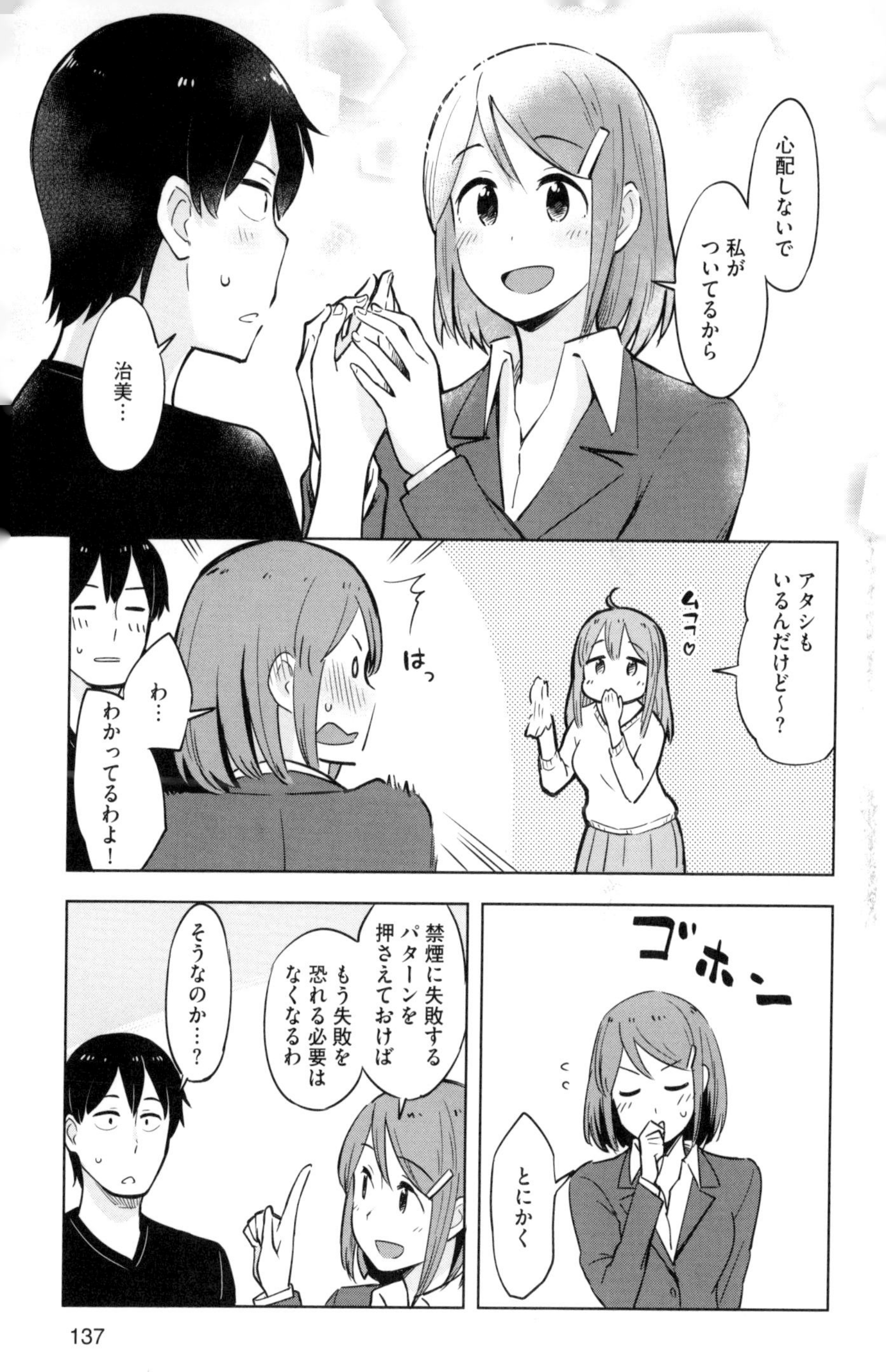
心配しないで
私が
ついてるから
治美…
アタシも
いるんだけど～？
ムフフ♡
はっ
わ…
わかってるわよ！
ゴホン
とにかく
禁煙に失敗する
パターンを
押さえておけば
もう失敗を
恐れる必要は
なくなるわ
そうなのか…？

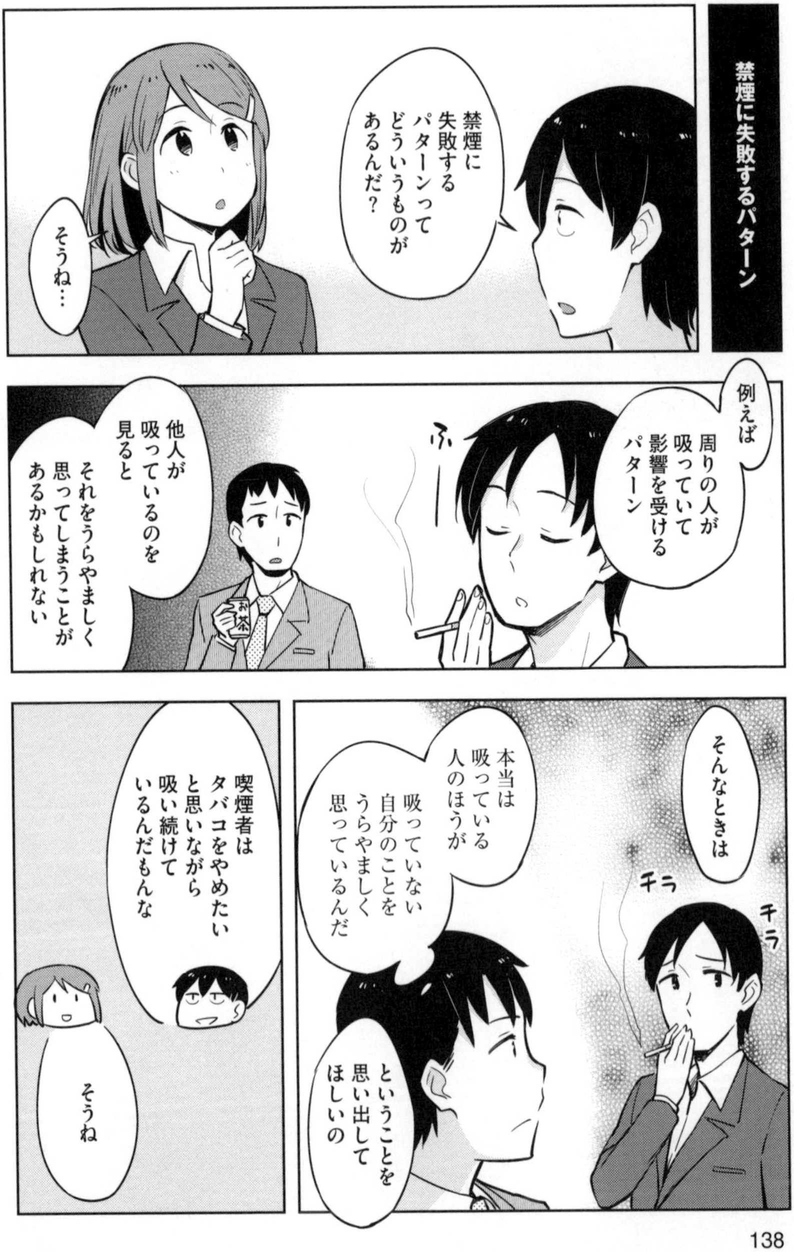
禁煙に失敗するパターン
禁煙に失敗するパターンってどういうものがあるんだ？
そうね…
例えば周りの人が吸っていて影響を受けるパターン
ふー
他人が吸っているのを見るとそれをうらやましく思ってしまうことがあるかもしれない
お茶
そんなときは
本当は吸っている人のほうが吸っていない自分のことをうらやましく思っているんだ
チラ
チラ
ということを思い出してほしいの
喫煙者はタバコをやめたいと思いながら吸い続けているんだもんな
そうね

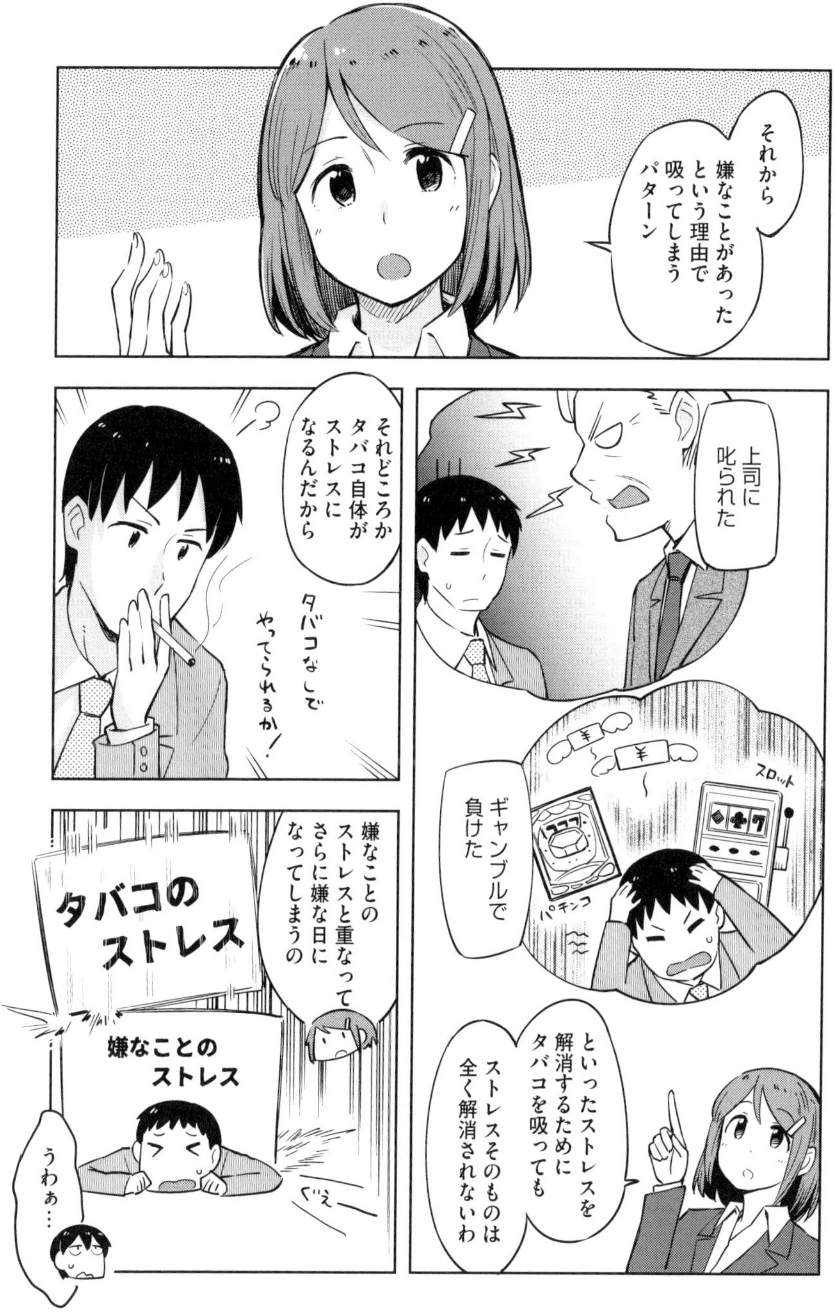

それから
嫌なことがあったという理由で吸ってしまうパターン
上司に叱られた
ギャンブルで負けた
スロット
パチンコ
といったストレスを解消するためにタバコを吸っても
ストレスそのものは全く解消されないわ
それどころかタバコ自体がストレスになるんだから
タバコなしでやってられるか！
嫌なことのストレスと重なってさらに嫌な日になってしまうの
タバコのストレス
嫌なことのストレス
ぐぇー
うわぁ…

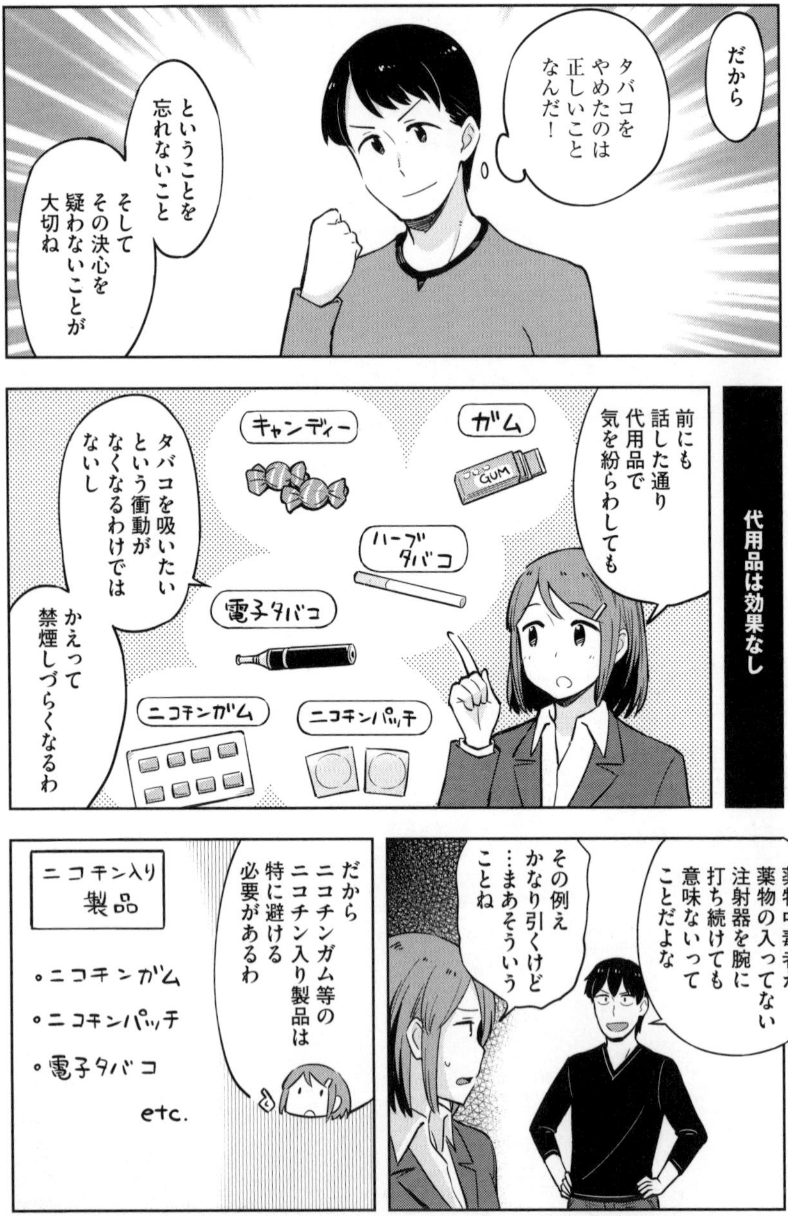
だから
タバコをやめたのは正しいことなんだ!
ということを忘れないこと
そしてその決心を疑わないことが大切ね
代用品は効果なし
前にも話した通り代用品で気を紛らわしても
ガム
GUM
キャンディー
ハーブタバコ
電子タバコ
ニコチンガム
ニコチンパッチ
タバコを吸いたいという衝動がなくなるわけではないし
かえって禁煙しづらくなるわ
薬物中毒者が薬物の入ってない注射器を腕に打ち続けても意味ないってことだよな
その例えかなり引くけど…まあそういうことね
だからニコチンガム等のニコチン入り製品は特に避ける必要があるわ
ニコチン入り製品
・ニコチンガム
・ニコチンパッチ
・電子タバコ
etc.

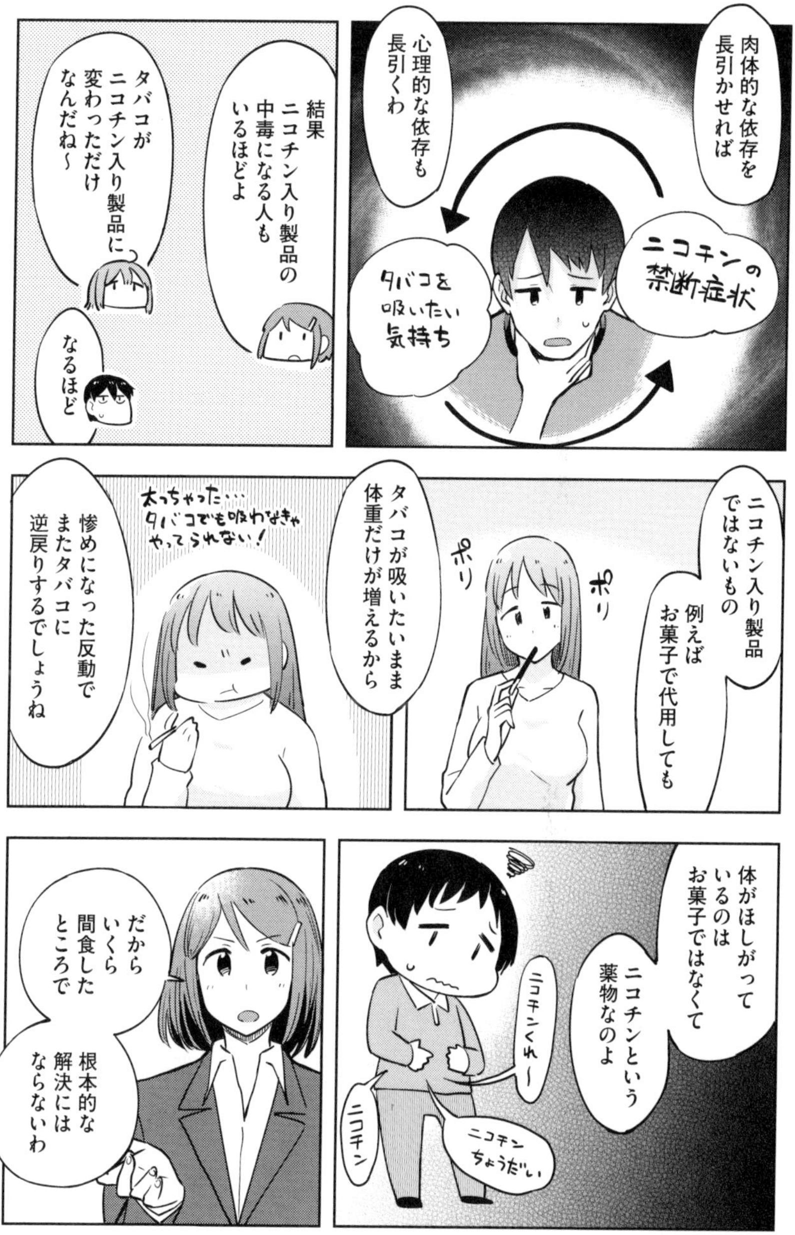
肉体的な依存を長引かせれば
心理的な依存も長引くわ
ニコチンの禁断症状
タバコを吸いたい気持ち
結果ニコチン入り製品の中毒になる人もいるほどよ
タバコがニコチン入り製品に変わっただけなんだね〜
なるほど
ニコチン入り製品ではないもの
例えばお菓子で代用しても
ポリ
ポリ
タバコが吸いたいまま体重だけが増えるから
太っちゃった…タバコでも吸わなきゃやってられない！
惨めになった反動でまたタバコに逆戻りするでしょうね
体がほしがっているのはお菓子ではなくて
ニコチンという薬物なのよ
ニコチンくれ〜
ニコチンちょうだい
ニコチン
だからいくら間食したところで
根本的な解決にはならないわ

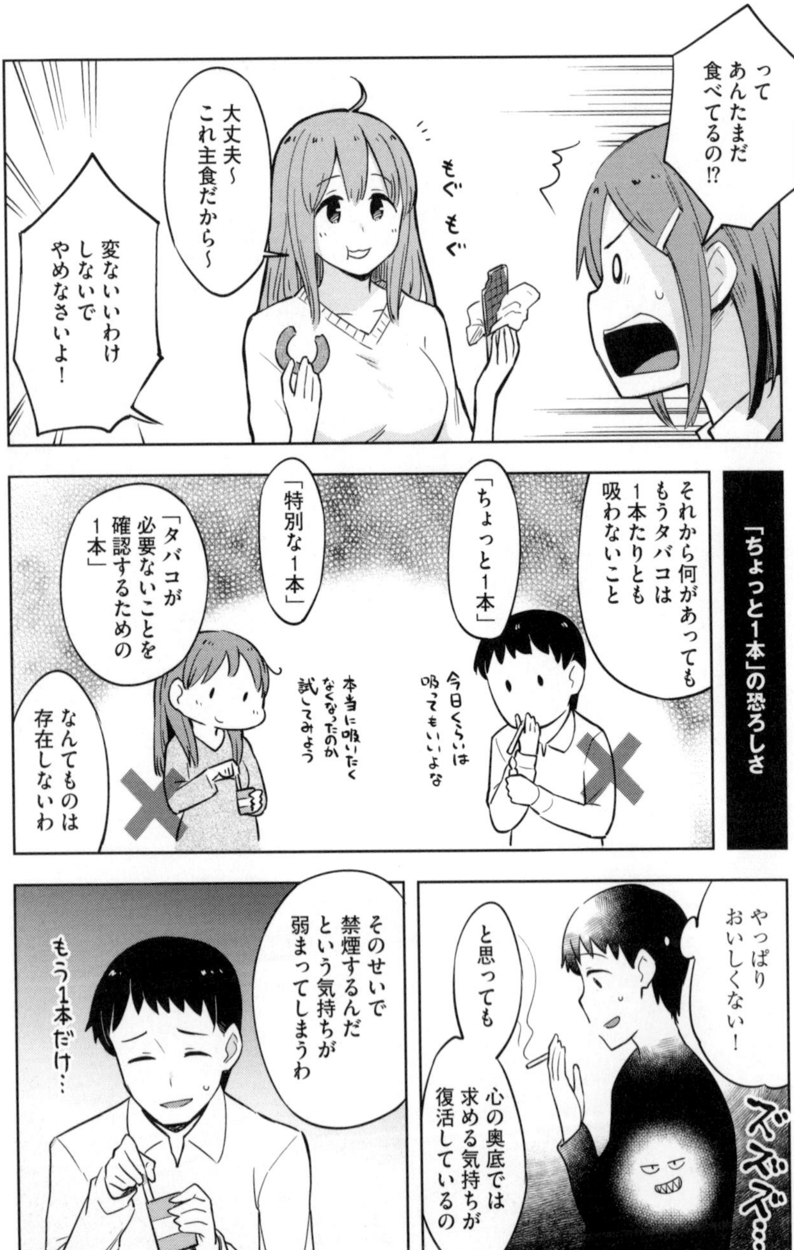
ってあんたまだ食べてるの!?
もぐ もぐ
大丈夫~これ主食だから~
変ないいわけしないでやめなさいよ!
「ちょっと1本」の恐ろしさ
それから何があってももうタバコは1本たりとも吸わないこと
「ちょっと1本」
今日くらいは吸ってもいいよな
「特別な1本」
「タバコが必要ないことを確認するための1本」
本当に吸いたくなくなったのか試してみよう
なんてものは存在しないわ
やっぱりおいしくない!
と思っても
心の奥底では求める気持ちが復活しているの
ズズズ…
そのせいで禁煙するんだという気持ちが弱まってしまうわ
もう1本だけ…

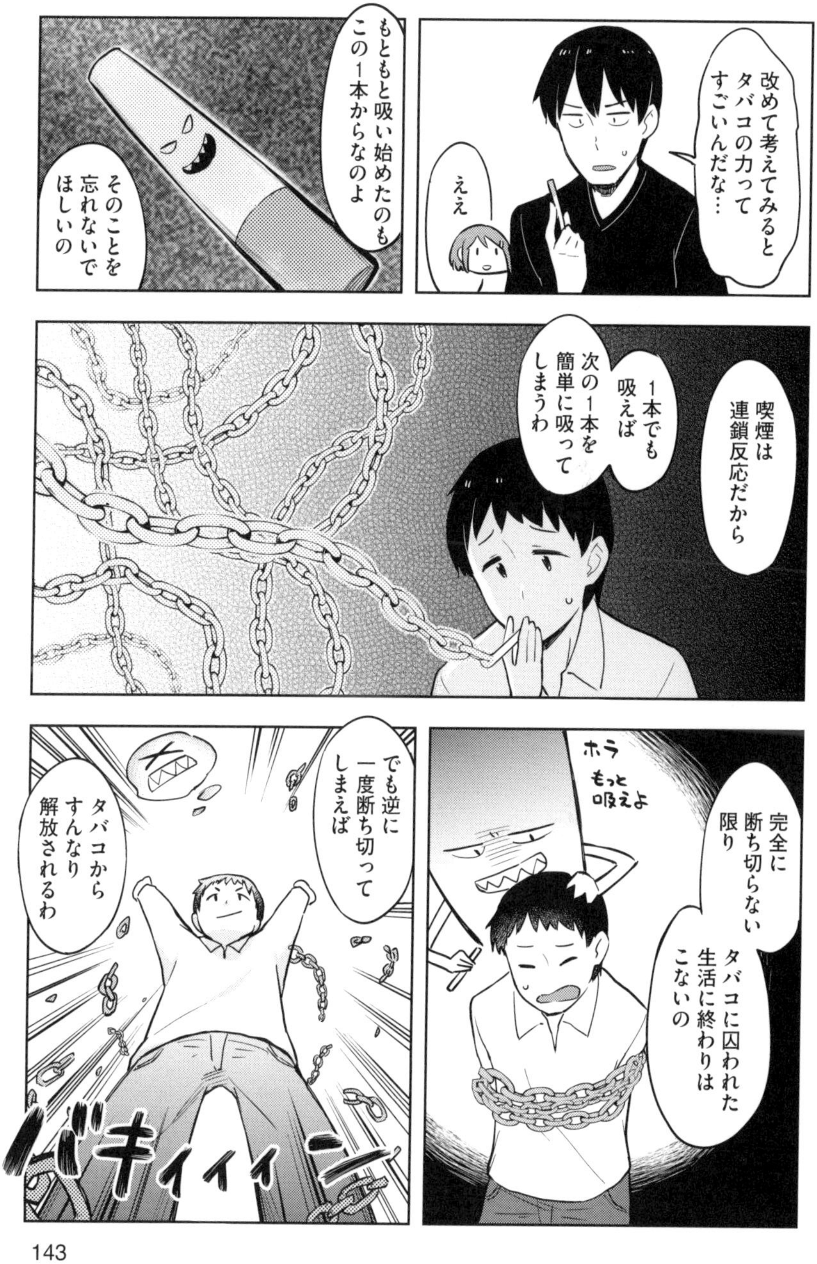
改めて考えてみると
タバコの力って
すごいんだな…
ええ
もともと吸い始めたのも
この1本からなのよ
そのことを
忘れないで
ほしいの
喫煙は
連鎖反応だから
1本でも
吸えば
次の1本を
簡単に吸って
しまうわ
ホラ
もっと
吸えよ
完全に
断ち切らない
限り
タバコに囚われた
生活に終わりは
こないの
でも逆に
一度断ち切って
しまえば
タバコから
すんなり
解放されるわ
バキィイイーン

心に刻んでおく基本原則

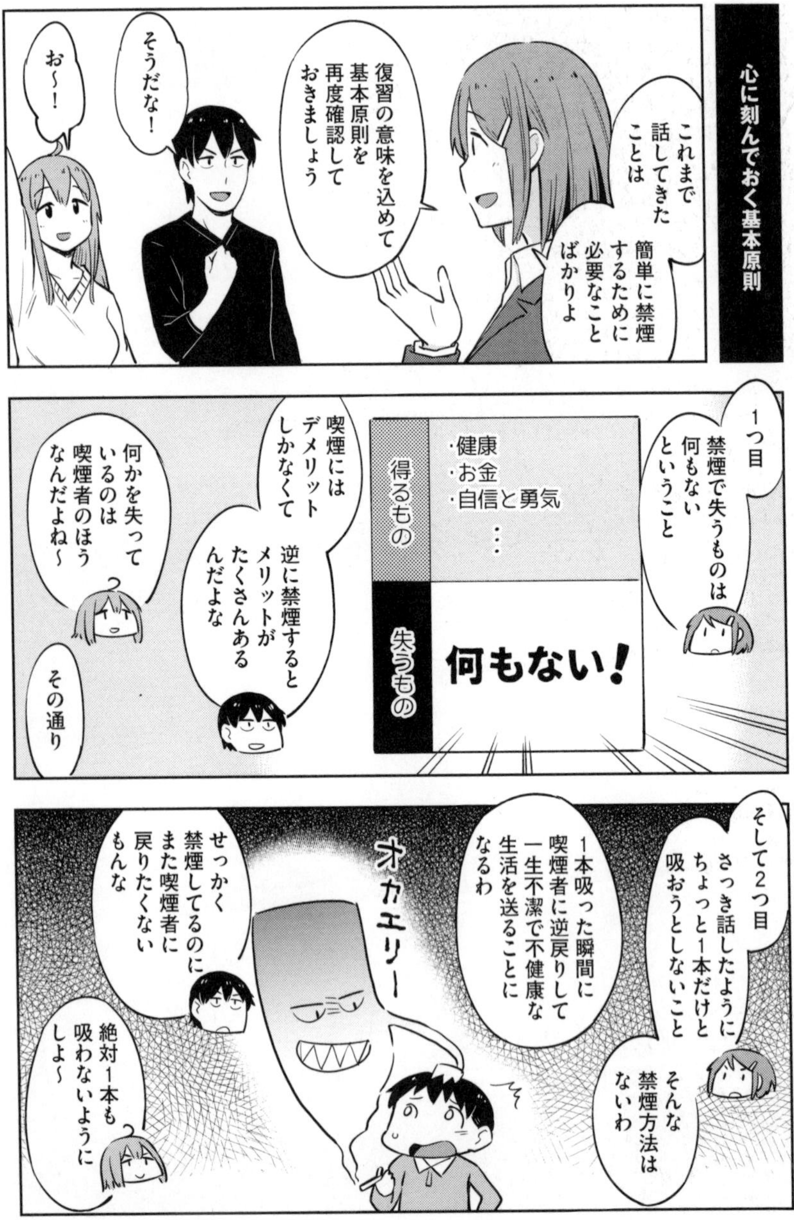
これまで話してきたことは
簡単に禁煙するために必要なことばかりよ
復習の意味を込めて基本原則を再度確認しておきましょう
そうだな！
お〜！
1つ目
禁煙で失うものは何もないということ
得るもの
・健康
・お金
・自信と勇気
・・・
失うもの
何もない！
喫煙にはデメリットしかなくて
逆に禁煙するとメリットがたくさんあるんだよな
何かを失っているのは喫煙者のほうなんだよね〜
その通り
そして2つ目
さっき話したようにちょっと1本だけと吸おうとしないこと
そんな禁煙方法はないわ
1本吸った瞬間に喫煙者に逆戻りして一生不潔で不健康な生活を送ることになるわ
オカエリー
せっかく禁煙してるのにまた喫煙者に戻りたくないもんな
絶対1本も吸わないようにしよ〜

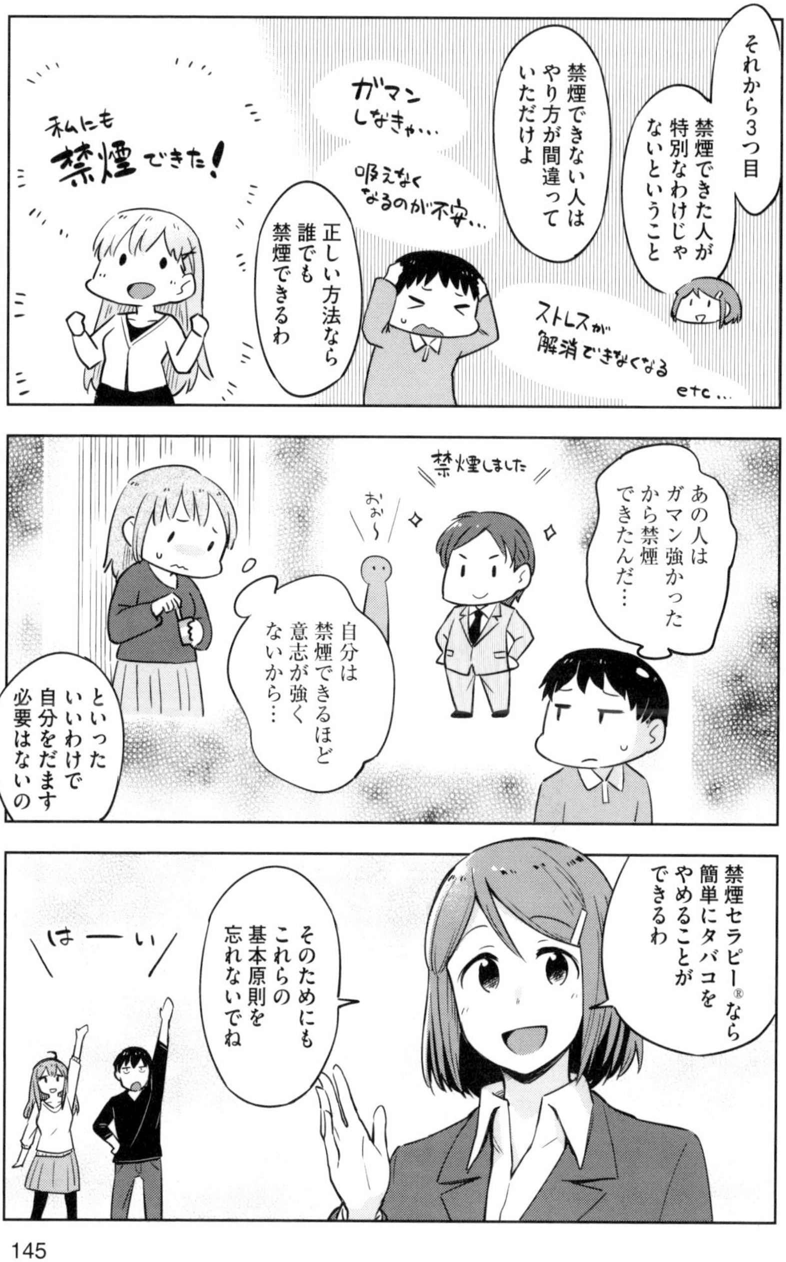
それから3つ目
禁煙できた人が特別なわけじゃないということ
禁煙できない人はやり方が間違っていただけよ
ガマンしなきゃ…
吸えなくなるのが不安…
ストレスが解消できなくなる
etc…
正しい方法なら誰でも禁煙できるわ
私にも禁煙できた！
あの人はガマン強かったから禁煙できたんだ…
禁煙しました
おぉ～
自分は禁煙できるほど意志が強くないから…
といったいいわけで自分をだます必要はないの
禁煙セラピー®なら簡単にタバコをやめることができるわ
そのためにもこれらの基本原則を忘れないでね
はーい

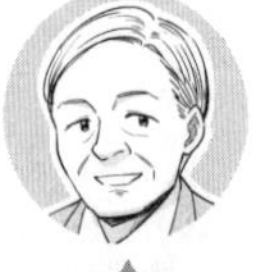

簡単に禁煙するために

○禁煙は準備が整ってから

禁煙に失敗した経験のある人ならおそらく共感していただけると思いますが、禁煙は気合と根性だけで乗り切れるものではありません。意を決して、「今日から絶対に吸わないぞ！」とチャレンジしてみたところで、数時間もすればタバコが吸いたくてたまらなくなるでしょう。「何がなんでもガマンしなければならない」と思えば思うほどつらくなり、それが限界に達して禁煙に失敗するのは当然といえば当然です。それはあなたの意志が弱かったからではなく、タバコが引き起こす当たり前の現象だからです。

タバコは、単なる嗜好品で片付けられるほど生易しいものではありません。ニコチン中毒は喫煙者の命に直結するリスクをはらんでおり、その点においては、病気と同様に深刻な問題です。にもかかわらず多くの人は、ダイエットのときに甘いものをガマンするのと同じ感覚で、ガマンさえすればそのうち吸わずにいられるようになると思い、禁煙に踏み切ってしまいます。これは、タバコはデメリットが大きいからやめたほうがいいとわかっていながら、まだどこかでメリットがあると思い込んでいる状態です。タバコにメリットがあると思い込んでいるのは、私たちが生まれながらにさらされてきたタバコに対するイメージづけ、要は洗脳の影響です。タバコにメリットがあると思っているスモーカーの心の中では、常にタバコのデメリットとメリットの間で綱引きが行われています。もしこのような心理状態のまま、一生ガマンを続けることができたとしても、それはノンスモーカーになったのではなく、一生禁煙を続けている喫煙者に過ぎません。そしてこの状態を続けられる人は、タバコに起因する病気により医者に喫煙を禁じられている場合がほとんどです。たとえタバコがやめられたとしても、一生自分の楽しみを奪われたと感じながら、病を抱え、ガマンにガマンを重ねる人生などうらやましくはないですよね。

もう一度いいます。タバコにメリットなどひとつもありません。あるのは、デメリットだけ。このことをしっかり理解できていれば、驚くほど簡単に禁煙できます。しかも、今までよりもはるかに楽しく、面倒なことに惑わされない、本当の意味での幸せなノンスモーカーになれるのです。

○代用品は効果がない

あなたは本書を通じて、喫煙のデメリットはもちろんのこと、「タバコをやめたい」と思いながらついつい次の1本に火をつけてしまう矛盾、金銭的な負担の大きさ、そして何よりも自分自身の健康が大いに脅かされていることをしっかりと理解できたはずです。さらに、禁煙を始めるとたちまち襲われる誘惑（タバコの罠、失敗者の開き直り、ストレスがストレスを増幅させる負のスパイラルなど）についての対処法も身につけました。これでもうすぐ自信を持って禁煙に取り組める準備が整います。

ただし、禁煙を実行する前に、もうひとつ知っておいてほしいことがあります。それは、「代用品には効果がない」ということです。それどころか、新たに依存を抱える危険性さえあることを前もって理解しておきましょう。

私は、ニコチンパッチやニコチン入りガムを用いた結果、それらの中毒になった人を多く知っています。中には、禁煙に失敗した上にニコチン入りガムもやめられなくなった人もいます。喫煙の代用品という点では、電子タバコも同様です。せっかくタバコをやめられても、他に依存するものができてしまっては意味がありません。

また、間食で気を紛らわせるのもＮＧです。少し前にもお話ししましたが、「タバコをやめたら太る」というのは勘違いです。けれども、タバコをやめて太ったという人は少なくはありません。それはタバコの代用品として、飴やガム、チョコレートなどを過剰に摂取したことで起こります。

タバコを吸う代わりにいくらお菓子を食べても根本的な解決にはなりません。今までは、ここで屈してタバコに火をつけていたため、タバコの奴隷だったのです。しかし今回は違います。「タバコが吸いたいと思うのは、タバコの罠である」ことを思い出しましょう。もうすでにタバコの奴隷から解放されているあなたは、二度と罠にはまることはありません。今までのように、タバコが罠を仕掛けていることに気づかず、間違った禁煙法で気を紛らわそうと代用品に手を出すと悲劇を招きます。「太ったのはタバコをやめたからだ」→「タバコが不健康だというが、肥満も不健康だ」→「だったらタバコを吸って痩せているほうがマシ」という誤った判断のきっかけになるからです。もちろんあなたは、そんな思考回路とは今や無縁なはずです。もし、タバコの罠に惑わされそうになっても、「タバコは毒物で、毒物の摂取はむなしさをつのらせるだけだ」「代用品は別の問題につながる」「代用品を使わないほうが簡単に禁煙できる」ことをパッと思い出せるからです。

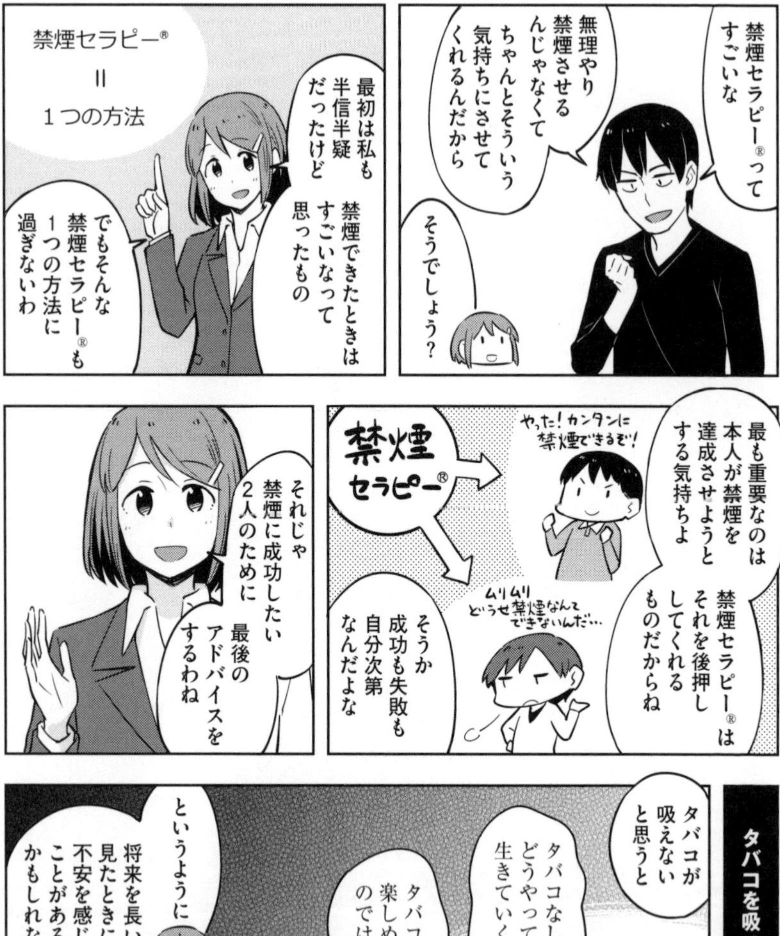
禁煙セラピー®って
すごいな
無理やり
禁煙させる
んじゃなくて
ちゃんとそういう
気持ちにさせて
くれるんだから
そうでしょう?
最初は私も
半信半疑
だったけど
禁煙できたときは
すごいなって
思ったもの
禁煙セラピー®
=
1つの方法
でもそんな
禁煙セラピー®も
1つの方法に
過ぎないわ
最も重要なのは
本人が禁煙を
達成させようと
する気持ちよ
禁煙
セラピー®
やった!カンタンに
禁煙できるぞ!
ムリムリ
どうせ禁煙なんて
できないんだ…
禁煙セラピー®は
それを後押し
してくれる
ものだからね
そうか
成功も失敗も
自分次第
なんだよな
それじゃ
禁煙に成功したい
2人のために
最後の
アドバイスを
するわね

タバコを吸ってしまうのは不安から

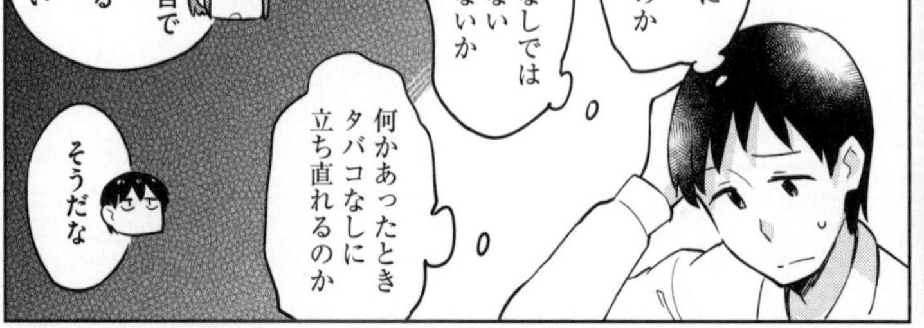
タバコが
吸えない
と思うと
タバコなしに
どうやって
生きていくのか
タバコなしでは
楽しめない
のではないか
何かあったとき
タバコなしに
立ち直れるのか
というように
将来を長い目で
見たときに
不安を感じる
ことがある
かもしれない
そうだな

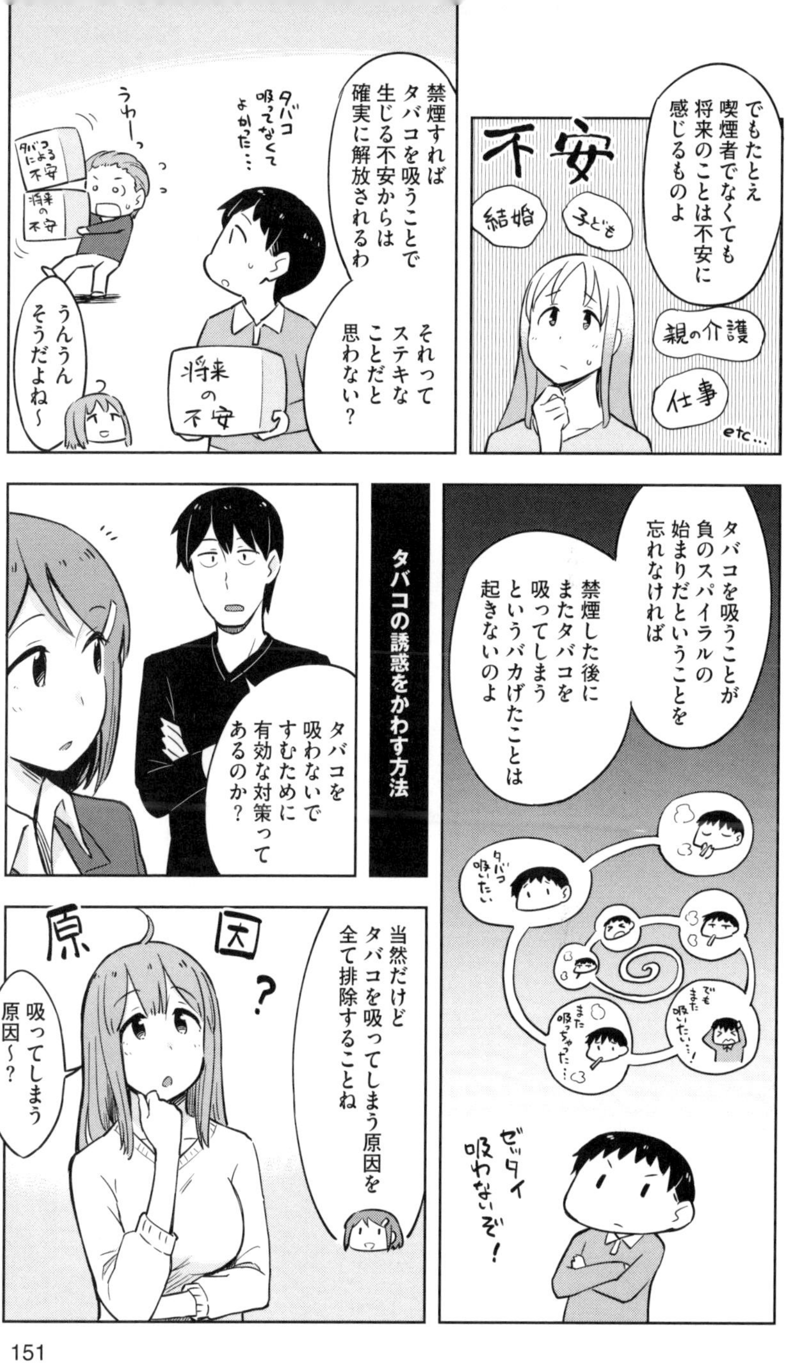

でもたとえ喫煙者でなくても将来のことは不安に感じるものよ
不安
結婚
子ども
親の介護
仕事
etc…
禁煙すればタバコを吸うことで生じる不安からは確実に解放されるわ
タバコ吸ってなくてよかった…
うわーっ
タバコによる不安
将来の不安
将来の不安
それってステキなことだと思わない？
うんうんそうだよね～
タバコを吸うことが負のスパイラルの始まりだということを忘れなければ
禁煙した後にまたタバコを吸ってしまうというバカげたことは起きないのよ
タバコ吸いたい
でもまた吸いたい…！
また吸っちゃった…
ゼッタイ吸わないぞ！
タバコの誘惑をかわす方法
タバコを吸わないですむために有効な対策ってあるのか？
当然だけどタバコを吸ってしまう原因を全て排除することね
原因？
吸ってしまう原因～？

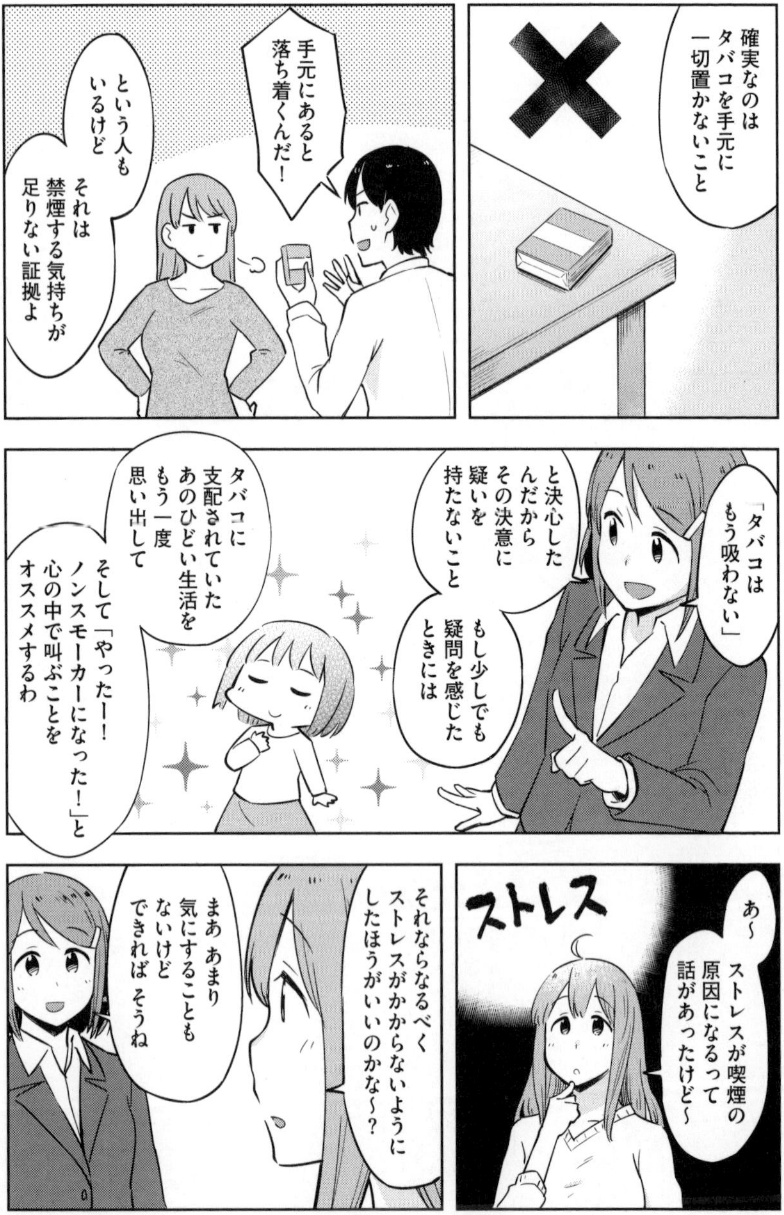
確実なのは
タバコを手元に
一切置かないこと
手元にあると
落ち着くんだ！
という人も
いるけど
それは
禁煙する気持ちが
足りない証拠よ
「タバコは
もう吸わない」
と決心した
んだから
その決意に
疑いを
持たないこと
もし少しでも
疑問を感じた
ときには
タバコに
支配されていた
あのひどい生活を
もう一度
思い出して
そして「やったー！
ノンスモーカーになった！」と
心の中で叫ぶことを
オススメするわ
ストレス
あ〜
ストレスが喫煙の
原因になるって
話があったけど〜
それならなるべく
ストレスがかからないように
したほうがいいのかな〜？
まあ あまり
気にすることも
ないけど
できれば そうね

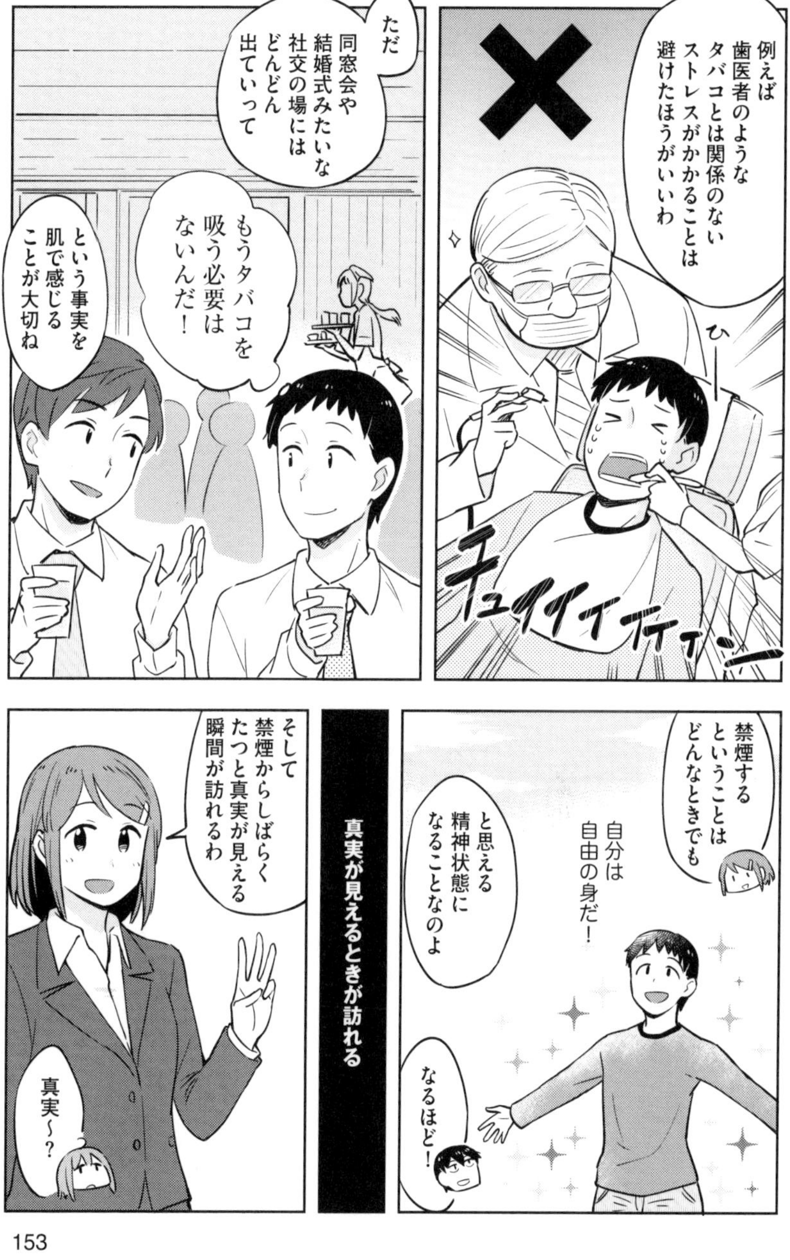
例えば歯医者のようなタバコとは関係のないストレスがかかることは避けたほうがいいわ
ひ――
チュイイイイイイィィン
ただ同窓会や結婚式みたいな社交の場にはどんどん出ていって
もうタバコを吸う必要はないんだ！
という事実を肌で感じることが大切ね
禁煙するということはどんなときでも
自分は自由の身だ！
と思える精神状態になることなのよ
なるほど！
真実が見えるときが訪れる
そして禁煙からしばらくたつと真実が見える瞬間が訪れるわ
真実～？

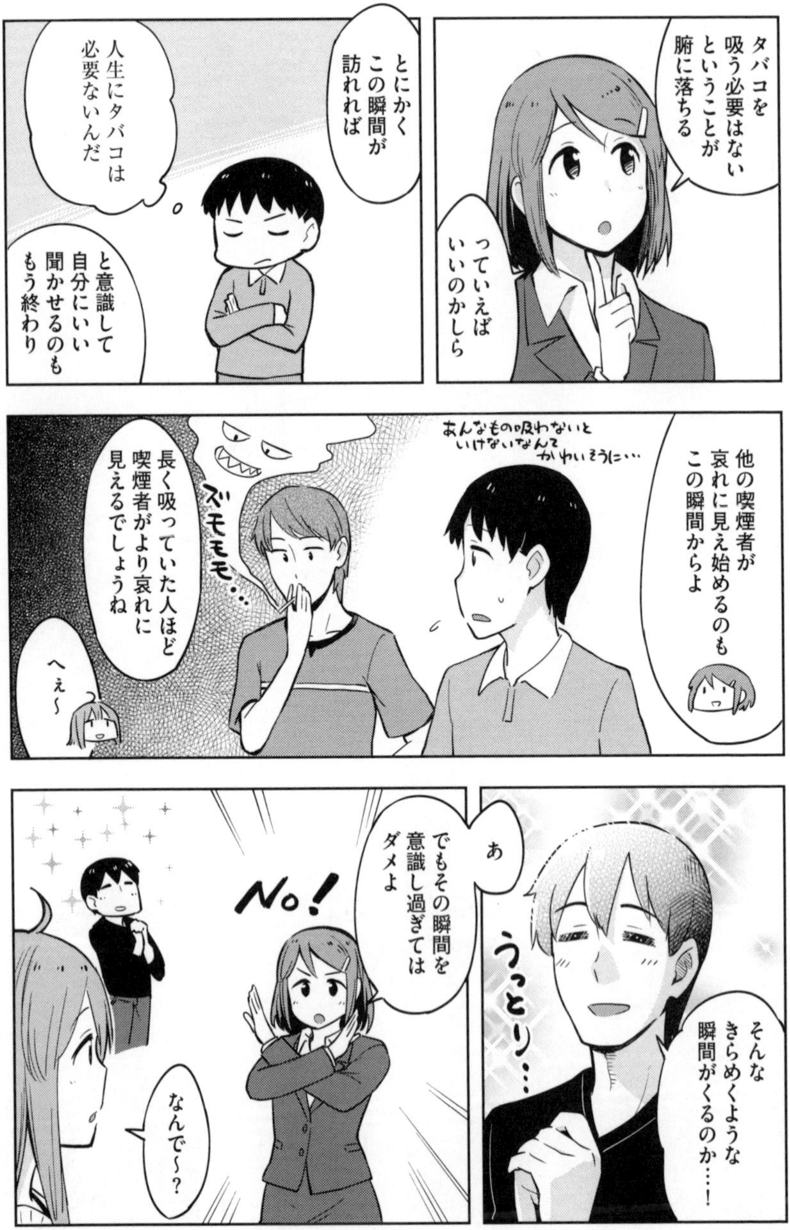
タバコを
吸う必要はない
ということが
腑に落ちる
っていえば
いいのかしら
とにかく
この瞬間が
訪れれば
人生にタバコは
必要ないんだ
と意識して
自分にいい
聞かせるのも
もう終わり
他の喫煙者が
哀れに見え始めるのも
この瞬間からよ
あんなもの吸わないと
いけないなんて
かわいそうに…
ズモモモ…
長く吸っていた人ほど
喫煙者がより哀れに
見えるでしょうね
へぇ～
そんな
きらめくような
瞬間がくるのか…！
うっとり…
あ
でもその瞬間を
意識し過ぎては
ダメよ
No！
なんで～？

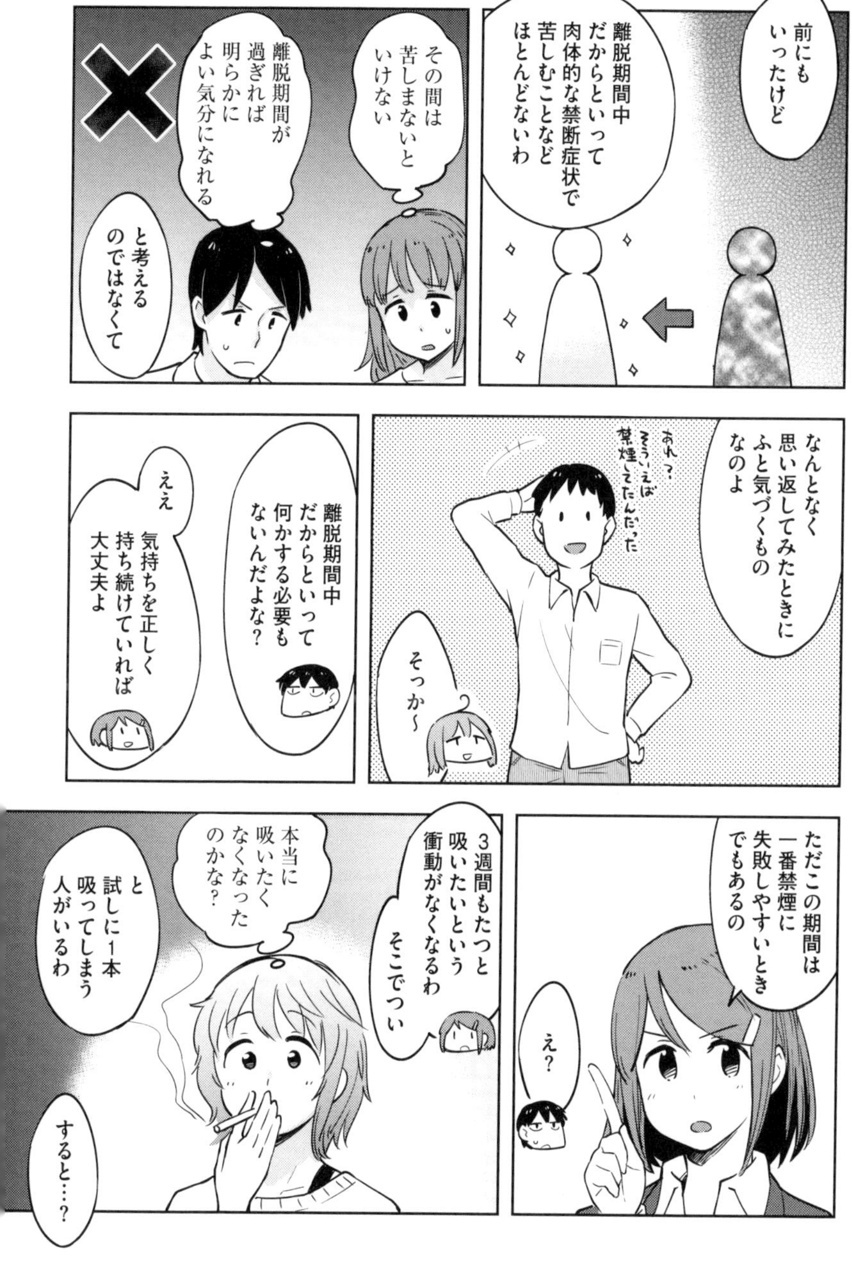

前にも いったけど
離脱期間中 だからといって 肉体的な禁断症状で 苦しむことなど ほとんどないわ
その間は 苦しまないと いけない
離脱期間が 過ぎれば 明らかに よい気分になれる
と考える のではなくて
なんとなく 思い返してみたときに ふと気づくもの なのよ
あれ? そういえば 禁煙してたんだった
そっか～
離脱期間中 だからといって 何かする必要も ないんだよな?
ええ 気持ちを正しく 持ち続けていれば 大丈夫よ
ただこの期間は 一番禁煙に 失敗しやすいとき でもあるの
え?
3週間もたつと 吸いたいという 衝動がなくなるわ
そこでつい
本当に 吸いたく なくなった のかな?
と 試しに1本 吸ってしまう 人がいるわ
すると…?

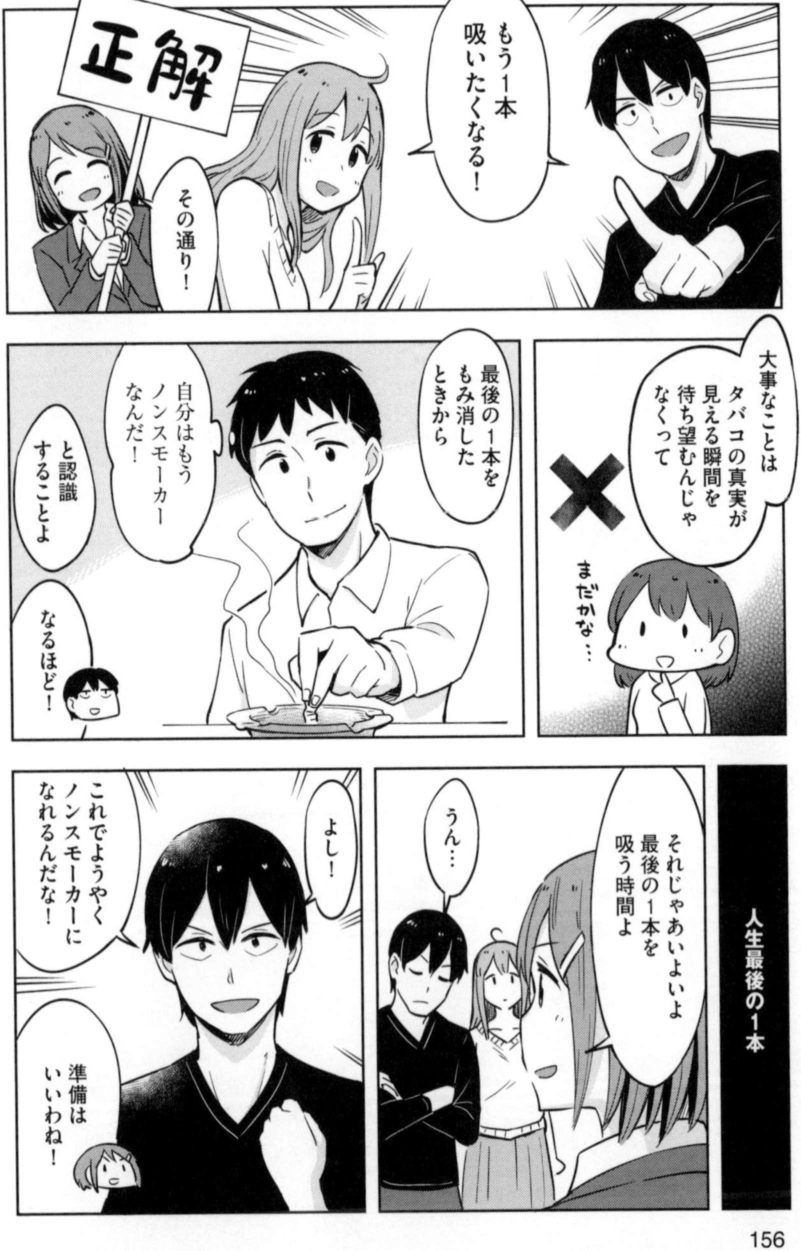
もう1本
吸いたくなる！
正解
その通り！
大事なことは
タバコの真実が
見える瞬間を
待ち望むんじゃ
なくって
まだかな…
最後の1本を
もみ消した
ときから
自分はもう
ノンスモーカー
なんだ！
と認識
することよ
なるほど！
人生最後の1本
それじゃあいよいよ
最後の1本を
吸う時間よ
うん…
よし！
これでようやく
ノンスモーカーに
なれるんだな！
準備は
いいわね！

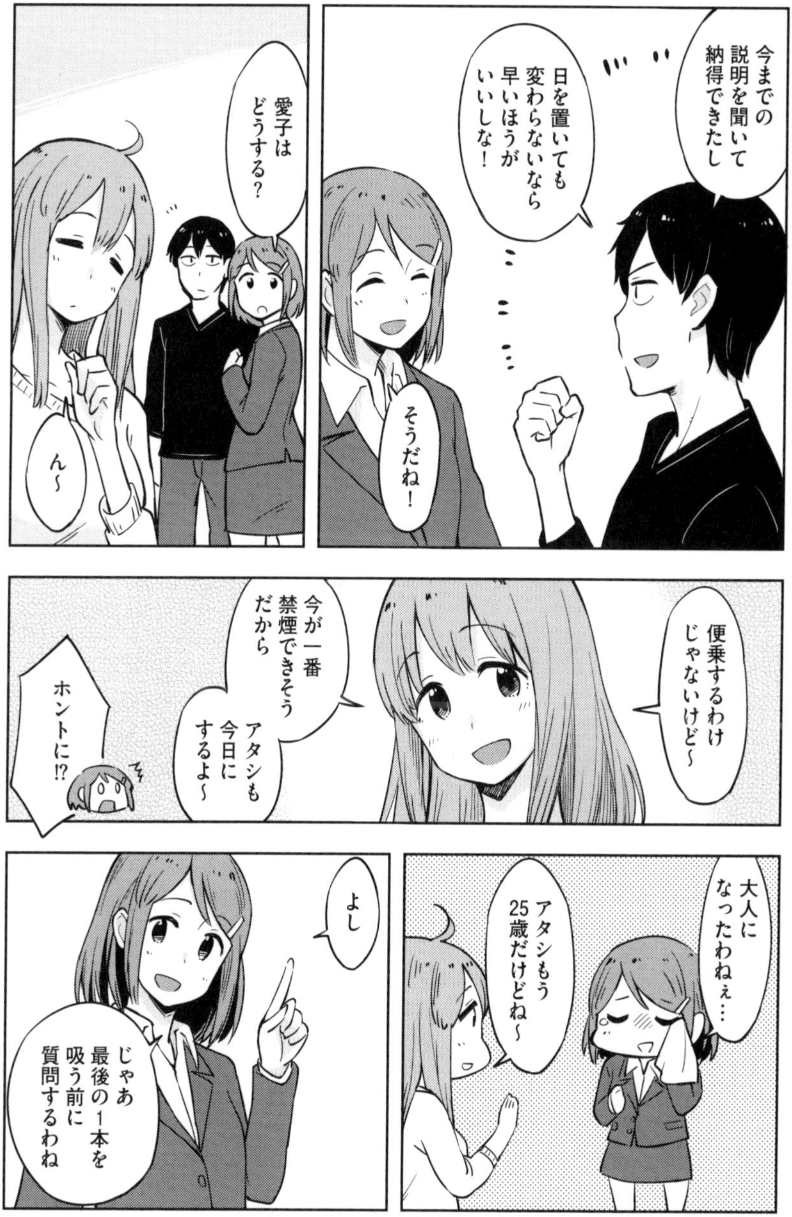
今までの説明を聞いて納得できたし
日を置いても変わらないなら早いほうがいいしな！
そうだね！
愛子はどうする？
ん～
便乗するわけじゃないけど～
今が一番禁煙できそうだから
アタシも今日にするよ～
ホントに!?
大人になったわねぇ…
アタシもう25歳だけどね～
よし
じゃあ最後の1本を吸う前に質問するわね

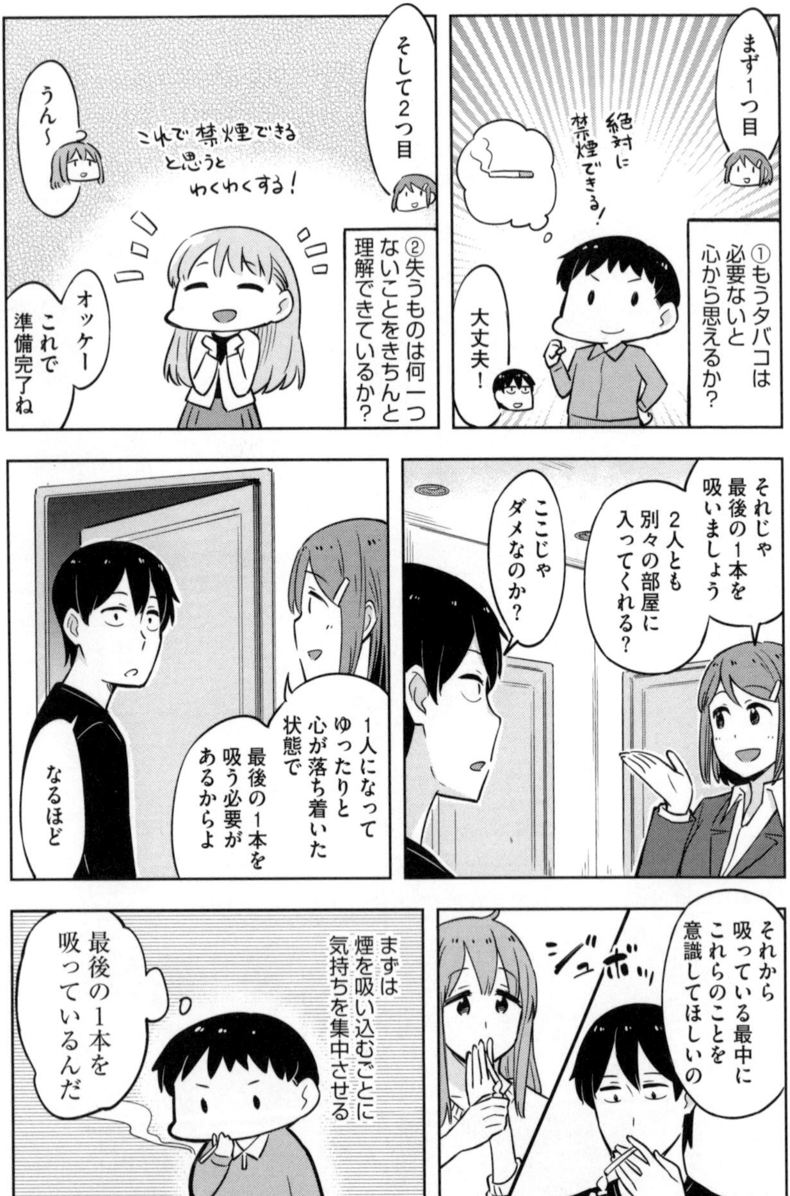

まず1つ目
①もう夕バコは
必要ないと
心から思えるか?
絶対に禁煙できる!
大丈夫!
そして2つ目
②失うものは何一つ
ないことをきちんと
理解できているか?
これで禁煙できると思うとわくわくする!
うん~
オッケー
これで準備完了ね
それじゃ
最後の1本を
吸いましょう
2人とも
別々の部屋に
入ってくれる?
ここじゃ
ダメなのか?
1人になって
ゆったりと
心が落ち着いた
状態で
最後の1本を
吸う必要が
あるからよ
なるほど
それから
吸っている最中に
これらのことを
意識してほしいの
ジュボッ
まずは
煙を吸い込むごとに
気持ちを集中させる
最後の1本を
吸っているんだ

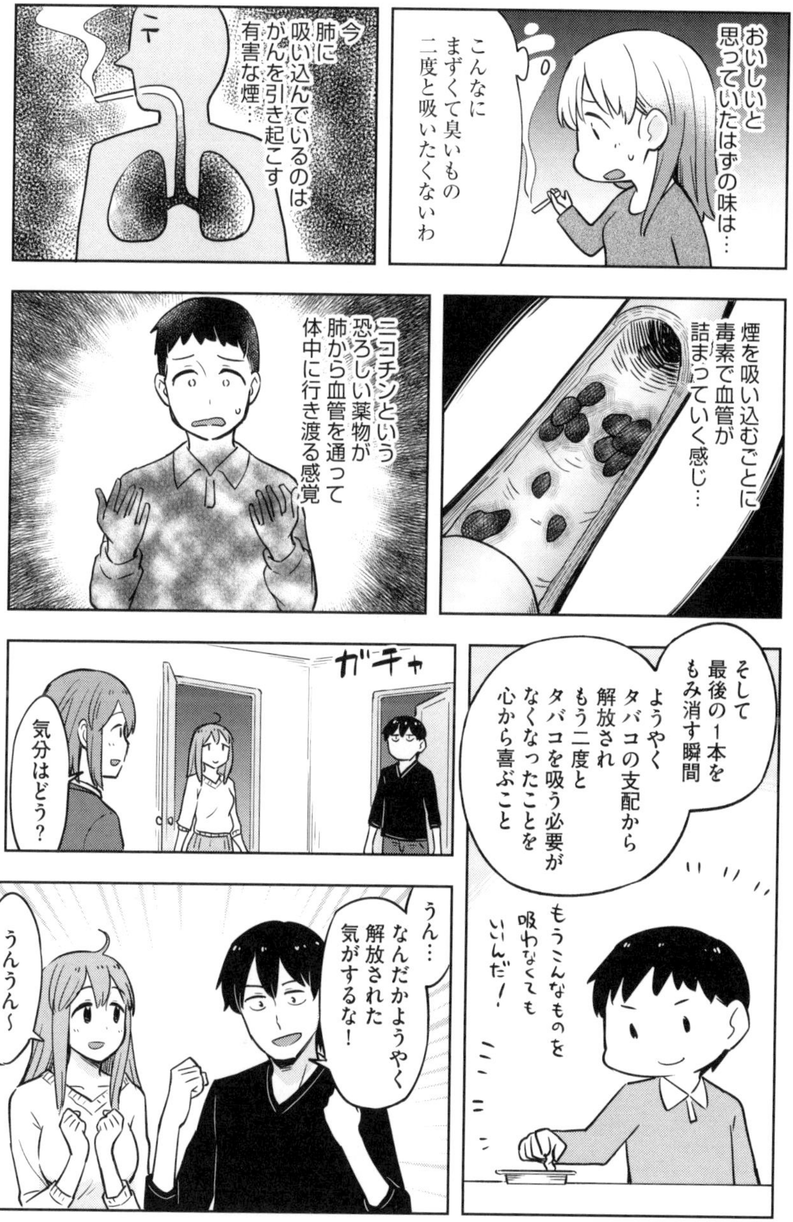

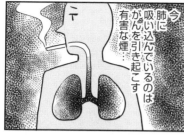

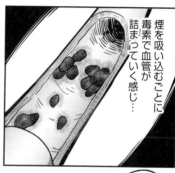

おいしいと思っていたはずの味は…
こんなにまずくて臭いもの二度と吸いたくないわ
今肺に吸い込んでいるのはがんを引き起こす有害な煙…
煙を吸い込むごとに毒素で血管が詰まっていく感じ…
ニコチンという恐ろしい薬物が肺から血管を通って体中に行き渡る感覚
そして最後の1本をもみ消す瞬間
ようやくタバコの支配から解放されもう二度とタバコを吸う必要がなくなったことを心から喜ぶこと
もうこんなものを吸わなくてもいいんだ！
ガチャ
気分はどう？
うん…なんだかようやく解放された気がするな！
うんうん～

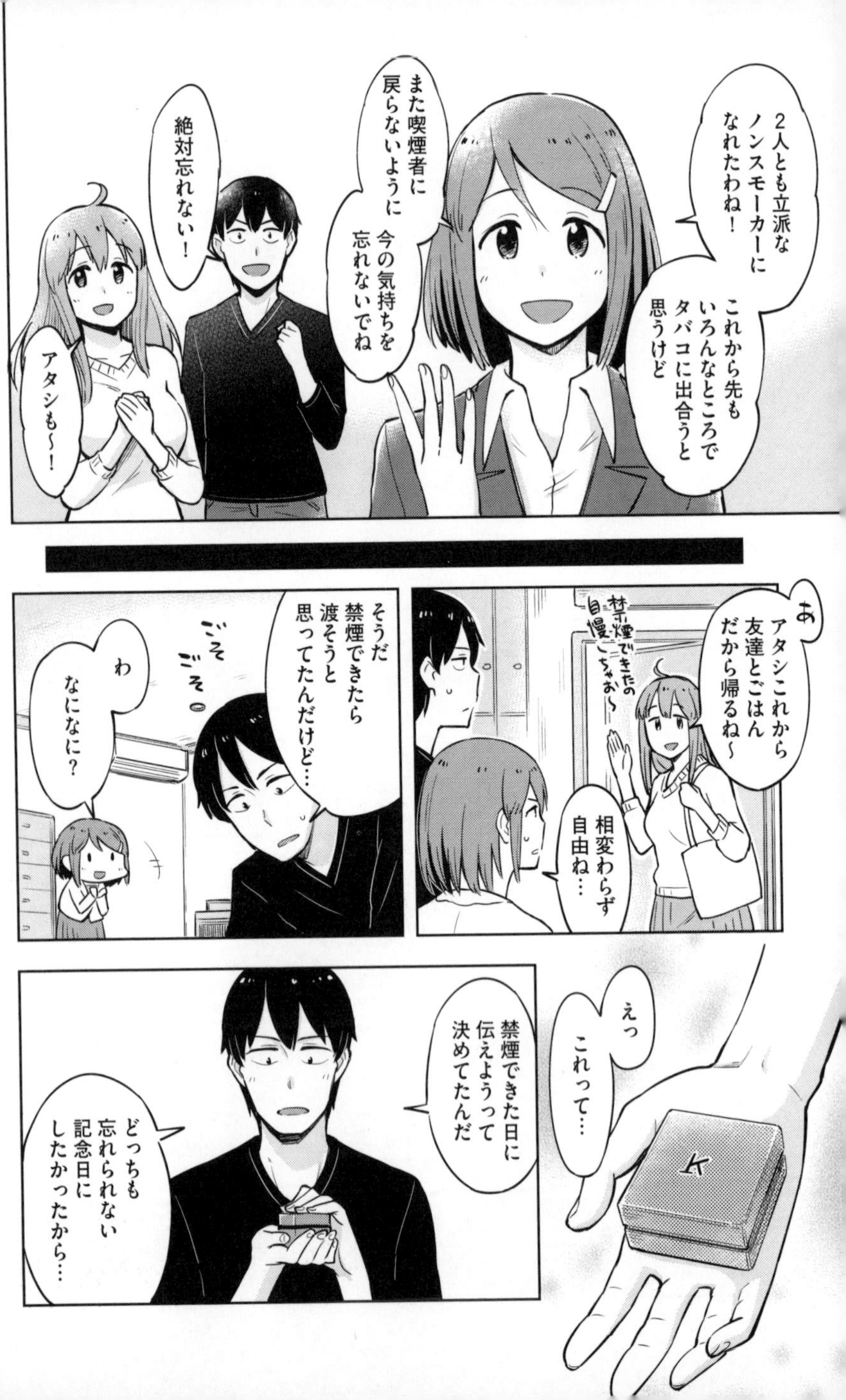
2人とも立派なノンスモーカーになれたわね！
これから先もいろんなところでタバコに出合うと思うけど
また喫煙者に戻らないように今の気持ちを忘れないでね
絶対忘れない！
アタシも～！
あ
アタシこれから友達とごはんだから帰るね～
禁煙できたの自慢しちゃお～
相変わらず自由ね…
そうだ 禁煙できたら渡そうと思ってたんだけど…
ごそごそ
わ
なになに？
えっ
これって…
禁煙できた日に伝えようって決めてたんだ
どっちも忘れられない記念日にしたかったから…

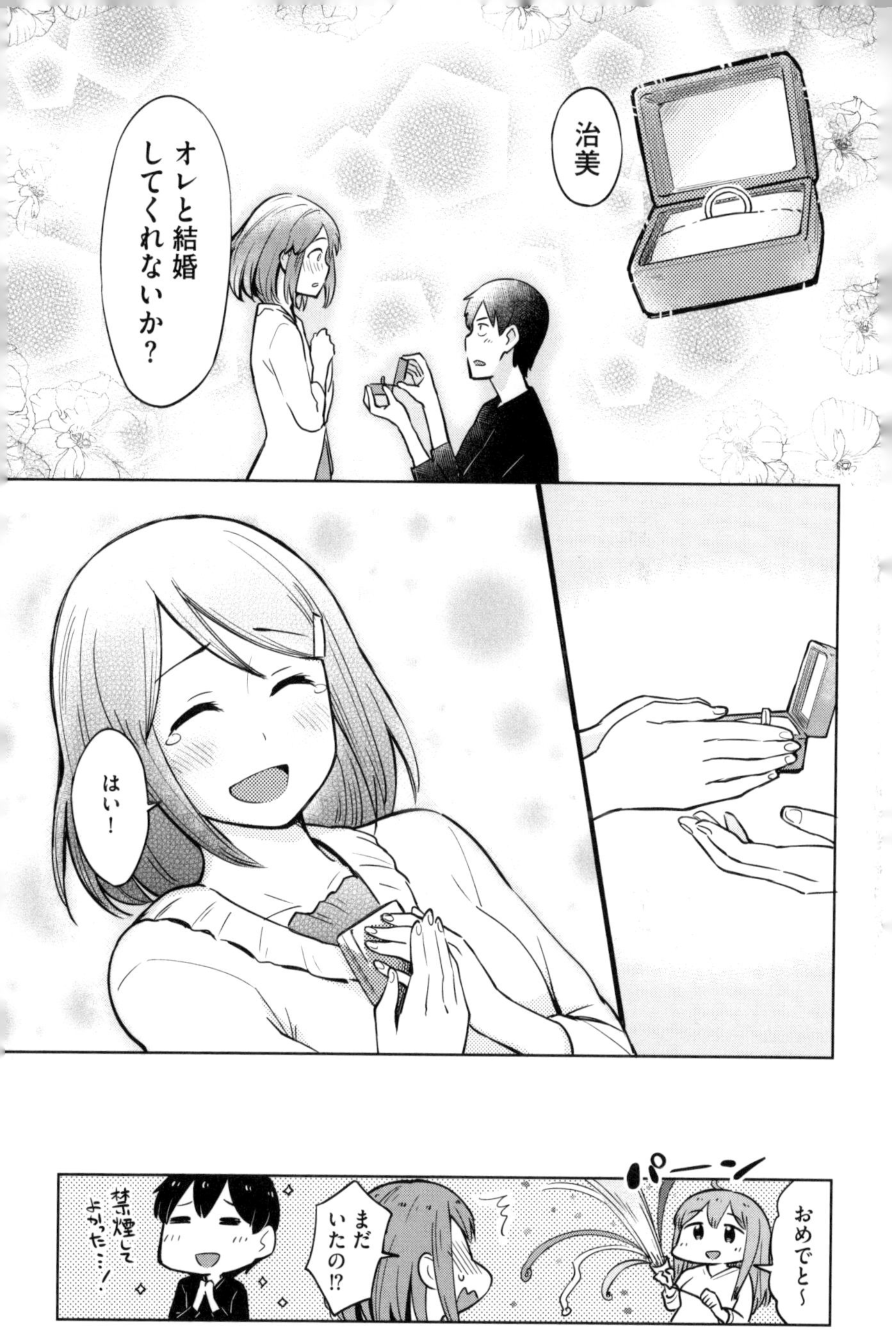
治美
オレと結婚してくれないか？
はい！
パーーン
おめでと〜
まだいたの!?
禁煙してよかった…！

チェックリスト

さあ、自由の身となる準備は整いましたね。
次のチェックリストで、心構えの最終確認をしてみましょう。

1

「何が起ころうと二度とタバコは吸わない。ニコチンを含む代替品も使用しない」という厳粛な誓いを立ててください。そしてその誓いを絶対に守ること。

2

禁煙をすることで、あきらめなければならないものなど何一つない、ということをもう一度明確にしてください。

これは、すでに誰もがわかっている通り「タバコは吸わないほうがいい」というだけの単純な問題ではありません。今までタバコを吸い続けてきたのは、タバコから喜びや心の支えが得られていたということでもありません。

タバコに本当の喜びや心の支えなど、何一つないということ。今までタバコに対して抱いていた感覚は、すべて幻想です。タバコを吸うという行為は、やめたときにほっとする一瞬のためだけに、自分の頭を壁に叩き続ける行為と同じです。

3

絶対にタバコがやめられない喫煙者などこの世に存在しません。あなたも、この巧妙な罠に引っかかった数百万という喫煙者のうちの1人にすぎないのです。禁煙など絶対に無理だと思っていた多くの喫煙者が、もうすでにこの罠から抜け出したように、あなたも、すでにこの罠から抜け出しているのです。

4

今後、タバコのメリットとデメリットを比べるようなことがあれば「そんな意味のないことは、もうやめよう！」と繰り返し自分にいい聞かせてください。今までも、そしてこれからも、「タバコにメリットなど何一つない」という結論が変わることはありません。あなたの決断が正しいことは、絶対に疑う余地のない事実です。自分の決断を疑って自分で自分を苦しめたりしないこと。

5

タバコのことを考えないように努力をしたり、「タバコのことで頭がいっぱいになってしまったら」と心配したりする必要などありません。タバコのことが頭に浮かんだときは、今日も、明日も、そして人生のいつ何時でも「やったー！　もうノンスモーカーになったんだ！」と心の中で叫ぶこと。

6

タバコの代替品は使わないこと。自分のタバコをキープしないこと。スモーカーを避けないこと。タバコをやめたからといってライフスタイルを変えないこと。

以上の指示に従えば、自分がはまってしまった巧妙な罠の全てを理解し、そして「真実が見える瞬間」がやってきます。ただし、

7

その瞬間を待ち望まないこと。毎日の生活を普段通り過ごしてください。幸せな時間は大いに楽しみ、嫌なことがあっても乗り越えましょう。

そうやって毎日を過ごしていれば、その瞬間はすぐにやってきます。

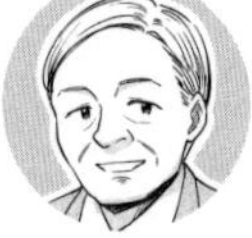

人生にもうタバコは必要ない

ノンスモーカーまであと一歩

さて、チェックリストの確認が終わり、心の準備はできたでしょうか。ひょっとしたら、ここまで読んでもまだ不安があるという人もいるかもしれません。しかしどうか安心してください。実は、なんの不安もなく簡単に禁煙に成功する人の中に、簡単にまたタバコを吸ってしまう人がいます。私の経験からいうと、あなたが今抱いている不安は、必ずこの挑戦を成功させる手助けになってくれます。そして、当たり前のことですが、禁煙を1日先延ばしにすると、ニコチン依存から抜け出すチャンスを1日遠ざけます。タバコの毒素で肺が汚れていく時間を増やし、ますます体にダメージを与えます。それがわかっていてもまだ禁煙にためらいがあるとしたら、もう一度次の3点を確認してみましょう。

①まだ理解できていない点が残っている

もう一度チェックリストをおさらいしてみましょう。どうしても腑に落ちない場合は、該当するページをもう一度読み返しましょう。

②「禁煙に失敗したらどうしよう」と恐れている

その心理もよくわかりますが、どうかご心配なく。かつて様々な禁煙法で失敗を繰り返した私が簡単に禁煙できたこの方法（禁煙セラピー®）を試してみない手はありません。

③この禁煙法が私に効果があると思えない

もしもあなたが今そう思っているのでしたら、問題はありません。なぜなら、まだ試してもいないのですから。ちなみに、実際に私に向かって「ちっとも効果がなかった。私には向いていない」と怒鳴った人が何人かいます。そこでよくよく話を聞いてみると、それもそのはず。私の話に心を閉ざし、伝えた指示をほとんど守っていなかったからです。

今まで私が皆さんにお伝えしてきた話は、全てタバコに関する真実ばかりです。決して、「タバコをこういうものだと思い込もう」とか「タバコをやめるために嫌なものだと自分を洗脳しよう」といった心理的な操作ではありません。いずれも、タバコに関する間違った見方を全て捨て、心を開いて現状を受け入れ、タバコに関する正しい視点を持つために必要な真実ばかりです。

あなたは、おそらくこれまでも「タバコをやめることができたらどんなにいいだろう」と何度も思ったことでしょう。それを望んだからこそこの本を手に取ったはずです。そしてその判断は決して間違いではありません。どんどん減っていく傾向にある喫煙場所を探す煩わしさともサヨナラできます。「喫煙が健康にどれほど悪影響を及ぼすのか」という報告をＷＨＯがするたびに、その現実から目を背けずに済みます。

あなたが感じている健康への不安を一刻も早く軽くできるのは、あなただけです。自分の決意を信じて、自分が思い描く理想の瞬間に一歩踏み出してください。

○さぁ、最後の1本に火をつけましょう

さて、いよいよ最後の１本を吸うときがやってきました。これは、あなたがタバコと決別するための大切な儀式です。ただし、火をつける前に2つだけ確認してほしいことがあります。

①もうタバコは必要ないと心から思えるか？
②失うものは何一つないことをきちんと理解できているか？

もしこの2つの問いかけに、「はい」と答えられないようでしたら、まだ迷いが残っているのかもしれません。禁煙は自分の意思であり、明るい未来の選択であることをしっかり理解できてから最後の1本を吸ってください。

「はい」と迷わず答えられた人は、もう禁煙の準備が整いました。自信を持って最後の1本に火をつけましょう。次の手順に従って儀式を行ってください。

【最後の1本を吸う儀式】

・吸うときは1人で、一服ごとに集中しましょう。

余計な情報はシャットアウトできる環境で行いましょう。

・味とニオイに意識を傾けましょう。

こんなにマズイものを有り難がって吸っていたのが嘘のように感じられ、二度と吸う必要がなくなることを喜びましょう。

・煙が肺に広がっていく様子をイメージしましょう。

その煙には発がん性物質が含まれています。ストレスを解消できるどころか、あなたの健康に害しか与えません。

・タバコの毒素が血管に詰まって、体を痛めつけるイメージを思い浮かべましょう。

喫煙は、動脈硬化、脳血栓、クモ膜下出血、虚血性心疾患、大動脈瘤など、あなたが想像する以上に様々な病気のリスクを高める手伝いをしています。

・ニコチンが体の隅々に行き渡り、頭のてっぺんからつま先まで汚染されていく様子を強く強く感じてください。

血管が収縮し、呼吸も苦しくなります。あなたに次から次へとタバコを吸わせ、苦しめ続けた元凶から逃れたくてたまらなくなります。

・その1本を吸い終わって火を消す瞬間、タバコの奴隷から解放される喜びに浸りましょう。

最後の1本を吸い終えた瞬間から、あなたはもうノンスモーカーです。なぜならあなたは、もう二度とタバコの罠に落ちたりしないからです。「もう自分の人生にタバコは必要ない」「どんな理由があっても、1本も吸わずにすむ」ことを心から祝福してください。

それでも、もしまたタバコの罠にはまりそうになったら、本書を読み返しましょう。私もマンガの中の3人もあなたの禁煙サポーターとして、エールを送り続けます。

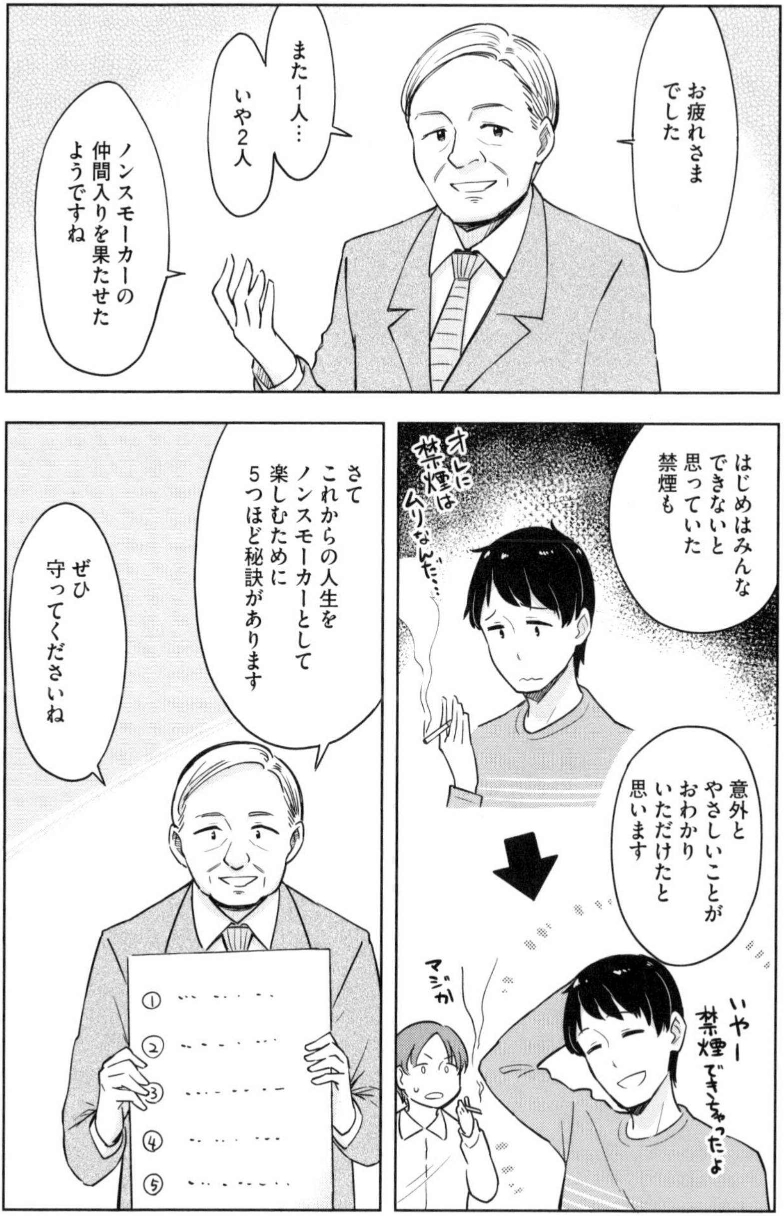
お疲れさま でした
また1人… いや2人
ノンスモーカーの 仲間入りを果たせた ようですね
はじめはみんな できないと 思っていた 禁煙も
オレに禁煙はムリなんだ…
意外と やさしいことが おわかり いただけたと 思います
いやー禁煙できちゃったよ
マジか
さて これからの人生を ノンスモーカーとして 楽しむために 5つほど秘訣があります
ぜひ 守ってくださいね
①
②
③
④
⑤

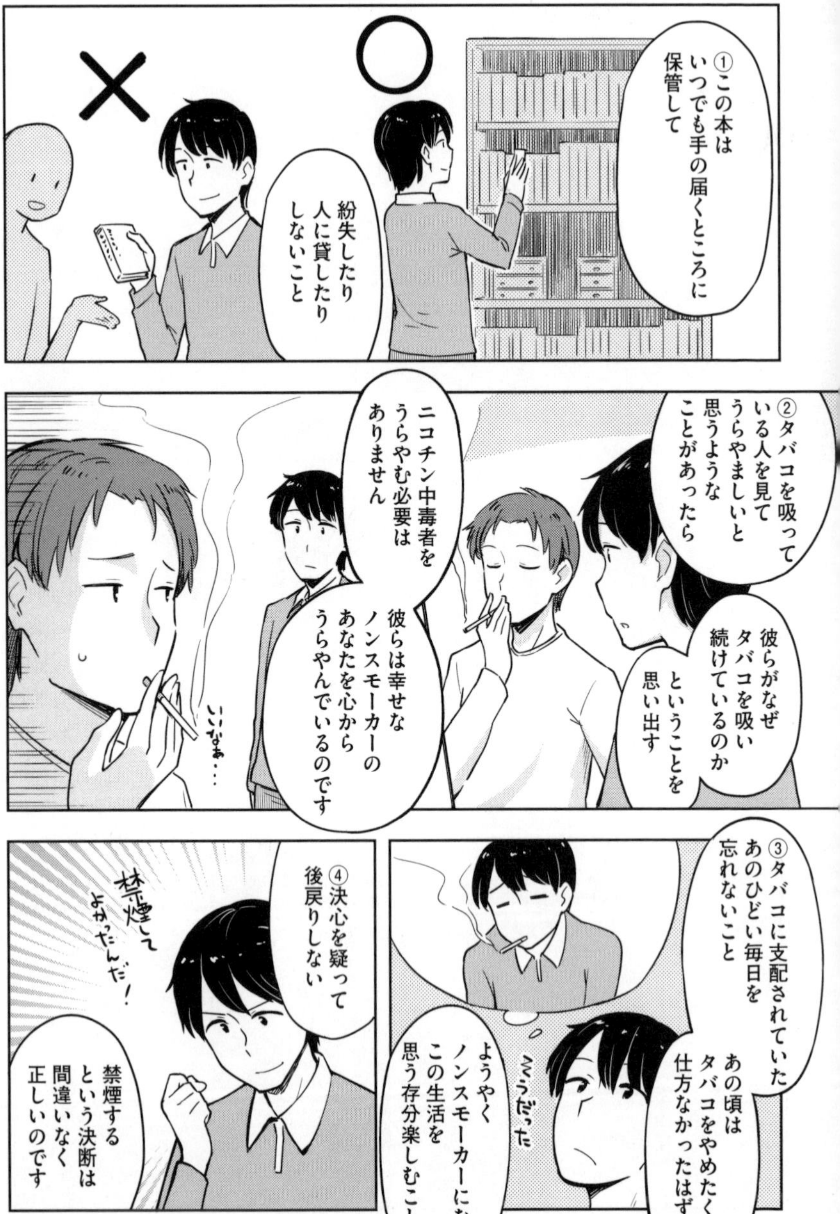
①この本はいつでも手の届くところに保管して
紛失したり人に貸したりしないこと
②タバコを吸っている人を見てうらやましいと思うようなことがあったら
彼らがなぜタバコを吸い続けているのかということを思い出す
ニコチン中毒者をうらやむ必要はありません
彼らは幸せなノンスモーカーのあなたを心からうらやんでいるのです
いいなあ…
③タバコに支配されていたあのひどい毎日を忘れないこと
あの頃はタバコをやめたくて仕方なかったはずです
そうだった
ようやくノンスモーカーになったこの生活を思う存分楽しむこと！
④決心を疑って後戻りしない
禁煙してよかったんだ！
禁煙するという決断は間違いなく正しいのです

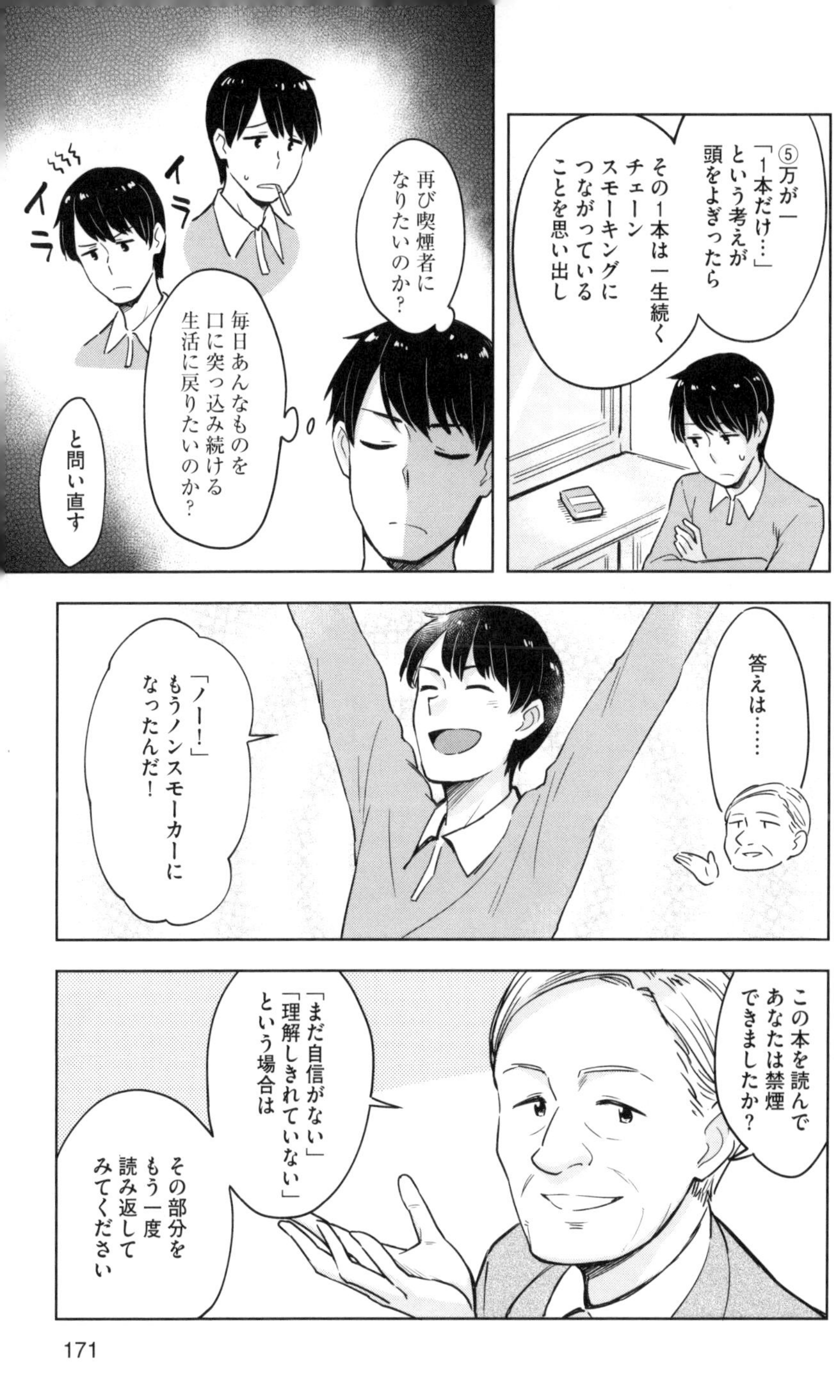
⑤万が一「1本だけ…」という考えが頭をよぎったら
その1本は一生続くチェーンスモーキングにつながっていることを思い出し
イライラ
再び喫煙者になりたいのか？
毎日あんなものを口に突っ込み続ける生活に戻りたいのか？
と問い直す
答えは……
「ノー！」もうノンスモーカーになったんだ！
この本を読んであなたは禁煙できましたか？
「まだ自信がない」「理解しきれていない」という場合は
その部分をもう一度読み返してみてください

用心に用心を重ねる

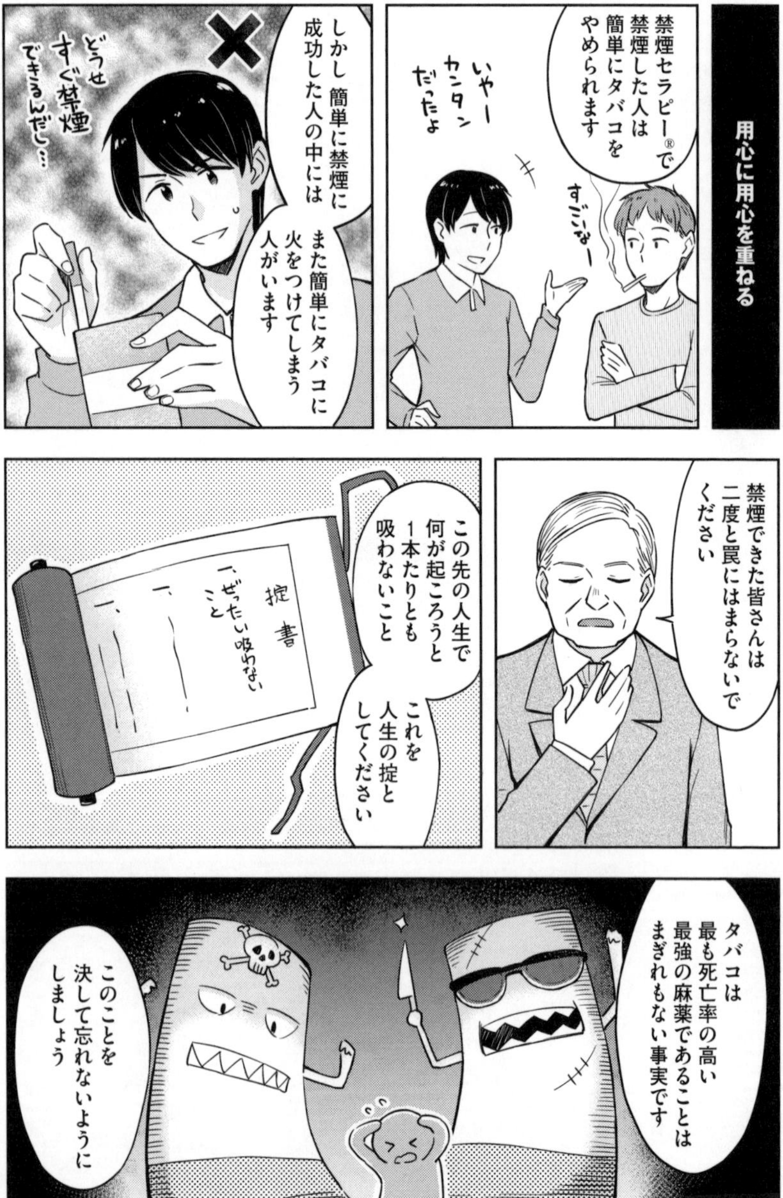

禁煙セラピー®で禁煙した人は簡単にタバコをやめられます
いやーカンタンだったよ
すごいなー
しかし 簡単に禁煙に成功した人の中には
また簡単にタバコに火をつけてしまう人がいます
どうせすぐ禁煙できるんだし…
禁煙できた皆さんは二度と罠にはまらないでください
この先の人生で何が起ころうと1本たりとも吸わないこと
これを人生の掟としてください
掟書
一、ぜったい吸わないこと
一、
一、
タバコは最も死亡率の高い最強の麻薬であることはまぎれもない事実です
このことを決して忘れないようにしましょう

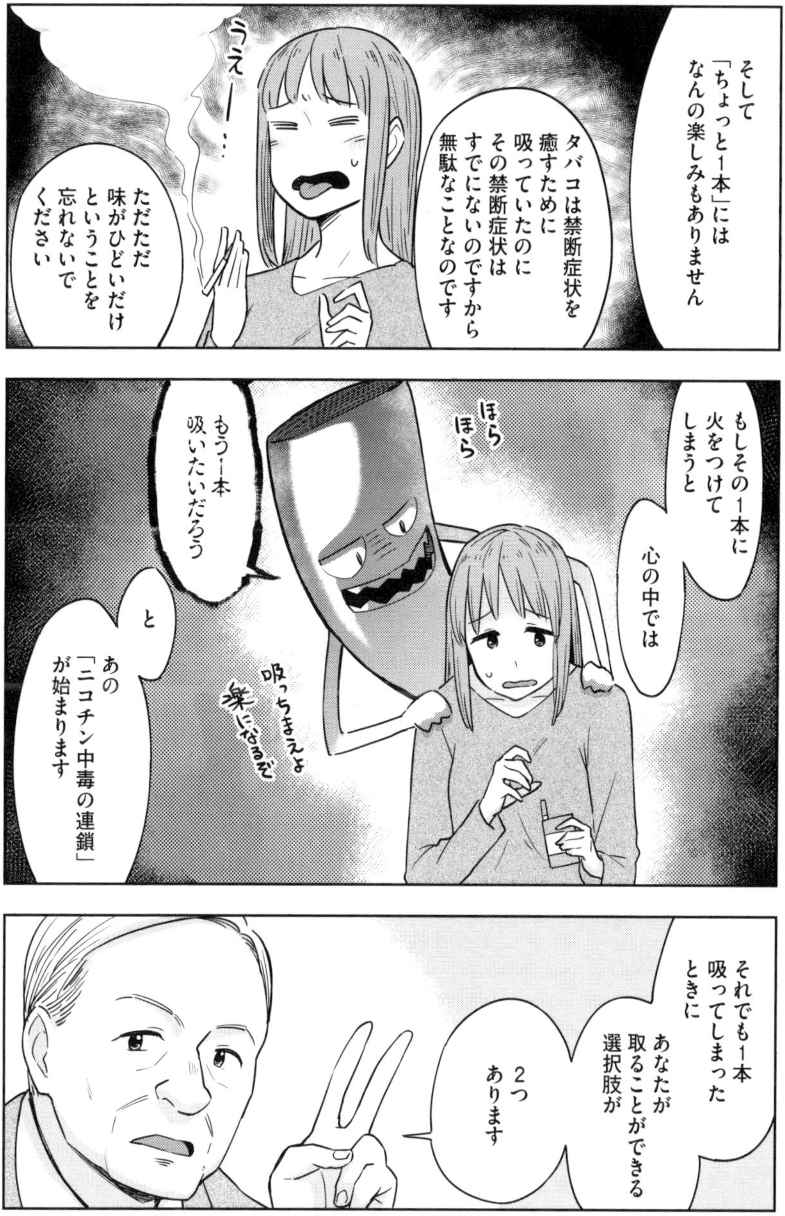
そして「ちょっと1本」にはなんの楽しみもありません
タバコは禁断症状を癒すために吸っていたのにその禁断症状はすでにないのですから無駄なことなのです
うえー……
ただただ味がひどいだけということを忘れないでください
もしその1本に火をつけてしまうと
心の中では
ほらほら
もう1本吸いたいだろう
吸っちまえよ楽になるぞ
と
あの「ニコチン中毒の連鎖」が始まります
それでも1本吸ってしまったときに
あなたが取ることができる選択肢が
2つあります

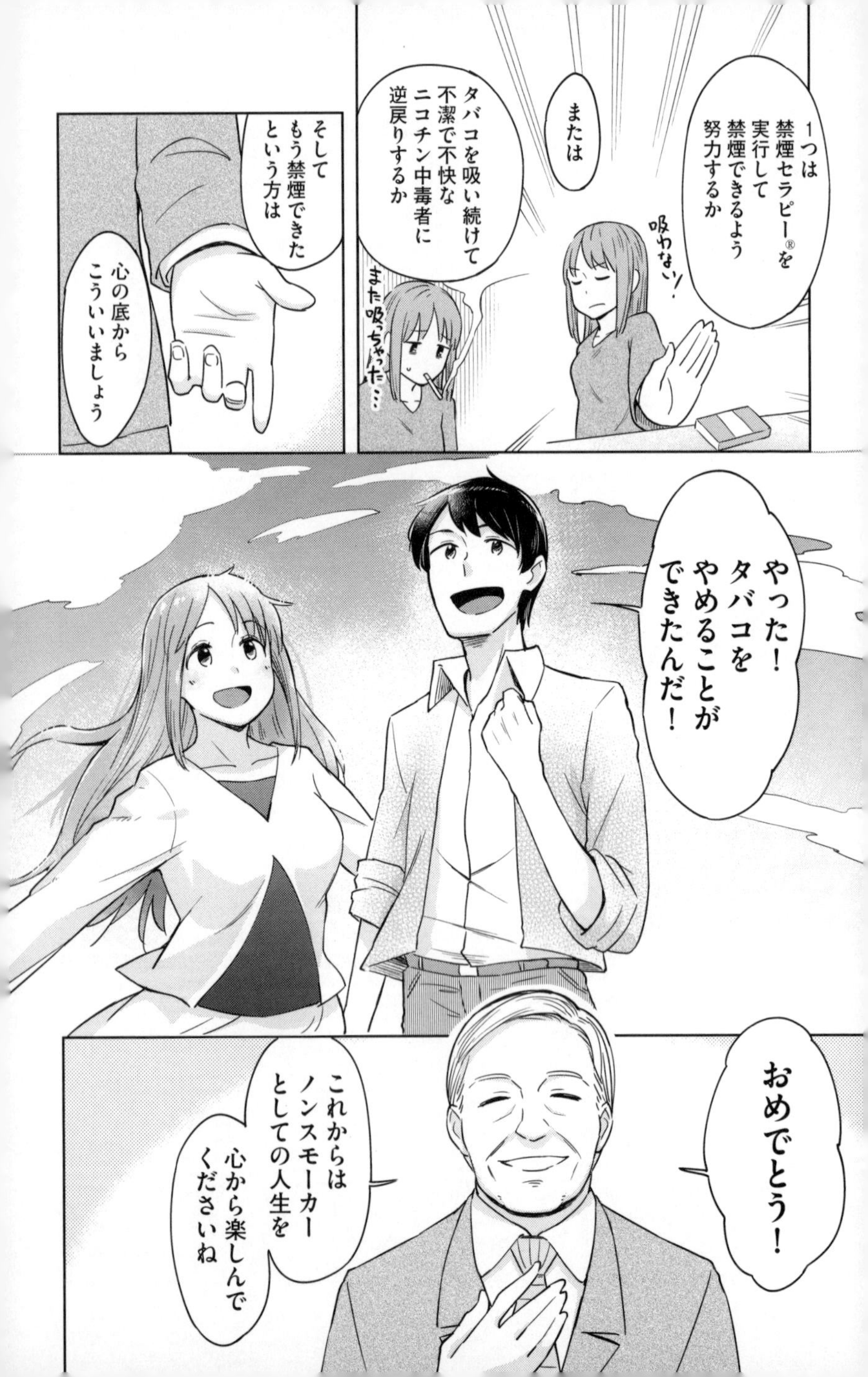
1つは禁煙セラピー®を実行して禁煙できるよう努力するか
吸わない！
または
タバコを吸い続けて不潔で不快なニコチン中毒者に逆戻りするか
また吸っちゃった…
そしてもう禁煙できたという方は
心の底からこういいましょう
やった！タバコをやめることができたんだ！
おめでとう！
これからはノンスモーカーとしての人生を心から楽しんでくださいね

おわりに

Allen Carr's Easyway社CEO
ワールドワイド　マネージメント
ディレクター兼シニアセラピスト
ジョン・ダイシー

私のコーチ、メンター、ビジネス・パートナーとしてだけではなく、何より大の親友としてアレン・カーとかかわってきたことは、私にとってとても名誉なことであり、そして誇らしくもありました。彼の残した功績をさらに世に広め、このメソッドの秘めたる可能性を発展させるべく責任を担ったことを、今、心から誇りに思っています。これは、私にとって重責ではあるものの、それ以上にわくわくする、すばらしい価値のある挑戦です。

アレン・カーから多くのことを学び、訓練を受け、その後3万人を超える喫煙者と対面のセッションで接してきました。

また、現在世界中で実践されているアレン・カーの禁煙メソッド「Easy Way to Stop Smoking」のワールドワイド・CEOとして、またその著作物に対する全責任を担っていることに大きな喜びを感じるとともに、ここ20年以上に渡り、彼の言葉を多くの言語に翻訳し、可能な限りあらゆる方法を使って世に送り出してきたことは、私の探究心の結果です。そして、これからも、このアレン・カーのメソッドをより多くの方々に理解していただくため、新たな手段を模索し続けることは、決して終わることのない喜ばしい挑戦でもあります。
我々は、このメソッドを書籍という本来の方法から、ライブセミナー、DVD、そして多種にわたるデジタル製品を通して、禁煙の手助けを必要としている多くの人々に、可能な限りお届けするよう努力を続けています。
今回、アレン・カーの「Easyway to Stop Smoking」を「マンガ」という新たなスタイルで作成することができたことを、心からうれしく思っています。本書の監修に携わったアレン・カー公認シニアセラピスト・小野綾の多大な功績をたたえるとともに、マンガ家の桐ヶ谷ユウジ氏、ぶんか社編集・永野由加里氏、また本書の製作に携わっていただいたすべての皆さんに深謝いたします。皆さんの努力と、小野綾のシニアセラピストとしての実績、知識、経験が、アレン・カーの禁煙メソッドを、本書で見事に再現してくれました。
あなたが今、手にしているこの本は、自由への鍵です。
この本の指示に従うだけで、成功はあなたのものとなります。
今、この瞬間、まだ信じることができなくても、この本を最後まで読み続けたくれたあなたには、すばらしい真実が待っています。
アレン・カーから受け継いだ最も確実な救いの手を、今あなたに差し出します。

2017年3月吉日

ALLEN CARR'S EASYWAY CLINICS

The following list indicates the countries where Allen Carr's Easyway To Stop Smoking Clinics are operational at the time of printing.

Check www.allencarr.com for latest additions to this list.

The success rate at the clinics, based on the three-month money-back guarantee, is over 90 per cent.

Selected clinics also offer sessions that deal with alcohol, other drugs and weight issues. Please check with your nearest clinic, listed on the following pages, for details.

Allen Carr's Easyway guarantees that you will find it easy to stop at the clinics or your money back.

JOIN US!

Allen Carr's Easyway Clinics have spread throughout the world with incredible speed and success. Our global network now covers more than 150 cities in over 45 countries. This amazing growth has been achieved entirely organically. Former addicts, just like you, were so impressed by the ease with which they stopped that they felt inspired to contact us to see how they could bring the method to their region.

If you feel the same, contact us for details on how to become an Allen Carr's Easyway To Stop Smoking or an Allen Carr's Easyway To Stop Drinking franchisee.

Email us at: join-us@allencarr.com including your full name, postal address and region of interest.

SUPPORT US!

No, don't send us money!

You have achieved something really marvellous. Every time we hear of someone escaping from the sinking ship, we get a feeling of enormous satisfaction.

It would give us great pleasure to hear that you have freed yourself from the slavery of addiction so please visit the following web page where you can tell us of your success, inspire others to follow in your footsteps and hear about ways you can help to spread the word.

www.allencarr.com/444/support-us

You can "like" our Facebook page here
www.facebook.com/AllenCarr

Together, we can help further Allen Carr's mission: to cure the world of addiction.

Cambridge
Tel: +44 (0) 208 944 7761
Therapists: Emma Hudson, Sam Bonner
Email: mail@allencarr.com
Website: www.allencarr.com

Coventry
Tel: 0800 321 3007
Therapist: Rob Fielding
Email: info@easywaycoventry.co.uk
Website: www.allencarr.com

Crewe
Tel: +44 (0)1270 664176
Therapist: Debbie Brewer-West
Email: debbie@easyway2stopsmoking.co.uk
Website: www.allencarr.com

Cumbria
Tel: 0800 077 6187
Therapist: Mark Keen
Email: mark@easywaycumbria.co.uk
Website: www.allencarr.com

Derby
Tel: +44 (0)1270 664176
Therapists: Debbie Brewer-West
Email: debbie@easyway2stopsmoking.co.uk
Website: www.allencarr.com

Guernsey
Tel: 0800 077 6187
Therapist: Mark Keen
Email: mark@easywaylancashire.co.uk
Website: www.allencarr.com

Isle of Man
Tel: 0800 077 6187
Therapist: Mark Keen
Email: mark@easywaylancashire.co.uk
Website: www.allencarr.com

LONDON CLINIC AND WORLDWIDE HEAD OFFICE
Park House, 14 Pepys Road,
Raynes Park, London SW20 8NH
Tel: +44 (0)20 8944 7761
Fax: +44 (0)20 8944 8619
Email: mail@allencarr.com
Website: www.allencarr.com
Therapists: John Dicey, Colleen Dwyer, Crispin Hay, Emma Hudson, Rob Fielding, Sam Carroll, Sam Bonner

Worldwide Press Office
Contact: John Dicey
Tel: +44 (0)7970 88 44 52
Email: media@allencarr.com

UK Clinic Information and Central Booking Line
Tel: 0800 389 2115

UK CLINICS

Birmingham
Tel & Fax: +44 (0)121 423 1227
Therapists: John Dicey, Colleen Dwyer, Crispin Hay, Rob Fielding, Sam Carroll
Email: info@allencarr.com
Website: www.allencarr.com

Brighton
Tel: 0800 028 7257
Therapists: John Dicey, Colleen Dwyer, Emma Hudson, Sam Carroll
Email: info@allencarr.com
Website: www.allencarr.com

Bristol
Tel: +44 (0)117 950 1441
Therapist: David Key
Email: stop@easywaysouthwest.com
Website: www.allencarr.com

Manchester
Tel: 0800 077 6187
Therapist: Mark Keen
Email: mark@easywaymanchester.co.uk
Website: www.allencarr.com

Manchester – Alcohol sessions
Tel: 07936 712942
Therapist: Mike Connolly
Email: info@stopdrinkingnorth.co.uk
Website: www.allencarr.com

Milton Keynes
Tel: +44 (0) 208 944 7761
Therapists: Emma Hudson, Sam Bonner
Email: mail@allencarr.com
Website: www.allencarr.com

Newcastle/North East
Tel: 0800 077 6187
Therapist: Mark Keen
Email: info@easywaynortheast.co.uk
Website: www.allencarr.com

Northern Ireland/ Belfast
Tel: 0800 077 6187
Therapist Mark Keen
Email: mark@easywaycumbria.co.uk
Website: www.allencarr.com

Nottingham
Tel: +44 (0)1270 664176
Therapist: Debbie Brewer-West
Email: debbie@easyway2stopsmoking.co.uk
Website: www.allencarr.com

Reading
Tel: 0800 028 7257
Therapists: John Dicey, Colleen Dwyer, Emma Hudson, Sam Carroll
Email: info@allencarr.com
Website: www.allencarr.com

Jersey
Tel: 0800 077 6187
Therapist: Mark Keen
Email: mark@easywaylancashire.co.uk
Website: www.allencarr.com

Kent
Tel: 0800 028 7257
Therapists: John Dicey, Colleen Dwyer, Emma Hudson. Sam Carroll
Email: info@allencarr.com
Website: www.allencarr.com

Lancashire
Tel: 0800 077 6187
Therapist: Mark Keen
Email: mark@easywaylancashire.co.uk
Website: www.allencarr.com

Leeds
Tel: 0800 077 6187
Therapist: Mark Keen
Email: mark@easywayyorkshire.co.uk
Website: www.allencarr.com

Leicester
Tel: 0800 321 3007
Therapist: Rob Fielding
Email: info@easywayleicester.co.uk
Website: www.allencarr.com

Lincoln
Tel: 0800 321 3007
Therapist: Rob Fielding
Email: info@easywayleicester.co.uk
Website: www.allencarr.com

Liverpool
Tel: 0800 077 6187
Therapist: Mark Keen
Email: mark@easywayliverpool.co.uk
Website: www.allencarr.com

Stevenage
Tel: +44 (0) 208 944 7761
Therapists: Emma Hudson, Sam Bonner
Email: mail@allencarr.com
Website: www.allencarr.com

Stoke
Tel: +44 (0)1270 664176
Therapist: Debbie Brewer-West
Email: debbie@easyway2stopsmoking.co.uk
Website: www.allencarr.com

Surrey
Park House, 14 Pepys Road, Raynes Park, London SW20 8NH
Tel: +44 (0)20 8944 7761
Fax: +44 (0)20 8944 8619
Therapists: John Dicey, Colleen Dwyer, Crispin Hay, Emma Hudson, Rob Fielding, Sam Carroll
Email: mail@allencarr.com
Website: www.allencarr.com

Swindon
Tel: +44 (0)117 950 1441
Therapist: David Key
Email: stop@easywaysouthwest.com
Website: www.allencarr.com

Telford
Tel: +44 (0)1270 664176
Therapist: Debbie Brewer-West
Email: debbie@easyway2stopsmoking.co.uk
Website: www.allencarr.com

Watford
Therapists: Emma Hudson, Sam Bonner
Tel: +44 (0) 208 944 7761
Email: mail@allencarr.com
Website: www.allencarr.com

SCOTLAND

Glasgow and Edinburgh
Tel: +44 (0)131 449 7858
Therapists: Paul Melvin and Jim McCreadie
Email: info@easywayscotland.co.uk
Website: www.allencarr.com

Sheffield
Tel: 01924 830768
Therapist: Joseph Spencer
Email: joseph@easywaysheffield.co.uk
Website: www.allencarr.com

Shrewsbury
Tel: +44 (0)1270 664176
Therapist: Debbie Brewer-West
Email: debbie@easyway2stopsmoking.co.uk
Website: www.allencarr.com

Southampton
Tel: 0800 028 7257
Therapists: John Dicey, Colleen Dwyer, Emma Hudson, Sam Carroll
Email: info@allencarr.com
Website: www.allencarr.com

Southport
Tel: 0800 077 6187
Therapist: Mark Keen
Email: mark@easywaylancashire.co.uk
Website: www.allencarr.com

Staines/Heathrow
Tel: 0800 028 7257
Therapists: John Dicey, Colleen Dwyer, Emma Hudson, Sam Carroll
Email: info@allencarr.com
Website: www.allencarr.com

BELGIUM
Antwerp
Tel: +32 (0)3 281 6255
Fax: +32 (0)3 744 0608
Therapist: Dirk Nielandt
Email: info@allencarr.be
Website: www.allencarr.com

BRAZIL
São Paolo
Therapists: Alberto Steinberg and Lilian Brunstein
Email: contato@easywaysp.com.br
Tel Lilian - (55) (11) 99456-0153
Tel Alberto - (55) (11) 99325-6514
Website: www.allencarr.com

BULGARIA
Tel: 0800 14104 / +359 899 88 99 07
Therapist: Rumyana Kostadinova
Email: rk@nepushaveche.com
Website: www.allencarr.com

CANADA
Sessions held throughout Canada
Toll free: +1-866 666 4299 / +1 905 8497736
English Therapist: Damian O'Hara
French Therapist: Rejean Belanger
Email: info@theeasywaytostopsmoking.com
Website: www.allencarr.com

CHILE
Tel: +56 2 4744587
Therapist: Claudia Sarmiento
Email: contacto@allencarr.cl
Website: www.allencarr.com

WORLDWIDE CLINICS

REPUBLIC OF IRELAND
Dublin and Cork
Lo-Call (From ROI) 1 890 ESYWAY (37 99 29)
Tel: +353 (0)1 499 9010 (4 lines)
Therapists: Brenda Sweeney and Team
Email: info@allencarr.ie
Website: www.allencarr.com

AUSTRALIA

ACT, NSW, NT, QLD, VIC
Tel: 1300 848 028
Therapist: Natalie Clays
Email: natalie@allencarr.com.au
Website: www.allencarr.com.au

South Australia
Tel: 1300 848 028
Therapist: Jaime Reed
Email: sa@allencarr.com.au
Website: www.allencarr.com

Western Australia
Tel: 1300 848 028
Therapist: Dianne Fisher
Email: wa@allencarr.com.au
Website: www.allencarr.com

AUSTRIA
Sessions held throughout Austria
Freephone: 0800RAUCHEN (0800 7282436)
Tel: +43 (0)3512 44755
Therapists: Erich Kellermann and Team
Email: info@allen-carr.at
Website: www.allencarr.com

FRANCE
Sessions held throughout France
Freephone: 0800 386387
Tel: +33 (4) 91 33 54 55
Therapists: Erick Serre and Team
Email: info@allencarr.fr
Website: www.allencarr.com

GERMANY
Sessions held throughout Germany
Freephone: 08000RAUCHEN
(0800 07282436)
Tel: +49 (0) 8031 90190-0
Therapists: Erich Kellermann and Team
Email: info@allen-carr.de
Website: www.allencarr.com

GREECE
Sessions held throughout Greece
Tel: +30 210 5224087
Therapist: Panos Tzouras
Email: panos@allencarr.gr
Website: www.allencarr.com

GUATEMALA
Tel: +502 2362 0000
Therapist: Michelle Binford
Email: bienvenid@dejedefumarfacil.com
Website: www.allencarr.com

HONG KONG
Email: info@easywayhongkong.com
Website: www.allencarr.com

HUNGARY
Seminars in Budapest and 12 other cities across Hungary
phone: 06 80 624 426 (freephone)
or +36 20 580 9244
Therapist: Gábor Szász
email: szasz.gabor@allencarr.hu
Website: www.allencarr.com

COLOMBIA
Bogota
Therapist: Felipe Sanint Echeverri
Tel: +57 3158681043
E-mail: info@nomascigarrillos.com
Website: www.allencarr.com

CRIMEA
Simferopol
Tel: +38 095 781 8180
Therapist: Yuriy Zhvakoluk
Email - zhvakolyuk@gmail.com
Website: www.allencarr.com

CZECH REPUBLIC
Therapist: Dagmar Janečková
Tel: +420 234 261 787
E-mail: dagmar.janeckova@allencarr.cz
Website: www.allencarr.com

DENMARK
Sessions held throughout Denmark
Tel: +45 70267711
Therapist: Mette Fønss
Email: mette@easyway.dk
Website: www.allencarr.com

ESTONIA
Tel: +372 733 0044
Therapist: Henry Jakobson
Email: info@allencarr.ee
Website: www.allencarr.com

FINLAND
Tel: +358-(0)45 3544099
Therapist: Janne Ström
Email: info@allencarr.fi
Website: www.allencarr.com

LITHUANIA
Tel: +370 694 29591
Therapist: Evaldas Zvirblis
Email: info@mestirukyti.eu
Website: www.allencarr.com

MAURITIUS
Tel: +230 5727 5103
Therapist: Heidi Hoareau
Email: info@allencarr.mu
Website: www.allencarr.com

MEXICO
Sessions held throughout Mexico
Tel: +52 55 2623 0631
Therapists: Jorge Davo
Email: info@allencarr-mexico.com
Website: www.allencarr.com

NETHERLANDS
Sessions held throughout the Netherlands
Allen Carr's Easyway 'stoppen met roken'
Tel: (+31)53 478 43 62 /
(+31)900 786 77 37
Email: info@allencarr.nl
Website: www.allencarr.com

NEW ZEALAND

North Island – Auckland
Tel: +64 (0)9 817 5396
Therapist: Vickie Macrae
Email: vickie@easywaynz.co.nz
Website: www.allencarr.com

South Island –
Dunedin and Invercargill
– Opening 2017

ICELAND
Reykjavik
Tel: +354 588 7060
Therapist: Petur Einarsson
Email: easyway@easyway.is
Website: www.allencarr.com

INDIA
Bangalore and Chennai
Tel: +91 (0)80 41603838
Therapist: Suresh Shottam
Email: info@easywaytostopsmoking.co.in
Website: www.allencarr.com

IRAN – Opening 2017
Tehran and Mashhad
Website: www.allencarr.com

ISRAEL
Sessions held throughout Israel
Tel: +972 (0)3 6212525
Therapists: Ramy Romanovsky and
Orit Rozen
Email: info@allencarr.co.il
Website: www.allencarr.com

ITALY
Sessions held throughout Italy
Tel/Fax: +39 (0)2 7060 2438
Therapists: Francesca Cesati and Team
Email: info@easywayitalia.com
Website: www.allencarr.com

JAPAN
Sessions held throughout Japan
www.allencarr.com

LEBANON
Tel: +961 1 791 5565
Mob: + 961 76 789555
Therapist: Sadek El-Assaad
Email: stopsmoking@allencarreasyway.me
Website: www.allencarr.com

SERBIA
Belgrade
Tel: +381 (0)11 308 8686
Email: office@allencarr.co.rs
Website: www.allencarr.com

SINGAPORE
Tel: +65 6329 9660
Therapist: Pam Oei
Email: pam@allencarr.com.sg
Website: www.allencarr.com

SLOVAKIA
Tel: +421 233 04 69 92
Therapist: Peter Sánta
Email: peter.santa@allencarr.sk
Website: www.allencarr.com

SLOVENIA
Tel: 00386 (0) 40 77 61 77
Therapist: Grega Server
Email: easyway@easyway.si
Website: www.allencarr.com

SOUTH AFRICA
Sessions held throughout South Africa
National Booking Line: 0861 100 200
Head Office: 15 Draper Square,
Draper St, Claremont 7708, Cape Town
Cape Town: Dr Charles Nel
Tel: +27 (0)21 851 5883
Mobile: 083 600 5555
Therapists: Dr Charles Nel,
Malcolm Robinson and Team
Email: easyway@allencarr.co.za
Website: www.allencarr.com

SOUTH KOREA
Seoul
Tel: +82 (0)70 4227 1862
Therapist: Yousung Cha
Email: yscha08@gmail.com
Website: www.allencarr.com

NORWAY
Oslo
Tel: +47 93 20 09 11
Therapist: René Adde
Email: post@easyway-norge.no
Website: www.allencarr.com

PERU
Lima
Tel: +511 637 7310
Therapist: Luis Loranca
Email: lloranca@dejardefumaraltoque.com
Website: www.allencarr.com

POLAND
Sessions held throughout Poland
Tel: +48 (0)22 621 36 11
Therapist: Anna Kabat
Email: info@allen-carr.pl
Website: www.allencarr.com

PORTUGAL
Oporto
Tel: +351 22 9958698
Therapist: Ria Slof
Email: info@comodeixardefumar.com
Website: www.allencarr.com

ROMANIA
Tel: +40 (0) 7321 3 8383
Therapist: Diana Vasiliu
Email: raspunsuri@allencarr.ro
Website: www.allencarr.com

RUSSIA

Moscow
Tel: +7 495 644 64 26
Therapist: Alexander Fomin
Email: info@allencarr.ru
Website: www.allencarr.com

St. Petersburg
Website: www.allencarr.com

USA

Denver
Toll free: 1 866 666 4299 / New York:
212- 330 9194
Email: info@theeasywaytostopsmoking.com
Website: www.allencarr.com
Therapists: Damian O'Hara, Collene Curran, David Skeist

Houston
Toll free: 1 866 666 4299 / New York:
212- 330 9194
Email: info@theeasywaytostopsmoking.com
Website: www.allencarr.com
Therapists: Damian O'Hara, Collene Curran, David Skeist

Los Angeles
Toll free: 1 866 666 4299 / New York:
212- 330 9194
Email: info@theeasywaytostopsmoking.com
Website: www.allencarr.com
Therapists: Damian O'Hara, Collene Curran, David Skeist

Milwaukee (and South Wisconsin) – opening 2017
Website: www.allencarr.com

New Jersey – opening 2017
Website: www.allencarr.com

New York
Toll free: 1 866 666 4299 / New York:
212- 330 9194
Email: info@theeasywaytostopsmoking.com
Website: www.allencarr.com
Therapists: Damian O'Hara, Collene Curran, David Skeist

SWEDEN
Tel: +46 70 695 6850
Therapists: Nina Ljungqvist, Renée Johansson
Email: info@easyway.nu
Website: www.allencarr.com

SWITZERLAND
Sessions held throughout Switzerland
Freephone: 0800RAUCHEN
(0800/728 2436)
Tel: +41 (0)52 383 3773
Fax: +41 (0)52 3833774
Therapists: Cyrill Argast and Team
For sessions in Suisse Romand and Svizzera Italiana
Tel: 0800 386 387
Email: info@allen-carr.ch
Website: www.allencarr.com

TURKEY
Sessions held throughout Turkey
Tel: +90 212 358 5307
Therapist: Emre Üstünuçar
Email: info@allencarrturkiye.com
Website: www.allencarr.com

UNITED ARAB EMIRATES
Dubai and Abu Dhabi
Tel: +97 56 693 4000
Therapist: Sadek El-Assaad
Email: iwanttoquit@allencarreasyway.me
Website: www.allencarr.com

UKRAINE
Kiev
Tel: +38 044 353 2934
Therapist: Kirill Stekhin
Email: kirill@allencarr.kiev.ua
Website: www.allencarr.com

Want Easyway on your smartphone or tablet?
Search for "Allen Carr" in your app store.

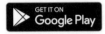

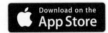

Easyway publications are also available as audiobooks.
Visit shop.allencarr.com to find out more.

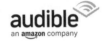

Profile

禁煙セラピー® 開発者：アレン・カー *Allen Carr*

1934年イギリス生まれ。1日に80～100本以上を吸っていた元ヘビースモーカー。1983年、最後の１本を揉み消した直後から「世界中の喫煙者にタバコをやめさせてみせる」と決意。試行錯誤の末、やさしい禁煙法「禁煙セラピー®（Easy way to stop smoking）」を考案した。1985年に出版したアレン・カーの著作『The easy way to stop smoking』は、日本語版『読むだけで絶対やめられる　禁煙セラピー』（KKロングセラーズ）をはじめ、世界38カ国語以上の言語に翻訳出版され、累計1300万部という大ベストセラーとなっている。2006年11月29日に死去。享年72歳。

監修・訳：小野　綾 *Aya Ono*

16年間、何度も禁煙に挑戦しては失敗を繰り返し、最後にたどり着いたアレン・カー主催「禁煙セラピー®」の受講で、晴れてノンスモーカーへ。こんなに簡単な禁煙方法があることを、かつての自分と同じように苦しんでいる喫煙者に伝えたい一心で、アレン・カー公認セラピストの道へ。2008年より個人、法人団体の禁煙支援活動を開始。

マンガ：桐ヶ谷ユウジ *Yuji Kirigaya*

香川県出身。マンガ家、イラストレーター。『まんがタイムきららミラク』（芳文社）でマンガ家デビュー。『ごはん日和』（ぶんか社）、『艦隊これくしょん─艦これ─アンソロジーコミック横須賀鎮守府編』（KADOKAWA）などで執筆。その他、「エミル・クロニクル・オンライン」（ガンホー）のゲーム内イラストなども手がける。

参考文献

●書籍

『Allen Carr’ s Easy Way to Stop Smoking:Revised Edition』
Allen Carr. [Allen Carr’ s Easyway International Limited] Penguin Books.2015年

『読むだけで絶対やめられる 禁煙セラピー』
アレン・カー　阪本章子訳　KKロングセラーズ刊　1996年

『イラスト版 禁煙セラピー』
アレン・カー　イラスト／ベヴ・エイズベット　阪本章子訳　KKロングセラーズ刊 2011年

●ウェブサイト

財務省
http://www.mof.go.jp/

JT（日本たばこ産業株式会社）
https://www.jti.co.jp/index.html

WHO（World Health Organization）
http://www.who.int/en/

一般社団法人 日本生活習慣病予防協会
http://www.seikatsusyukanbyo.com/

Allen Carr's
Easy Way to Stop
Smoking

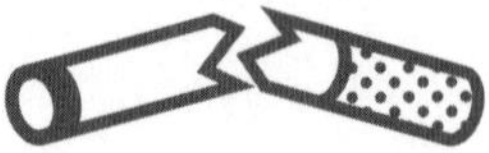

マンガで読《よ》む禁煙《きんえん》セラピー®
平成29年 3 月20日　初版第1刷発行
令和 5 年 6 月20日　　第7刷発行

著　　者　アレン・カー
監修・訳／小野《おの》 綾《あや》
マンガ／桐《きり》ヶ《が》谷《や》ユウジ

発 行 人　今 晴美
発 行 所　株式会社ぶんか社
〒102-8405　東京都千代田区一番町29-6
電話 03-3222-5156（編集部）
03-3222-5115（出版営業部）
www.bunkasha.co.jp
印刷・製本　図書印刷株式会社

ISBN978-4-8211-4449-5